新藥開發與臨床試驗

葉嘉新 林志六 編

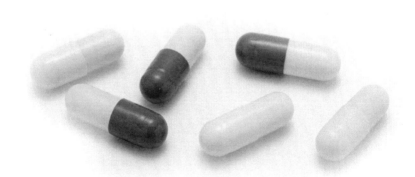

編者序

一、法規科學為新藥開發與臨床試驗的關鍵途徑

　　現今新藥的開發，依照國際慣例與我國法規實務，必須至少歷經臨床前研究、人體臨床試驗與上市核可三大步驟。新藥的臨床試驗可粗分為三個階段：(1)第一階段（Phase I）：對少數健康自願者給藥，了解新藥在健康人體的藥物動力學變化及其安全性，確定人體可忍受之劑量範圍，及可能引起的不良反應；(2)第二階段（Phase II）：選擇適當自願病患進行，了解該新藥可能之療效，選擇最佳治療劑量及其治療範圍；(3)第三階段（Phase III）：在多醫療中心或機構選擇具統計檢定與特定族群的患者，進一步確認試驗藥物之療效與安全性，藉由多數患者之治療確定適應症，並偵測藥品禁忌與不良反應之發生情形。而在新藥臨床試驗完成後，統整其產品製造與製劑資料、動物藥理毒理資料以及人體臨床試驗的有效性與安全性資料，向衛生主管機關申請新藥查驗登記，以期獲得藥品的上市許可執照，合法在市場流通販售。准許臨床試驗的進行與新藥查驗登記的上市核可，與社會大眾的健康福祉息息相關，必然有強力的法規約制與公權力介入。而新藥的研發，就其各種新藥類型與特性，如中草藥、細胞治療、蛋白質藥物、疫苗或一般小分子化合物等，與各種的開發時程，因所面臨的風險與利益不同，需有特別量身訂做的科學研究與策略考量，藉由獲得科學實證之資料，來符合新藥產品的品質、安全與有效之法規要求。因為基於法治國的要求，對新藥研究的各種審查與管制，都必須有明確的法令規範，以利於申請者（Sponsor），可能為試驗研究者、藥商或其委託代理者，可事先確知其所受的規制內容。但新藥進行臨床試驗所展現的高風險、高門檻與未來不確定性，又必須要有符合嚴

謹邏輯，與要求實證試驗的科學研究來解決各種疑慮。是以，基植於試驗藥物的製造品質、合理安全性與可能有效性的實證科學，並與法律規範相結合，構成現今國際潮流所稱之「法規科學（Regulatory science）」，因應而生，而成為新藥開發中最為重要的關鍵途徑。法規科學為結合法規與科學的新興學門，其以法令制度為經、實證科學的結果與評估為緯，為一符合法制規範要求的實證科學。

二、自然科學與法律規範的競合與交流

如上述，新藥開發須以法規科學為根本，為自然科學與法律規範交織交集的成果，實為科技法律實務與研究的最佳典範。對於自然科學與法律規範兩者，雖共同為謀求人類福祉而發展，其本身存在著不可忽略的本質差異。自然科學關切的是真相，追求的是進步，而以試驗研究為主要方法來證實其假設理論；相對於自然科學，法律規範關切的是價值，追求的是過程，而以公權力的管制與誡命來達成其價值選擇。自然科學家可以讓真相懸而未決，中立性地保留到未來再下結論；但法律規範者必須在原因事實未臻於明確的環境中，選擇最為符合大多數人利益的價值選擇與做出判斷。法律規範無法中立，如果法規因為科學真相未明而不表達其立場，毋寧說法規已選擇了一種「不為規範」，或稱「不為改變現狀」的規範，亦為一種非中立性的價值判斷。從法律規範的角度而言，除要考量科學所追求的進步價值外，更要平衡整體社會的價值體系，此為法規的義務與其存在的價值。然而自然科學的發展，可以幫助法律規範做更符合人類需求與利益的價值判斷，因為可以藉由自然科學所獲知的事實與成果，來訂定一個更為有信心的決策評估與管理（Regulatory confidence）。綜此，自然科學與法律規範彼此間既競爭且合作的關係與應用，實為吾人發展生技新藥，與臨床試驗產業所必須嚴肅認識與面對的課題。相關的研究與論文也就因此而蓬勃發展，且殷殷期盼。

三、本書的編撰緣由與構成

　　本書為數十位學有專精，現今仍然或曾經任職於財團法人醫藥品查驗中心（Center for Drug Evaluation, CDE）的專職研究人員，包括專案經理、法務、法規經理、基礎醫學組審查員，以及臨床組審查員等，對於新藥開發與臨床試驗相關法律規範，與新藥研發科學原理與審查實務的研究心得匯編而成。本於上述法規科學的要義，本書共分為三大篇，第一篇為總論，以「新藥研發之臨床試驗」為文，系統性地簡介新藥臨床試驗的設計、用以支持新藥臨床試驗進行的臨床前要求，與台灣臨床試驗體系等，期待讀者對新藥開發之臨床試驗能先有一初步的認識與了解。第二編為法律規範方面的論文彙整，內容涵蓋歐美各國與我國現行相關新藥查驗登記與臨床試驗，甚至生醫研究的法律規章、制度與規範論述；在新藥開發的面向上，也含括了中草藥、細胞治療與醫療器材等特殊領域的臨床試驗法規策略與現況。第三篇為新藥臨床試驗相關科學技術方面的論文彙整，區分為(1)臨床前(2)統計與臨床　兩部份，各篇論文為作者就其各自的專業領域上，對新藥開發與臨床試驗的專精科學技術考量與豐富審查實務經驗，作詳盡且富科學意涵的論述，並提出精闢之見解。本書為作者群在 CDE 歷經多年審查實務歷練的研究心得成果彙編，無論對於法律規範的論述，或是對於生物醫藥科學的認知與考量，其所展現的法規科學研究成果，實為上開科技與法律交流的具體實現，並深具教育啟發與實務應用之功能。期待本書對於新藥開發與臨床試驗領域有興趣的專業人士與實務工作者，無論在法規環境或科學發展上的認知與問題解決能有所助益，亦也殷盼諸專家學者先進，能不吝賜教為荷。

編者　葉嘉新、林志六

朱醫師序

近年來由於政府大力的投資鼓勵生物技術研發與產業，促使得很多跨國大藥廠、大學、研究所、醫院也投入相當份量的資源在新藥開發、臨床試驗這個領域。

但是對於此領域中重要的法規科學這一部份，大部份的人還是很陌生，而不太了解。說到「醫藥品之法規科學」，它起源於 19 世紀末德國，由於當時德國製藥免疫學在醫學界相當興盛，白喉的抗毒血清治療很為風行，但由於原料製造、品管並無任何規範，故往往有病人因注射抗毒血清而造成嚴重副作用甚至死亡之報告，故德皇親在 1894 年召集衛生部學者專家針對這類血清製劑制定許多規格標竿，在保障國民的健康安全下而通告全國藥廠必須遵行。接著；歐洲其他幾個醫藥品研發開創之國，諸如：英、法、瑞典，也開始發展他們自己的醫藥品法規科學領域。

於 20 世紀初期開始在大西洋另一邊，美國亦在多次因醫藥品產生嚴重之死亡公衛問題後，國會通過法案建立起目前全球最大、最詳盡，且高度影響力法規科學政府機關——「食品藥物管理局（Food and Drug Administration, FDA）」。1995 年歐洲各國見於歐盟成立之成效，利用有限之資源，可以做更有效率的合作，因此成立了「歐洲藥物評審查局（The European Medicines Agency（EMEA）），其目前成員國多達 27 個國家，人口約 5 億人，對於歐洲的法規科學發展又跨出一大步。

在國內，民國 87 年經行政院生技產業指導委員會之建議，行政院衛生署創辦「財團法人醫藥品查驗中心」，其目的是藉由「建立國內自己醫藥品法規科學之能力」，而達到保護一般民眾使用醫藥品之安全，同時又能使民眾早期得到好的醫藥品，促進身體健康。查驗中心在發展初期，由於外界對

於此新專業不甚了解，故對於醫師與專業藥學專家之徵求並不順利；雖然如此，中心同仁仍然是全力以赴，以最快速時間吸取先進國家之精華，在案件累積集中討論下，漸漸的讓中心的知名度及科學性受到產官學界的認可。每年的藥物資訊協會年會（Drug Information Association, DIA）及亞太經濟合作會會議（Asia-Pacific Economic Cooperation, APEC），查驗中心均有傑出表現。

　　本人很有榮幸在 2000 年至 2006 年期間擔任查驗中心執行長，與同仁們共同開創這個重要領域，截至目前；查驗中心已有 120 多位專職專家，如：醫師、統計專家、藥學專家、生物學專家與化學專家等，其資與量在亞太地區亦是名列前茅。

　　這一本《新藥開發與臨床試驗》新書的內容是查驗中心各領域中資深同仁們，將近年來對於新藥研發、臨床試驗實際審查或諮詢個案中所得之研究心得，再加上國內已有及國外先進國家已建立的法規指引，綜合有系統的整理產出。相信對於目前已投入此領域或正準備加入的人士有很大的幫助。

　　不諱言，這僅是一個開始，醫藥品法規科學因時間、地區將會有許多改變的，我們所期望的是建立一個小而美、獨立思考的團隊，來促進國人的公衛健康，同時亦保障他們用藥之安全。

財團法人醫藥品查驗中心
特聘研究員

朱夢麒

陳醫師序

　　2008，是行政院衛生署所設立「財團法人醫藥品查驗中心」成立的第十年。猶記得成立一周年時，查驗中心僅有 10 位同仁，面對新藥研發及查驗登記中法規科學的挑戰，當時的蕭美玲董事長以「過河卒子‧奮力向前」相勉。十年似夢，查驗中心如今已有 120 餘位同仁，但是那種不斷奮力向前的熱情及衝勁，仍未曾稍歇，因我們以「Regulation, for Life」為願景，我們知道在署內長官、藥政處同仁、藥物諮詢委員會委員、許多專家、顧問及業界朋友的鞭策及支持下，每一分努力，都緊扣促進國人生命健康的崇高理想，也關乎生技製藥產業的發展。所不同的是，十年實務經驗的積累、人才的培育、制度的改進、團隊的建立，讓我們在查驗中心協助衛生署的各項諮詢、審查、法規研擬及國際交流上，稍有心得，可和大家分享。

　　本書是全由查驗中心資深優秀同仁所共同撰寫的第一本書。內容涵蓋甚廣，就產品類別而言，有化學藥、生物製劑、中草藥與醫療器材；就法規科學專業而言，包含藥品品質、藥理毒理、藥物動力學、統計、臨床試驗、不良反應、各樣適應症，乃至專利、資料專屬權等法律議題。每一篇皆是同仁悠游於實務審查經驗中，淬煉出來的法規科學精華，深入淺出的行之於文，相信對和新藥研發、查驗登記相關的產、官、學、研各界，皆是不可多得的參考資料。

　　當查驗中心即將邁進第二個十年，陳再晉董事長也期勉查驗中心能建立核心能力及組織價值，在衛生署委託的業務上，積極建言、發揮願景。所謂「鐵打的營盤，流水的兵」，我們有幸在個人生涯中，曾於查驗中心共事，

為國人生命健康盡一份棉薄之力，謹將此書獻給所有一路上和我們一同努力的許多人。

財團法人醫藥品查驗中心
執行長

陳恒德

作者簡介

王 玫

最高學歷：台大公衛博士
現職：醫藥品查驗中心 臨床組統計小組小組長

王蕙雯

最高學歷：台大生統碩士
現職：醫藥品查驗中心 臨床組統計審查員

江虹瑾

最高學歷：台北大學統計學學士
現職：台北大學統計學系

吳建華

最高學歷：美國內布拉斯加州州立大學統計博士
現職：中原大學應用數學系助理教授
曾任醫藥品查驗中心 臨床組統計審查員

李元鳳

最高學歷：美國北卡羅來納州州立大學教堂山分校生物學博士
現職：醫藥品查驗中心 基礎醫學組生物製劑審查員

汪徽五

最高學歷：台大毒理學博士
現職：醫藥品查驗中心 基礎醫學組藥毒理審查員

林志六

最高學歷：台大法學碩士

現職：醫藥品查驗中心 臨床組組長／醫師／律師

林勇良

最高學歷：美國哈佛大學流行病學碩士

現職：醫藥品查驗中心 醫材組副組長／醫師

林建興

最高學歷：美國匹茲堡大學化學博士

現職：醫藥品查驗中心 基礎醫學組化學製造管制小組小組長

林首愈

最高學歷：淡大法學碩士

現職：醫藥品查驗中心 資發組法務經理／律師

林婉婷

最高學歷：成大臨床藥學碩士

現職：醫藥品查驗中心 臨床組法規經理／藥師

邵愛玫

最高學歷：成大臨床藥學碩士

現職：醫藥品查驗中心 執行長室研究員／藥師

徐麗娟

最高學歷：中國醫藥大學醫學士
現職：醫藥品查驗中心　臨床組藥物審查第一小組小組長／醫師

陳易宏

最高學歷：台大藥理學博士
現職：元培科技大學護理系助理教授／藥師
曾任醫藥品查驗中心　基礎醫學組藥毒理審查員

陳恆德

最高學歷：美國匹茲堡大學藥理學博士
現職：醫藥品查驗中心　執行長／醫師

陳淑儀

最高學歷：台大藥學士
曾任醫藥品查驗中心　專案組組長／藥師

陶楷韻

最高學歷：台大藥理學碩士
現職：醫藥品查驗中心　專案組專案經理／藥師

黃千真

最高學歷：成大臨床藥學碩士
現職：醫藥品查驗中心　基礎醫學組藥動審查員／藥師

葉嘉新

最高學歷：台大藥理學博士

現職：醫藥品查驗中心 基礎醫學組藥毒理小組小組長／藥師

廖宗志

最高學歷：台大醫學士

現職：醫藥品查驗中心 臨床組臨床試驗小組小組長／醫師

歐士田

最高學歷：美國德州農工大學統計博士

現職：台北大學統計學系副教授

曾任醫藥品查驗中心 臨床組統計審查員

盧青佑

最高學歷：陽明大學生物化學博士

現職：醫藥品查驗中心 醫材組審查員

蕭嘉玲

最高學歷：成大臨床藥學碩士

現職：醫藥品查驗中心 基礎醫學組藥動審查員／藥師

蘇莉莉

最高學歷：國防醫學院藥理學碩士

現職：醫藥品查驗中心 基礎醫學組藥動審查員

（以上以筆劃排序）

目　次

第三篇　科學考量 119

第一部份　臨床前（Preclinical Section）.....................119

第二部份　統計與臨床（Statistical and Clinical Section）...........217

第一篇 總論

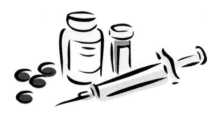

新藥研發之臨床試驗

陳恆德、王玟、葉嘉新、蕭嘉玲、陳淑儀、廖宗志

一、前言

(一) 新藥研發的關鍵地位

　　新藥研發的過程既漫長又繁複，同時也是高風險、高投資、高獲利。藥品的療效及安全性關乎人的生命及健康，一旦出錯，常造成難以估算的損失。因此，新藥研發的每一步驟，皆有許多規範來予以管制與要求。為避免受試者承擔不合理的風險，新藥臨床試驗，必須經政府法規單位審查，執行機構的人體試驗委員會核准及受試者簽署受試者同意書（Informed consent）後，才得以進行。

　　如何設計臨床試驗，分析資料及評估藥品可能的風險和利益，近幾十年來成為蓬勃發展的一門學問。據統計，近十年來成功研發新藥的費用不斷上漲，其中又以臨床試驗所花的時間、經費佔最大宗。如以全球年銷售額超過十億美元的暢銷藥估算，每遲一天上市，藥廠將損失百萬美元。因此臨床試驗如何做得又好、又快、又省錢，以通過全球主要市場法規單位之上市審查，遂成為一大關鍵。美、日、歐盟自 1991 年開始推動新藥研發相關的法規國際協合化 ICH（International conference on harmonization）[1]，至今已有近百個規範定案，其中藥品優良臨床試驗準則（Good clinical practice，以下簡稱 GCP）已成為全球新藥研發臨床試驗的基本要求，也提升執行臨床試驗環境建制配套措施的標準。

（二）臨床試驗為實證醫學（Evidence-based medicine）的主要方法

　　近年來，臨床醫學的發展，明顯從重視病理生理（Pathophysiology）機轉的疾病治療模式，轉為強調實證醫學。病理生理理論，能於臨床試驗中實際驗證，才算完善。人體對藥物的生理、病理反應，是複雜且受多因素影響，不易由目前已知的少數機轉完全解釋，甚且隨科學進步，理論常隨之推翻、更新。然而試驗之設計及結果判讀，仍有賴對病理生理機轉的了解，所以兩者是相輔相成的。臨床研究中，在經過設計的試驗條件下測量實際的結果，但主要訊息（Signal）的測量，會被雜訊（Noise）干擾。當試驗的條件及反應簡單時（例如在試管中即可進行的化學反應），則訊息／雜訊比大，兩者容易分辨。但隨著研究對象之複雜化（如細胞或動物），許多試驗條件不易完全控制且影響反應因素漸趨複雜，訊息／雜訊比亦隨之降低。臨床試驗以人為研究對象，許多試驗條件如遺傳背景、身高、體重、飲食習慣、疾病嚴重度等，不易完全控制，因此所得訊息／雜訊比會更小，不易分辨反應是否和藥效相關（圖一）。因此除試驗結果之測量，要儘量客觀、量化、精確外，更需善用統計方法，估算可容忍的錯估風險。受試者的納入排除條件、抽樣方法和結果，是外推試驗結果至臨床應用的主要依據。所以臨床試驗的設計、執行、數據分析，須臨床醫師和統計學家密切合作。

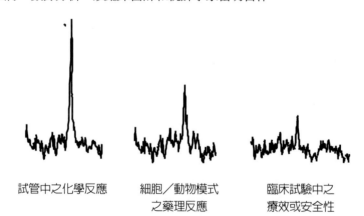

| 試管中之化學反應 | 細胞／動物模式
之藥理反應 | 臨床試驗中之
療效或安全性 |

圖一　主要訊息／雜訊比之大小，隨試驗對象之複雜化而遞減

（三）新藥研發臨床試驗概述

　　新藥研發是一個複雜但循序漸進、富於邏輯的過程，新藥的安全性、有效性必須經過臨床試驗加以證實（圖二）。新藥研發的非臨床研究部分包括藥物化學、藥理學、毒理學及藥物動力學等，研究結果，可以為該藥品的臨床試驗，提供有效性和安全性的參考，且可提供第一次使用於人安全初始劑量的依據。儘管非臨床研究部分成功，後續臨床研究失敗的現象，仍十分常見。進入臨床試驗的藥品，平均只有 1/10 最後可以上市，所以，可見臨床試驗對新藥研發的重要性。

　　新藥臨床試驗必須符合法規要求及倫理、道德規範，臨床試驗的過程，從設計、執行、數據的收集、整理、分析和結論都必須遵循嚴格的科學法則。GCP 是國際現行的有關臨床試驗設計、執行、監測、稽核、記錄、分析、總結和報告的科學與倫理標準，其目的即為確保臨床試驗的品質，使試驗結果之記錄詳實、可靠，並有效地保護受試者。在台灣，行政院衛生署於 1996 年頒佈了《藥品優良臨床試驗規範》，並於 2000 年作第一次修訂，2005 年作第二次修訂並改名為《藥品優良臨床試驗準則》。（網址 http：//dohlaw.doh.gov.tw/Chi/FLAW/FLAWDAT01.asp？lsid=FL033502）

　　新藥臨床試驗是在預先設計的條件下，以特定的病患群體或健康人為受試對象，來探討或證實研究藥品對特定疾病的治療、預防或診斷的有效性和安全性，以及藥品吸收、分佈、代謝與排泄的研究。新藥臨床試驗按時間先後可分為四期，即第 I、II、III、和 IV 期臨床試驗。第 I 期臨床試驗（人體藥理學）常以健康自願者為受試者，特殊情形下也可能選用病患作為受試者（如毒性大的抗癌藥物）。主要目的是評估人體對研究藥品的耐受程度（Tolerability）、劑量範圍及藥品安全性，也會進行藥品在人體內的吸收、分佈、代謝和排泄等有關藥物動力學方面的研究。第 II 期臨床試驗（治療探索）主要是初步評估不同劑量藥品，在較小的疾病受試樣本中的有效性和安全性，並選出第 III 期臨床試驗將用的最佳劑量。第 III 期臨床試驗（治療確認），則是在第 II 期臨床試驗的基礎上擴大臨床試驗規模，以嚴謹的設計，適當的樣本數，進一步評估藥物的有效性和安全性，以為上市審查的關鍵依

據。此類試驗通常為隨機分配、雙盲、對照設計，並有樣本數的估算。第 IV 期臨床試驗（治療使用）則是新藥核准上市後的臨床監測，其主要目的是評估藥品上市後在社會群體使用的安全性，尤其是發生率極低的不良反應／嚴重不良反應發生情況。

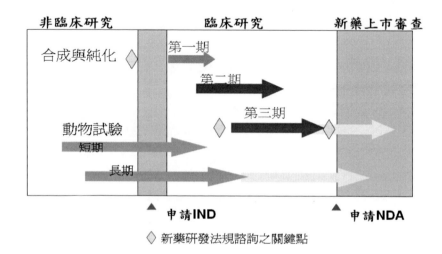

圖二　新藥研發、臨床試驗及上市審查流程，IND（Investigational New Drug），試驗中新藥），NDA（New Drug Application）新藥上市審查申請

二、臨床試驗設計的精神

新藥臨床試驗設計首重在合理的風險下，以適當的指標、測量和統計方法來驗證臨床假說。試驗設計要儘量減少評估偏差的可能，並儘量增加統計檢定力。試驗重點要詳載於試驗計畫書（Clinical trial protocol）和受試者同意書中，試驗結果要詳載於個案報告書（Case report form）中。

（一）試驗目的要清楚且具體

　　新藥上市前，通常須循序漸近地執行數十個各式各樣不同目的之臨床試驗，因此也就有不同之試驗設計及法規審查重點。一般而言，試驗之目的要清楚且具體，過度複雜的設計，雖然可同時達成多項目的，但有時反倒可能因執行不易而失敗。第 I 期試驗主要目的可為「決定 A 藥於健康受試者臨床耐受性之劑量範圍」，而次要目的為測量人體藥物動力學參數。第 II 期試驗主要目的可為「以三種不同劑量 A 藥，短期治療 X 類病人，初步觀察療效及安全可能最佳選擇劑量」。第三期試驗主要目的可為「以隨機、雙盲、安慰劑做對照組，驗證 A 藥對 X 類病人治療的存活率優於安慰劑組」，而次要目的可為安全性之評估。

　　對第 I 期和第 II 期之臨床試驗，法規審查首重受試者安全性保障，至於試驗能否顯示藥品療效，原則上尊重試驗委託者或主持人的設計。第 III 期臨床試驗，多屬療效確認之樞紐性試驗（Pivotal trial），試驗委託者或主持人在執行前最好先與法規單位討論，雙方根據已有的資料，就樞紐性試驗法規要求，對試驗設計（如病人收錄標準、主要療效指標、治療期程、劑量、統計方法、樣本數等）、適應症和仿單內容（Labeling of package insert）尋求共識，再據以執行，以免試驗完成時，才發現未符合法規要求，以致浪費資源。美國藥物食品管理局（Food and Drug Administration，以下簡稱 FDA）與試驗委託者召開的「第 II 期臨床試驗期末會議（End of phase II meeting）或是特別試驗計畫書評估（Special protocol assessment）」，即是雙方針對樞紐性試驗的設計進行討論。

（二）合理的風險

　　「合理可承受的風險」為一相對性用語，試驗的合理性，是建築在綜合比較目前標準療法與新藥所可能帶來利弊得失的基礎上。例如無藥可治之末期癌症，可承受較高的風險如掉髮、白血球降低；又如一個以服用商品名 Vioxx®（一種選擇性 Cox-2 酵素抑制劑之鎮痛消炎藥）來預防大腸息肉再發

的臨床試驗，於期中分析時發現病人平均服藥 18 個月後，心血管栓塞性疾病危險性增加二倍，於是藥廠除立刻終止臨床試驗，緊急通知美國 FDA 外，並將藥品下架回收。此舉雖然造成百億美元損失，但消炎止痛藥的療效是無法和致命的風險相比的，藥品下市，是不得不的處置。

　　臨床試驗風險的考量，可以就以下各層面來討論：（1）設計之合理性：試驗計劃書背景說明，要描述動物毒性試驗結果、人體使用經驗、疾病流行病學、目前可能療法及藥品限制等，來支持試驗的合理性。（2）風險管理：計畫書除載明不良事件發生時的處置方式，病人退出試驗條件，持續監測藥物不良事件（Adverse event）外，有時甚至需設置獨立的資料安全監測委員會（Independent data safety monitoring committee），以非盲性作業方式，從事療效安全資料監測，進行期間分析（Interim analysis），必要時中止整個試驗之進行。（3）獨立倫理委員會（IEC；Independent ethic committee）或人體試驗委員會：此類組織依衛生署及各醫院規定組成，其成員應含有非醫療專業背景者如社工、宗教、法律、消費者，以代表社會良心來審查試驗計畫書，尤其是受試者同意書內容。（4）受試者同意書：同意書內容要以大多受試者能了解之淺顯文字（國三程度）描述，加以口頭說明，回答問題，並給予充分考慮時間。試驗中產生的新資訊，應隨時告知受試者。有關受試者同意書主要載明事項，可參考以下衛生署網站：http://dohlaw.doh.gov.tw/Chi/FLAW/ FLAWDAT0202.asp

（三）療效指標（Endpoint）的選擇

　　療效指標指的是對受試者反應的評估或測量，可以是定性或定量。臨床試驗計畫書中應定義療效指標，描述測量對象、由誰測量、如何測量（測量工具及方法）、何時測量、及用何種統計方法分析，定義越嚴謹越好。

　1. 主要療效指標（Primary endpoint）的選擇

　　　受試者對藥物的反應，雖可有多個療效指標分析，但一般選定臨床上最有意義的指標（須有實證依據）為主要療效指標，其餘的則可列為次要療效指標（Secondary endpoint），以避免多個主要療效指標、多重檢定（Multiple tests），造成統計上型一誤差（Type I error）擴增的問題。

一個樞紐試驗是否成功，一般由主要療效指標是否達到統計學上的顯著意義來決定，次要療效指標則可進一步補充說明及支持其療效或安全性。若是主要療效指標未達統計學上顯著意義，基本上不得以達統計學上顯著意義的次要療效指標來取代，或於結論中做任何療效宣稱。此時試驗結果，將做為改善下次試驗設計的參考依據。由於主要療效指標在樞紐性試驗中的關鍵角色，法規單位對主要疾病會訂定療效指標規範，以供試驗設計參考。尚未有明確規範的疾病，則可參考已核准同類適應症藥品仿單，由其主要臨床試驗中，找到主要療效指標的參考依據。

2. 替代療效指標（Surrogate endpoint）

臨床試驗有意義的療效指標（Hard endpoint）通常為：受試者活得更好或活得更久的參數，例如預防再次中風或提升 5 年存活率等。但要直接觀察或測量這些臨床指標，有時十分費時（如要追蹤多年）或需要大樣本數（如發生率低時），可能不易執行。如能找到某一指標和此等臨床指標有因果關係，又能於較短期的試驗中，客觀且量化地測量其變化，可大大縮短試驗的時間及花費。但值得特別注意的是「因果關係（Causal relationship）」的建立，必須有實證資料顯示指標和臨床結果「相關（Association）」，同時指標數值改變，臨床結果數值亦隨之改變，才可稱為有因果關係。例如血壓可做為抗高血壓藥物的替代療效指標，是因為已有多個大型臨床試驗證實，只要將偏高的血壓調降，則中風或心肌梗塞之機會亦隨之減少。所以血壓可作為抗高血壓藥物真正療效指標（減少高血壓病人中風或心肌梗塞的危險性）的替代療效指標。反之，腫瘤縮小之反應率（Tumor response rate）就不一定。固然，此指標是臨床試驗常觀察之有用指標，但在許多癌症治療上，短期內看到腫瘤縮小，長期追蹤受試者並未活得更久（可能很快復發），因此除非在少數已證實腫瘤縮小確可延長存活期的癌症外，腫瘤縮小反應率仍不是有效的替代療效指標。錯選替代療效指標，亦會造成極大生命的喪失，八〇年代，美國曾上市 Flecanide 用以治療無症狀之心室早期收縮（VPC，Ventricular premature contraction），當時有一廣為接受的醫學理論「控制VPC，可減少因突發性心律不整所導致的猝死（Sudden death）」，不料

該藥上市後，美國國家衛生院執行一大型臨床試驗「CAST Study」，試驗進行一半時，資料安全監測委員會發現使用 Flecanide 的病人，VPC 固然大為減少，但死於突發性心律不整的病人反倒增加，遂緊急取消此試驗。據估計，因此藥枉死之美國人可能有五萬人，高於越戰美軍陣亡人數。發生此悲劇的原因在於，「控制 VPC 可減少因突發性心律不整所導致的猝死」的醫學理論，未曾以多個臨床實證數據證實。

（四）減少評估偏差（Bias）

1. 嚴格執行隨機分配（Randomization）

　　臨床試驗有對照組時，隨機分配可避免因試驗主持人或受試者主觀選擇組別，產生的偏差。常用的隨機分配方法包括：簡單隨機分配（Simple randomization）、區塊隨機分配（Block randomization）、分層隨機分配（Stratified randomization）及機動隨機分配（Dynamic randomization）等。一般而言，為使各組人數能約略相等，常採用區塊隨機分配法，例如試驗有 AB 兩個治療組，指定區塊大小（Block size）為 4，且兩組人數相等，則每個區塊每組各進兩人，但其可能分配方法包括：AABB、ABAB、ABBA、BBAA、BABA、BAAB 等六種，區塊大小通常為治療組別的倍數，為避免可預期的分派組別次序，區塊大小需高於 2，且區塊大小不宜於計劃書中透露。某些試驗除治療組別外，尚有少數潛在關鍵因素足以影響療效結果，例如病情嚴重度，試驗中心等，此時最好採取分層隨機分配，將關鍵因素作為分層因子，每一層下再獨立執行隨機分配，如此可避免關鍵因素在各個治療組分佈不均，所造成的偏差。機動隨機分派則適用於多個分層因子的試驗，通常須借助於互動式語音分配系統（IVRS；Interactive voice randomization system）才可執行。

2. 盲性作業（Blinded procedure）

　　盲性作業主要目的為避免，試驗主持人或受試者因知道治療組別，有意或無意地對療效或安全資料的評估及結果的詮釋產生偏差，尤其是

主觀性之療效指標如疼痛或憂鬱程度。單盲（Single blinding）指受試者不知道所接受的試驗組別，雙盲（Double blinding）則指受試者和試驗主持人兩者皆不知道試驗組別。「吃安慰劑」和「不治療」是極為不同的，當受試者認為他接受有效治療時，就可能主觀的偏向認定藥物療效，因此臨床試驗所觀察到的療效，是藥品的真正療效加上安慰劑效應，這也顯示以安慰劑做對照組及儘量採取盲性作業的重要性。但有時因某些藥品的特殊味道、療效或不良反應，要完全保持盲性而不被受試者或主持人猜出，可能有困難，在此種情形下。如果主要療效指標具相當的客觀性（如存活時間）或採評估者盲性作業（Evaluator blind）仍可避免評估偏差。

3. 標準化試驗程序、控制干擾因素（Confounding factor）

　　臨床試驗和一般臨床醫療最主要的不同，乃是醫師成了「試驗主持人（Investigator）」，病人成了「受試者（Subject）」，而治療模式不再是因人而異的個人化醫療，而是試驗計畫書所詳細規範的一致性醫療，因此所有可能影響試驗結果的干擾因素，皆應事先詳細規範於計畫書中，如受試者納入（Inclusion）／排除（Exclusion）標準，療程不可合併用藥之種類，診斷及療效指標測量方式、時間、及判定標準等。

（五）增加試驗統計檢定力（Power）

1. 療效大小（Effect size）

　　當試驗用藥療效很大時，雖然樣本數很小，仍易達到統計學上顯著意義。反之如療效很小，除非有龐大的樣本數，否則難達到統計學上顯著的療效。欲測量到最佳療效值，則試驗應從最可能有療效的受試者族群、療效指標測量時點、治療劑量、期程等去尋找最有利的試驗設計。例如，抗高血壓藥物的臨床試驗，如果以治療一個月後血壓值變化為主要療效指標，則很容易看到明顯的療效（例如治療組血壓改善 10 mmHg，安慰劑組改善 2 mmHg）。但如果主要療效指標定義為二年內中風發生率，則療效會減小許多。

2. 療效指標變數尺度（Variable scale）的選擇

就統計檢定力而言，對於一個符合常態分佈的療效指標，選擇連續性的等距尺度（Interval scale）優於序位尺度（Ordinal scale），更優於類別尺度（Nominal scale）。例如血壓治療前後的毫米汞柱改變量（等距尺度），優於將血壓改善程度分成顯著有效、稍微有效及無效（序列尺度），甚或僅分有效及無效兩類（類別尺度）。

3. 提高測量方法的精確度（Precision）

測量方法愈精確，愈易顯出試驗藥物的療效差異。例如癌症治療之存活期，以天為單位當然比以週、月甚或年為測量單位來得精確，更有統計檢定力。

4. 減少測量方法的變異度（Variability）

盡量除去所有可能干擾真正藥效的因素，例如測量血壓，宜於固定時間（例如每次早上服藥前）、固定條件（例如先安靜休息十分鐘以上，坐姿）、同樣儀器、標準訓練的量血壓方法，如此所量出的血壓，較能除去干擾因素，減少不必要的變異度。

5. 受試者的樣本數

樣本數大檢定力高，但試驗的成本、時間亦隨之增高。

6. 提升受試者的遵醫囑性（Compliance）

如受試者半途退出試驗多，或藥品未完全按時服完，應有之療效就未能完全表現。例如 100 個受試者，每人服用 90% 的藥品，則其檢定力約等同於 81 個受試者服用 100% 的藥品，因檢定力和遵醫囑性平方成正比。

上述各點，由以下檢定力的公式可以得到進一步的印證。假若療效指標變數呈常態分佈，比較兩組平均治療效果的差異，採雙尾檢定，統計有意義水準定為 α 則估算檢定力的公式為：

$$檢定力 = \Phi\left(-Z_{1-\alpha/2} + \frac{\sqrt{n}\Delta}{\sqrt{\sigma_1^2 + \sigma_2^2}}\right)$$

由此公式可知，當：

n（樣本數）增加，則檢定力增加；

σ_1^2，σ_2^2（變異數）增加，則檢定力減少；

Δ（療效大小）增加，則檢定力增加。

（六）適當的統計分析規劃

1. 預先設定試驗主要假說（Primary hypothesis），例如 A 藥將優於（Superior to）B 藥，或 A 藥將不劣於（Non-inferior to）B 藥。
2. 確定主要療效或安全分析群體及其定義，例如意圖治療（ITT，Intent to treat）群體定義為所有隨機分派的受試者，至少用過一劑試驗用藥，且至少接受一次療效指標評估者。依計畫書（PP，Per protocol）群體定義為所有隨機分派的受試者，具主要療效指標的評估，且至少使用 80% 藥品，無重大違反計畫書規定者。
3. 各療效及安全指標使用之統計分析方法（尤其是主要療效指標），要預先確定。
4. 根據試驗主要假說、主要療效指標可能之療效及變異數，假設之α值及檢定力和檢定統計值所呈的分佈，可估算樣本數。
5. 是否須有期間分析，中止試驗之條件。

（七）文件記錄

　　整個臨床試驗的過程，全部皆應留下詳細記錄，試驗委託者或其他數據所有者並應保存試驗相關必要文件，至試驗藥品於我國核准上市後至少兩年（但其他法規規定之保存期限長於兩年者，從其規定），例如計畫書及每次修訂版本，每份受試者同意書，個案報告表，原始資料（如病歷、X 光片、實驗室報告），藥品流向記錄，所有更正數據皆應可看到未更正前數據，註明更改原因，由誰更正。如此，則必要時可重新查核，還原歷史，避免造假

或口說無憑，作為非預期不良事件和藥品因果關係評估之參考，以及申請上市審查時，各種療效、安全性原始數據再分析的依據。

三、常見臨床試驗設計

（一）第 I 期臨床試驗設計

　　第 I 期臨床試驗目的通常為尋求試驗藥品的最大耐受劑量（Maximal tolerable dose，通常簡稱 MTD），一般以健康男性志願者為之，若有女性受試者，在沒有足夠安全性資料的實證下，必須為未懷孕且採高效率避孕方法。因為試驗用藥乃第一次使用於人體，必須以非臨床安全性試驗的結果為基礎，來決定臨床試驗設計的用藥合理性（註 1）。例如試驗用藥起始劑量的選擇，通常由動物一般毒性試驗所得之非可見不良反應劑量（No observed adverse effect level，通常簡稱 NOAEL），以動物體重或體表面積單位換算成人的相對劑量後，考量物種（Species）與個體（Individual）差異，乘以相當倍數之安全範圍（Safety margin），如 1/10 等，或佐以藥物毒理動力學之試驗結果，可得第一次人類使用之安全起始劑量[2]。另外如為正式臨床試驗前的探索性臨床試驗（Exploratory IND studies），因試驗目的為探索試驗用藥在人體可能的藥物動力學參數與作用機制，其試驗用藥劑量的選擇與用法，得依試驗設計目的與類型，在受試者安全無虞的基礎下，作例外的考量與評估，例如選擇人體有效劑量的 1/100，作為試驗用藥的安全起始劑量[3]。

　　第 I 期臨床試驗一般為開放式、單組、短期單劑量或多劑量、逐步提升階段劑量之設計。在嚴密監測生命現象及實驗室數據（如心電圖、X 光、血、尿分析、肝、腎功能等）下，達到預設停止試驗條件或不良事件等級（一般而言為 DLT，dose limiting toxicity）即停止試驗，例如下圖為一般癌症藥品第 I 期臨床試驗常用設計（圖三）。此階段試驗通常是在特別的臨床研究病房，和有經驗醫師督導下執行，並同時多次抽血、分析藥物動力學各種參數，或藥效學之生物指標（Biomarker）變化。

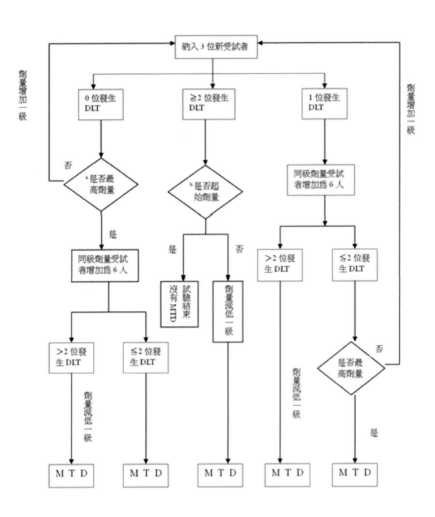

圖三、劑量逐步提升圖

註：MTD－最大容忍劑量；DLT－劑量限度毒性反應；a：廠商試驗設計最高劑量；
　　b：廠商依毒理試驗所推估之臨床試驗起始劑量。

（二）第 II 期臨床試驗多劑量設計

第 II 期臨床試驗目的為決定第 III 期臨床試驗所使用劑量及治療方法，通常執行於經嚴格條件篩選出同質性高的病患族群。試驗可逐步增加劑量，以進行劑量療效反應（Dose-response）之初步估算，或為平行的劑量療效反應設計，例如隨機、雙盲，分高、中、低劑量及安慰劑四組，以確認該適應症之劑量療效反應關係。由於第 II 期試驗仍為治療探索階段，樣本數的決定有時可以不考慮檢定力，每組可數十人至百餘人，試驗期間長短，則依該適應症可看見初步療效的時間而定。不同的適應症有不同的療效指標，亦常採用各種替代療效指標。

（三）第 III 期臨床試驗設計

第 III 期臨床試驗目的通常為確認藥品之療效及安全性，作為藥品核准上市之依據，常見名詞介紹如下：

1. 導入期（Run-in period）

　　於隨機分配前一段期間內，受試者以單盲方式給安慰劑。此期可做為受試者藥物廓清期（Washout period），以除去先前治療的影響，亦可做為對受試者及試驗執行團隊之試驗訓練期，以提高遵醫囑率，避免試驗偏離計劃書。更重要的價值是可排除對短期安慰劑即有明顯反應之受試者，或讓服用試驗藥前之基礎（baseline）測量值包含安慰劑效果。有導入期的試驗較易發現服藥後之藥物真正療效。

2. 平行設計（Parallel design）

　　此設計之優點為簡單，因此廣被採用。其缺點則為需要較大之樣本數，才足夠分配於各組，且當隨機分配執行不當時，各組受試者基本人口學資料及特性可能分佈不相當，影響療效安全的比較。

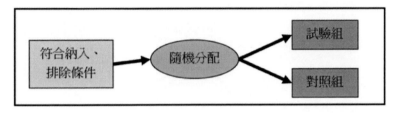

圖四 A　平行設計

3. 交叉設計（Cross-over design）

　　優點是同一受試者在不同時段接受不同組別的治療，所以樣本數可以較少。另外每位受試者皆為自己的對照組，可減少治療組別以外因子的干擾，樣本變異數較小，療效評估自然可以較精確。但這種設計有其特殊限制。由於受試者先後接受不同治療，若試驗藥物藥效長則必須有廓清期，讓指標再度回復到治療前的基礎值，以減少殘餘效應（Carry-over effect）。因此，短效麻醉劑對慢性疼痛治療，或是胰島素用於糖尿病之治療，即可適用此設計，但抗生素治療肺炎則不適用，因停藥後，肺炎已被治癒，無法回到治療前狀態。另外，如試驗期中某受試者有資料不足（Missing data），則該受試者整筆資料，可能皆無法列入主要統計分析中。因此交叉設計通常適用於穩定、療效可短期看到之慢性病，且藥品半衰期不長者。

（四）第 IV 期臨床試驗設計

　　第 IV 期臨床試驗均在藥品上市後進行，且與已核准之適應症相關，此類試驗雖非申請核准之必須，但常為法規單位於核准時附帶要求執行，以回答先前臨床試驗受限於樣本數，無法發現之發生率極低之嚴重不良反應，病人族群代表性不足，或長期療效、安全性確認等議題，通常試驗設計較簡單，但收納大量病人做較長期之觀察，一般採用臨床有意義之指標如死亡率或罹病率等。例如 Flecanide 之 CAST 試驗和 Vioxx® 之 APPROVe 試驗皆是。

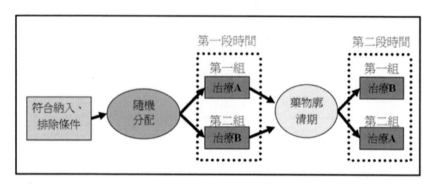

圖四 B　2 × 2 交叉設計

（五）其他特別考量試驗

1. 臨床藥物動力學試驗（Clinical pharmacokinetic study）

　　藥動學試驗之目的可包括評估單次投予及重覆劑量投予後，藥物於人體內之藥動學特性（含評估線性藥動學、吸收、分佈、代謝、排泄等特性）、生體可用率／生體相等性試驗、食物／藥物－藥物交互作用（含蛋白質結合交互作用、代謝交互作用（Metabolism-based）、輸送體交互作用（Transporter-based）、臨床合併藥物交互作用）、主要病患族群藥動學試驗、特殊族群藥動學試驗（含性別、人種、年老病患、小兒族群、腎臟功能不全病患、肝功能不全病患）及群體藥動學試驗等。上述之藥物動力學試驗之結果皆可作為藥品仿單中標示之內容，以供臨床醫師和病人用藥參考。

　　我國衛生署已參考各國規範公告針對年老病患[4]、小兒族群[5]、腎臟功能不全病患[6]、肝臟功能不全病患[7]等特殊族群的藥動學試驗基準，其內容包含臨床試驗設計、數據分析、對劑量調整的影響、仿單內容之標示。

　　再者，美國 FDA 於 2006 年 9 月公告關於藥物－藥物交互作用試驗基準的草案[8]。此份基準草案建議應於藥物研發早期，了解該成分的基本藥動性質（即吸收、分佈、代謝、排泄），進而可利用這些資訊，推

測是否與其他藥物具有藥物－藥物交互作用的可能性。該基準草案列舉代謝交互作用與輸送體交互作用的試驗設計與評估方法。利用體外（*In vitro*）篩選、體內（*In vivo*）特定藥物－藥物交互作用試驗或是群體藥動學試驗（Population pharmacokinetic study）等方法，在適當的試驗條件下，選用欲評估酵素或輸送體適當的受質（Substrate）、抑制劑或誘導劑，即可獲得可信的藥物－藥物交互作用結果。此份基準草案內，除了提供如何利用體外試驗結果，決定是否需要進行體內藥物－藥物交互作用試驗外，並列舉了 Cytochrome P450 酵素（如 CYP1A2、2B6、2C8、2C9、2C19、2D6、2E1、3A4/5）與人體主要輸送體（如 P-gp、MDR、MRP、OAT、OCT、PEPT）常見的受質、抑制劑或誘導劑，可供試驗者參考選用。另外，基準草案也提供對於試驗設計、試驗族群、給藥途徑、給藥劑量、評估指標、試驗人數與統計方法及如何將試驗結果撰寫入仿單內容等建議。

2. 銜接性試驗（Bridging study）

　　以往新藥研發中之臨床試驗受試者，絕大部分為歐、美白種人，1997年以前，非白種人之臨床試驗約小於 3%，但藥品卻於全球上市。不同族群（Ethnic group）、地區對同一藥品的反應是否和白種人類似，實無定論。過去藥品市場佔全球約七分之一的日本，即因考慮人種不同，寧可藥品慢幾年上市，也要廠商於日本人重做一套臨床試驗。其他藥品市場較小之非白種人各國（如台灣），大多直接採用白種人臨床數據，頂多只要求在本地進行小規模數十人之臨床試驗，以印證療效；但此類試驗因樣本數小，統計檢定力低。為解決此一爭議性議題，ICH 特別整合美、日、歐意見，訂出規範探討「族群敏感性評估」的科學原則，來決定臨床數據外推至另一新地區、族群時，是否應再執行某些「銜接性試驗」，台灣亦依此發展出評估的原則，並於 1999 年起主辦「亞太經合會藥品法規科學網絡會議（APEC network of pharmaceutical regulatory science）」，特別著重銜接性試驗評估探討。近幾年來，在台灣上市之新藥，有 60% 經評估後可免除銜接性試驗，少數例子如商品名 Aggrenox® （編按：即 dipyridamole 加上 aspirin 之複方，用以預防再次中風），台

灣法規單位評估時發現亞洲人服用後，因頭痛不良反應退出試驗比例為白種人的兩倍，可能具族群差異，因此要求執行以頭痛為主要安全性指標的銜接性試驗。結果發現只要在治療四週的前兩週先改服用半量，則頭痛不良反應和安慰劑組相當，且明顯低於一開始即依白種人服用全劑量的治療組，此一結果已被納入台灣之藥品仿單中。近年來，多國多中心臨床試驗日益增多，2002 年至少已有 25%全球臨床試驗是在歐美以外國家執行，日本亦於 2005 年宣布將鼓勵進行含日本人之亞洲多國多中心臨床試驗，願接受亞洲人臨床試驗資料，因此未來族群差異之實證資料將日益增加，銜接性試驗評估的科學性亦將更有依據。

3. 中草藥新藥臨床試驗的法規策略

　　在華人（如中醫方劑）與全世界（如傳統替代療法的生藥製劑等）的醫療體系中佔有一席地位的中草藥製劑及其新藥開發，因為具有基礎的療效理論，與過去成功的臨床經驗，已經成為化學合成與基因工程生物製劑的藥物開發途徑外，一項重要的新藥研發策略。一般所稱的「中草藥」，包括有「中藥（Traditional Chinese Medicine，通常簡稱 TCM）」與「草藥（Herbal medicine）」兩部分。「中藥」意指以中央衛生主管機關公告之基準方，或固有典籍所載之處方。此所稱固有典籍，係指醫宗金鑑、醫方集解、本草綱目、本草拾遺、本草備要、中國醫學大辭典及中國藥學大辭典等。「草藥」，又稱「植物藥（Botanical drug）」，係指由植物藥材抽取所得之植物抽取物質，再經製造為植物抽取成品，但非經純化之化學品。鑑於中草藥新藥研發，具傳統人體使用有效性與安全性經驗的特點，現行我國的法規策略乃導入「初期療效探索臨床試驗（Early exploratory trial）」的機制，以符合現代國際潮流的「風險管理（Risk management）」理念。所謂「初期療效探索臨床試驗」，顧名思義，對於中草藥新藥的臨床研究，先作一個小規模的初步了解和評估，從而引導出下一步主要臨床試驗的最佳設計，是以又稱為「先導性試驗（Pilot study）」。此種先導性的特色，著重在受試者安全無虞下，以客觀嚴謹的科學「觀察」其臨床療效。可暫時忽略臨床試驗的統計效力，允許以開放式設計，以及小樣本數來進行，療效評估可採藥效指標，或

是生物指標（Biomarker），甚至只是數個臨床個案在理想治療條件，例如以中醫辨證論治為基礎，傳統固有方劑的加減方等的詳細描述。此臨床試驗的目的不在成為上市審查的主要療效依據，而是篩選，以決定下一步正式試驗設計前的探索性試驗。此初期療效探索臨床試驗，定位為新藥發展中之第二階段早期臨床試驗（Phase IIa），以輕症病人為試驗對象，探索試驗藥物的可能療效。若初期療效探索臨床試驗結果具有所宣稱適應症的可能療效，得直接申請進行第 III 期臨床試驗；但對進行第 III 期臨床試驗劑量的選擇，如尚有疑問，應在第 III 期臨床試驗前，進行隨機分配、平行、劑量－反應之第 II 期臨床試驗。若試驗結果對人體有安全虞慮者，應重新執行第 I 期臨床試驗，以確認其人體安全性。

4. 藥物基因體學（Pharmacogenomics）

　　藥物通常只對一部分病人有效，另一部分病人則無效，藥物不良反應亦然，到底這兩群病人，是否在基因層次上有所不同，以致產生不同反應，遂成為藥物基因體學研究的重要主題。藥物基因體學之研究內容包括篩選與研究藥物療效、活化、排除等有關的候選基因（Candidate gene），鑑定基因序列間的變異程度，確定候選基因在藥物作用中的功能，利用統計學工具分析基因變異與藥效的關係，最後將基因多形性（Polymorphism）與藥物效應的個體差異性求其關聯性，並應用於臨床上。因此近年來，許多臨床試驗，另外收集受試者檢體，例如血液、切片組織，以執行疾病相關基因研究，希望能進一步確認對於那一族群受試者最有療效，或避免嚴重的藥物不良反應，因此未來個人化醫療（Personalized medicine）變為可能，但也衍生出許多基因相關的診斷方法和基因資訊的倫理、法律及社會影響（ethnical legal and social implication， 通常簡稱 ELSI），因此在國家基因體計畫中，亦特別規劃 ELSI 研究。衛生署也於 2005 年 10 月公告「藥物基因體學研究之受檢者同意書內容參考指引」（網址 http://www.cde.org.tw/index.htm），可供相關人士參考。

　　一旦藥物具有標靶治療（Target therapy）之特性，理論上，其不像一般化學治療藥物，會同時攻擊癌細胞與健康細胞，而僅會針對特定的

癌細胞進行攻擊，因此其不良反應與副作用發生頻率與嚴重程度亦會較一般化學治療藥物為低。現今顯著的例子包括商品名賀癌平（Herceptin®，用於治療乳癌）與艾瑞莎（Iressa®，用於治療末期非小細胞肺癌）等上皮生長因子受體酪胺酸酵素（Epidermal growth factor receptor tyrosine kinase）抑制劑。茲以 Herceptin®為例，作詳細的描述如下：

　　Herceptin®可用於治療腫瘤細胞上有 HER-2/neu 基因過度表現之轉移性乳癌。其主成分 trastuzumab 是一種抗體，主要利用抑制 HER-2/neu 蛋白質的表現，而使 HER-2/neu 蛋白質無法促使細胞成長，體外試驗與動物試驗的結果顯示其可抑制 HER-2/neu 過度表現的人類腫瘤細胞。由藥物基因體學的人體臨床試驗研究中得知，Herceptin®對於 HER-2/neu 過度表現的病患具有良好的療效。另外也有 HER-2/neu 基因檢測試劑，搭配該種試劑可成功地篩檢出乳癌病患的 HER-2/neu 表現情形，用以協助決定病患是否適合使用 Herceptin®。

5. 大型簡單安全性試驗（LSSS; Large, simple, safety study）

　　以往大型簡單安全性試驗大都於 phase IV 執行，但現今社會對藥品安全性要求越來越高。因此，法規單位也逐漸要求某些藥品在上市前，必須執行一個大型簡單安全性試驗，來釐清開發過程中或是以往類似藥品曾出現的安全性問題。由於，安全性事件出現的機率低，一個採隨機分配、對照設計的大型簡單安全性試驗，就如同他名稱所暗示的，受試者會高達好幾萬人；但其測量的標地較單純，常常只是一個安全性指標，再加上選取其中部分受試者，做療效相關指標之測量。

　　舉例來說，第一個上市的輪狀病毒疫苗，被發現可能增加孩童罹患腸套疊的機率。因此，後來研發的輪狀病毒疫苗，都需評估是否會增加孩童罹患腸套疊的風險。腸套疊的發生機率約幾千分之一，欲達到統計意義的試驗，其受試者人數估算，試驗組及對照組就各需 3 萬人。其他，例如要評估藥物引起之特異性肝炎（Drug-induced idiosyncratic hepatitis）的風險，也是需要執行此類臨床試驗。

四、用以支持新藥臨床試驗進行的臨床前要求

新藥臨床試驗為新藥研發中最關鍵的過程，唯有良好的臨床試驗品質與其數據的完整可靠性，才有獲得申請國家法規單位批准上市的可能。基於赫爾辛基宣言，保障人類的人性尊嚴，對於任何新藥臨床試驗的進行，都必須確保受試者的安全與權益，而其安全性的保證與權益的維護，乃基植在其試驗藥物的製造品質、合理安全性與可能有效性。新藥臨床試驗的審查，乃法規科學（Regulatory science）的充分展現。

臨床前科學基於上述的原理原則，在新藥臨床試驗的要求，其首要的目的為確保使用於臨床試驗的試驗藥物必須具有合理的安全性與有效性。申請者，可能為試驗研究者、藥商或其委託代理者，應提供充足的試驗研究資料來滿足此要求。所謂充足試驗研究資料的提供，特別著重在試驗藥物的品質與安全性部分，包括滿足法規的要求，亦即須符合政府基於保護人民立場所制定的法令規範，與針對其個案做科學性考量，提供適當必要之實證科學數據。

臨床前科學基本上包含四個領域：(1)化學、製造和管制（Chemistry，manufacture and control，通常簡稱 CMC）；(2)臨床前有效性（Non-clinical efficacy），包括藥理學與／或微生物學；(3)非臨床安全性（Non-clinical safety），包括安全性藥理與毒理學；與(4)藥物動力學（Pharmacokinetics，通常簡稱 PK）。原則上，依據臨床試驗延續性（IND process）與循序漸進的特性，第一次運用在人體臨床試驗的新成分新藥（New chemical entity，通常簡稱為 NCE），最為受到臨床前的審查與要求。若已有人體使用經驗，則臨床前的要求會限縮於扣除其人體使用經驗部分，並以先前送審資料為基礎，來做科學性的法規審查與考量。例如某一試驗藥物業已經法規單位核准進行早期的臨床試驗，代表申請者已檢送適當必要之臨床前技術性資料，如其欲以相同試驗藥物進行另一同規模試驗設計的臨床試驗，則無重新要求申請者再次檢送臨床前資料之必要。以下以一新成分新藥為例，依臨床前科學各領域，分階段簡要描述其支持臨床試驗進行所需的臨床前試驗資料：

1. 化學、製造和管制

　　在第 I 期臨床試驗，申請者應提供(1)試驗藥物物化特性的摘要描述，包括試驗藥物的化學名稱、分子式、化學結構、產品組成及其處方；(2)原料藥若購自他廠，應提供供應者的名字與地址；若是內部自行合成，應提供合成簡譜與規格檢驗成績書；(3)成品部分，應提供成品的製造過程、過程中管控與／或批次紀錄；成品放行之檢驗規格成績書、安定性試驗數據與計畫書、安慰劑資料與標示內容供審。在第 II 與第 III 期，申請者僅須提供所有更新、改變之 CMC 資料即可。

2. 非臨床有效性與非臨床安全性

　　在第 I 期臨床試驗，申請者應提供(1)藥理學或微生物學等有效性試驗資料；(2)安全性藥理學試驗資料；(3)毒理動力學之藥物暴露數據；(4)在兩種哺乳類動物之單一劑量毒性試驗資料(5)適當期間之重複劑量毒性試驗，應包括一齧齒類與另一非齧齒類動物的試驗資料；(6)體外基因毒性試驗，應包括致突變性與染受體損傷（Chromosomal damage）試驗資料供審；(7)在特定情形下，應提供局部耐受性試驗資料。在第 II 期，申請者應提供適當期間之重複劑量毒性試驗資料，與完整之基因毒性試驗資料。在第 III 期，則應提供(1)適當期間之重複劑量毒性試驗資料；(2)生育力與胚胎發展之生殖毒性試驗資料；(3)臨床試驗所發現不良作用的機轉性試驗資料；(4)其他特殊疑慮之特別毒性試驗資料。

3. 藥物動力學

　　在第 I 期臨床試驗，申請者應提供足夠動物 PK 資料以支持其在健康受試者的 PK 試驗的研究設計，與對於生物性檢體，應提供合宜之生物檢測分析方法供審。在第 II 期，申請者應提供足夠健康受試者 PK 資料以支持其在病人的 PK 試驗的研究設計。在第 III 期，則應提供足夠病人 PK 資料以支持其在特殊族群或其他的 PK 試驗的研究設計。

　　需注意的是，各種臨床前的要求與評估，會因個別案件的複雜性與特殊性而有所不同，是以法規單位公佈各種臨床前試驗指導準則與指引，提供申請者就其個案所需之參考，並且鼓勵申請者針對其個案作科

學性的法規諮詢與輔導，甚至是臨床試驗審查前會議（例如 Pre-IND meeting），以避免新藥研發過程中不必要時間與資源的浪費。

五、台灣臨床試驗體系

（一）台灣臨床試驗法規體系

1. 法律規範

在法律層級，醫療法明確規範新醫療技術、新醫療器材與新藥品所為之人體試驗，均需報請中央衛生主管機關核准，且非教學醫院不得為之。其中新藥部分，藥事法第 7 條授權衛生主管機關認定適用範圍，同法第 39 條明定藥品查驗登記由衛生主管機關以藥品查驗登記準則定之。由上述法律所衍生的重要法規命令，在藥政類部分，重要者如(1)藥品優良臨床試驗準則；(2)藥品臨床試驗申請須知；(3)藥品臨床試驗計劃書主要審查公告事項，其中對臨床試驗相關藥事法、醫療法，得免除國內臨床試驗品項，執行醫院層級，主持人條件，試驗規模，不良事件通報皆有說明。另於醫事處法規查詢中，重要者為(1)醫療機構人體試驗委員會組織及作業基準；(2)新醫療技術（含新醫療技術合併新醫療器材）人體試驗作業規範；(3)基因治療人體試驗申請與操作規範；(4)體細胞治療人體試驗申請與操作規範；(5)研究用人體檢體採集與使用注意事項；(6)人類胚胎幹細胞研究倫理規範等。相關法律條文、法規命令與行政公告，可於其主管機關行政院衛生署網站，衛生法令查詢系統作法規查詢（網址：www.dohlaw.doh.gov.tw）。

2. 新藥臨床試驗計畫書審查

為因應政府保障消費者用藥安全，並發展台灣生技製藥產業，衛生署乃於 1998 年捐助成立財團法人醫藥品查驗中心（CDE，Center for Drug Evaluation，網址：www.cde.org.tw），接受衛生署委託，協助辦理新醫藥品及生物製劑之臨床試驗和上市申請審查，訂定符合國際標準之

相關法規，提供新醫藥品研發中相關試驗之法規諮詢。至 2007 年 9 月，查驗中心已有全職 128 人，其中醫師 21 人、博士 28 人、碩士 49 人，為一高水準專業團隊，為亞洲各國在藥政法規科學上少數建置完整之專職審查（In house review）單位。

自 2005 年起，臨床試驗申請案由藥政處收件改為查驗中心直接受理，以加速案件之審查；廠商並可由衛生署網站查詢案件進度。另外，衛生署於 2007 年起已將藥物審議委員會之功能改為藥物諮詢委員會，由於查驗中心已累積足夠之審查經驗，並與衛生署藥物諮詢委員會有良好之互動與共識，為加速臨床試驗申請案審查效率，在查驗中心審查時可同步諮詢委員，完成之查驗中心審查建議與委員書面意見皆送藥政處裁示，如有疑慮案件則提藥品諮詢委員會討論，現行之臨床試驗審查流程如圖五所示。

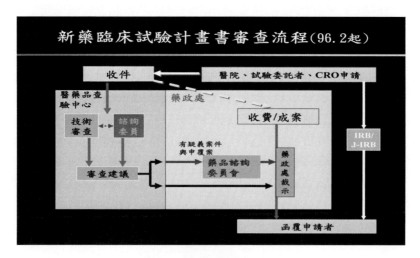

圖五　臨床試驗審查流程

3. 人體試驗委員會（IRB，Institutional review board）

新藥臨床試驗計畫書除須送衛生署審查外，尚需經由執行試驗機購之人體試驗委員會通過。此一機制主要目的為保護受試者。人體試驗委

員會成員包括醫療專業與非醫療專業人員，非醫療專業委員通常為社工、法律、倫理、宗教或是社會一般人士。至於無人體試驗委員會之試驗執行機構，可將試驗計畫書交由聯合人體試驗委員會（JIRB，Joint institutional review board，網址 www.jirb.org.tw）代審。另外，某些試驗機構，則接受聯合人體試驗委員會審查之結果。

4. GCP 查核

衛生署藥政處對於查驗登記用臨床試驗報告除審查其內容外並進行 GCP 查核，GCP 查核委員由衛生署藥政處官員、藥物諮詢委員及外聘學者專家組成，就受試者收錄是否符合核准之臨床試驗計畫書，及臨床試驗報告中試驗原始資料和報告記載是否相符，進行實際查核工作。

（二）台灣臨床試驗執行體系

依醫療法與藥事法之規定，新藥臨床試驗的執行需在教學醫院內實施。然為使新藥臨床試驗的執行更有效率，近年來已有下列機構協助臨床試驗的執行，進而構成台灣臨床試驗的執行體系：

1. 臨床研究病房（GCRC，General clinical research center）：衛生署為提升我國整體臨床

試驗之水準，鼓勵發展新藥物臨床試驗病房及相關實驗室基礎環境建置，補助醫學中心成立四家卓越中心及十餘家臨床研究病房，希望能有助提升國內醫療衛生達國際水準，亦是推動我國生技產業發展的重要基礎。

2. 受託試驗機構（CRO，Contract research organization）：乃民間商業服務公司，代表廠商協助臨床試驗的申請，審查意見回答乃至試驗執行中的監測、數據分析、報告撰寫等。台灣至少已有五家 CRO，其中數家已有多處國際分公司，對臨床試驗執行的效率及水準很有幫助。

3. 臨床試驗基地管理公司（SMO，Site management organization）：亦為民間商業服務公司，協助醫院受試者召募合格醫師、護士訓練和藥廠接洽

臨床試驗案法規諮詢等，對醫院內外臨床試驗相關事宜的協調十分重要。台灣至少已有兩家 SMO。

4. 目前至少有兩家國內保險公司（富邦及第一）可提供臨床試驗保單，供廠商投保，惟投保率仍有待提升。

（註1）非臨床安全性試驗中的一般毒性試驗（General toxicology testings），基本上需執行至少兩種物種，包括齧齒類（常見如大鼠、小鼠等）與非齧齒類（常見如狗、猴子等）。每個物種均可得其 NOAEL 值，其選擇作為人類使用起始劑量的原則乃以藥物動力學、生理解剖學等實證科學決定何種物種最與人類相關，若無，則以最敏感之物種所得試驗結果作選擇依據。而支持臨床試驗所須之非臨床安全性試驗中的一般毒性試驗期間的要求如下表

Duration of Clinical Trials	Minimum Duration of Repeated Dose Toxicity Studies	
	Rodents	Non-rodents
Single Dose	2 Weeks**	2 Weeks
Up to 2 Weeks	2 Weeks**	2 Weeks
Up to 1 Month	1 Month	1 Month
Up to 3 Months	3 Months	3 Months
Up to 6 Months	6 Months	6 Months***
> 6 Months	6 Months	Chronic***

六、參考文獻

1. ICH 網址：http://www.ich.org/cache/compo/276-254-1.html
2. Guidance for Industry and Reviewers Estimating the Safe Starting Dose in Clinical Trials for Therapeutics in Adult Healthy Volunteers. US FDA, Jul., 2005.
3. Guidance for Industry, Investigators, and Reviewers Exploratory IND Studies. US FDA, Jan., 2006.
4. 年老病患的藥品臨床試驗基準 Guidance for Studies of Drugs in Support of Special Popoulations: Geriatrics。行政院衛生署，中華民國九十年七月。
5. 小兒族群的藥動學試驗基準 Guidance for Pediatric Pharmacokinetics Studies。行政院衛生署，中華民國九十一年七月。
6. 腎功能不全病患的藥動學試驗基準－臨床試驗設計、數據分析以及對劑量調整與標示的影響 Guidance for Pharmacokinetics in Patients with Impaired Renal Function: Study Design, Data Analysis， and Impact on Dosing and Labeling。行政院衛生署，中華民國九十一年七月。
6. 肝功能不全病患的藥動學試驗基準－臨床試驗設計、數據分析以及對劑量調整與標示的影響 Guidance for Pharmacokinetics in Patients with Impaired Hepatic Function: Study Design, Data Analysis, and Impact on Dosing and Labeling。行政院衛生署，中華民國九十年七月。
7. Guidance for Industry, Drug Interaction Studies－Study Design, Data Analysis, and Implications for Dosing and Labeling DRAFT GUIDANCE, US FDA, Sep., 2006.
8. 中藥新藥臨床試驗操作規範（草案），衛生署中醫藥委員會，中華民國九十五年三月。
9. Maintenance of the ICH guideline on non-clinical safety studies for the conduct of human clinical trials for pharmaceuticals, ICH guideline M3, Nov.,2000.

（本文部份章節曾刊載於教育部顧問室專書「特定標的物之新藥開發」，民國 94 年）

第二篇　法律規章

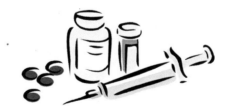

專利扣合機制之介紹
以及引進我國法制之評估

林首愈

一、前言

專利扣合機制（Patent Linkage）近年來在國內藥界興起一波討論風潮，除了台美貿易暨投資架構協定（TIFA）會議中曾成為討論議題外，中華民國開發性製藥研究協會（IRPMA, International Research-Based Pharmaceutical Manufacturers Association）的呼籲，甚至國內知名學名藥廠負責人亦曾於國內研討會建議，我國應考量是否引進專利扣合機制，或頒布如美國的Hatch-Waxman Act，以促進學名藥產業及平衡新藥產業與學名藥產業的發展。由於專利扣合機制源自於 Hatch-Waxman Act，本文將先介紹Hatch-Waxman Act 及 Patent Linkage，以及我國目前法制中受 Hatch-Waxman Act 影響的相關立法，最後再對於 PATENT LINKAGE Patent Linkage 倘若引進我國法制可能產生的衝擊提出個人的淺見。

二、藥物競價及專利權回復法案（1984）

眾所週知的現況是美國有足以分庭抗禮之新藥產業與學名藥產業，各有其於公共衛生之貢獻，亦發展出迥然不同之定價策略、行銷通路與競爭模式。然而在 1962-1984 年間，美國總計約有 150 種的藥品專利到期，卻無相對應的學名藥上市。由於當時有關藥品上市查驗登記的相關法規，並未特別

針對學名藥有所謂的簡化規定。因此，學名藥的上市需檢附等同於新藥上市的相關技術性資料，復無價格上之優勢，缺乏誘因引導業界從事學名藥品的製造與販售。

Drug Price Competition and Patent Term Restoration Act（藥物競價及專利權回復法案），由於其係由猶他州參議員 Orrin Hatch 與加州眾議員 Henry Waxman 共同提案推動，故俗稱 Hatch-Waxman Act。美國政府為了節省健康保險的藥價支出及滿足公共衛生、國民用藥的需求，1984 年頒布的 Hatch-Waxman Act 引進了競爭機制，透過立法鼓勵學名藥產業的發展。依據統計數據，到了 2005 年處方藥市場中，專利藥與學名藥的比例已約達一比一，而藥費的支出比例為九比一，故有謂 Hatch-Waxman Act 是一部建立學名藥現代化制度的法案。

我國旅美成功企業家許照惠女士一手創辦扶植的學名藥大廠 IVAX 公司，於 2006 年 1 月 26 日，以 74 億美元（約合新台幣二千四百四十億元）被以色列藥廠 Teva 高價收購，兩家公司合併後成為全球第一大學名藥廠，市值達 240 億美元，近新台幣 8,000 億元。許女士在接受雜誌專訪時提到，1984 年美國國會通過「藥物競價及專利權回復法案」，開放學名藥上市，學名藥可以較低的價格優勢，搶食醫藥大餅，而因其搭上了這個時代的創業良機。足見 Hatch-Waxman Act 確實成功的為美國學名藥產業的興起發揮了關鍵性的作用。

Hatch-Waxman Act 針對醫藥產品的特性，提出多諸多創新的制度性設計，諸如藥品專利期間的回復（Patent term restoration）、學名藥的試驗免責（Bolar provision）、資料專屬權（Data exclusivity）、專利扣合機制（Patent linkage），當然還有其中最重要的是簡化了學名藥（Abbreviated New Drug Application）的上市程序。當新藥專利期屆滿，其他藥廠即可製造出與其化學成分相同的藥物，在進行過生物相等性試驗後，就能取得藥物上市許可證。而其中簡化學名藥、試驗免責鼓勵學名藥的發展，而專利期間之回復、資料專屬保護則補償了原開發藥廠因藥物審查過程所喪失的時間利益及保護試驗資料。該法同時規定上市藥品之專利資訊必需登載於橘皮書（Orange book），原廠藥之專利因公開而得到更好的保護，對學名藥廠而言，亦有助

於其專利迴避之規劃。除此之外，還有尚有所謂的專利扣合機制，將原本獨立審查發證之專利制度與藥物上市許可制度加以連結。

三、專利扣合機制

　　專利扣合機制，亦有譯為專利連結機制者。美國專利之審查與許可證核發之主管機關係美國專利與商標局（Patent and Trademark Office，PTO），而藥物上市之審查與許可證係由美國食品及藥物管理局（Food and Drug Administration，FDA）掌管。一般新藥開發於研發階段如遇有新發明就會先註冊專利，至於日後是否能通過藥物上市所需要之有效與安全性審查，而成功地以藥品形式上市，則有待進一步透過臨床前試驗與臨床試驗來證實。就時程上而言，FDA 審查該專利之化學新藥之時往往在專利取得數年之後，況且一個新藥產品通常有一個以上的專利，藥政主管單位並非當然能查知所審查之藥物所具有專利或專利相關資訊。有了橘皮書做為揭露專利資訊的平台之後，無疑地使專利藥品之專利資訊更為透明。是為連結的第一步。

　　Hatch-Waxman Act 更進一步地使規定學名藥上市時要配合橘皮書上登載向 FDA 提出 Patent Certification，並依對照藥品專利權之有無或專利期間是否屆至，分為四種情形（Paragraph I、II、III、IV）。第一種情形係申請上市之學名藥，並無相關專利登錄於橘皮書。第二種情形係橘皮書中雖有專利登錄，但該專利已經過期。第三種情形係橘皮書中雖有專利登錄但該專利即將到期，而學名藥廠申請在專利到期後，始開始銷售學名藥。第四種情形係橘皮書中雖有專利登錄，但主張此一專利無效；或學名藥廠，未侵害已登錄的專利權。

　　學名藥如依第一至第三種情形上市均不致於對原廠藥之專利造成任何威脅或挑戰。唯倘依第四種情形上市時，即學名藥廠擬向原廠專利之有效性提出挑戰，是否能於原專利權到期日屆至前上市，端視學名藥是否能有效地推翻原專利有效性。而且為鼓勵學名藥廠向原廠挑戰，給予其更大的誘因，法律還特別規定第一個依 Paragraph IV 上市申請、並成功推翻原開發藥廠之

專利有效性之學名藥廠,將享有 180 天之市場獨家銷售權,在這 180 天內,FDA 將不會進行第二家學名藥上市申請的審核。

學名藥廠依 Paragraph IV 提出申請時,除了 FDA 外,尚需向專利權人與新藥藥物許可證之持有人通知,專利權人與藥物許可證持有人倘不同意學名藥廠之主張,需於接獲通知後 45 日對學名藥廠提起侵權訴訟,此時 FDA 並不判斷專利權爭議,而係應即停止審查,靜待司法判決,停止審查之時間最長以 30 個月為限。

四、我國受 Hatch-Waxman Act 影響之法制

不時有論者呼籲我國應該效法美國頒布 Hatch-Waxman Act 的精神,單獨訂立一部法案來促進製藥產業的發展,然而其實我國已陸續繼受了相關的法制,分散於專利法與藥事法律之中。

有關專利期間的回復,可參見專利法第 52 條第 1 項「醫藥品、農藥品或其他製造方法發明專利權之實施,依其他法律規定,應取得許可證,而於專利案公告後需時二年以上者,專利權人得申請延長專利二年至五年,並以一次為限。但核准延長的期間不得超過向中央目的事業主管機關取得許可證所需期間,取得許可證期間超過五年者,其延長期間仍以五年為限。」。試驗免責條款於民國 93 年藥事法修正時納入之第 40 條之 2 第 5 項,唯因法條文義過於狹隘,導致適用上之疑義,已納入本次專利法修正重點之一,有關學名藥試驗免責的條款預計回歸於專利法中加以規範,並於增訂後刪除藥事法第 40 條之 2 第 5 項。資料專屬權的保護則參見藥事法第 40 條之 2 第 2 項,我國給予新成分新藥廠商於許可證核發之日起五年之資料專屬權保護。我國學名藥上市應檢附之資料依藥品查驗登記審查準則第 40 條,分別依監視藥品之學名藥或非監視藥品之學名藥而有不同,一般而言,學名藥上市所需之技術性資料已較新藥簡化許多。

我國並無類似於美國之專利扣合機制,藥政主管機關與專利事務主管機關分別依其職掌負責藥物許可證與專利證書之核發。我國學名藥申請上市查

驗登記時需向衛生主管機關提出「切結書」，聲明有關品名、商標、圖形、包裝或專利等事項，如有侵權者，甘願接受處分，並負法律上一切責任。我國藥事法於第 40 條之 2 第 1 項規定「中央衛生主管機關於核發新藥許可證時，應公開申請人檢附之已揭露專利字號或案號」；然而此專利訊息似迄今尚未經過有效的運用與整理。

五、Patent Linkage 造成專利大戰與不公平競爭

然而由於新藥研發不易，有專利權所賦予之獨佔權利，新藥之價格始得壟斷市場，延續專利權期限成為原開發藥廠之生存割喉戰。而學名藥廠為了爭取提早上市，且能領先其他學名藥廠得到 180 天之市場獨家銷售權，學名藥依 Paragraph IV 上市的相關機制引發了專利權大戰。且由於原來的設計留下了許多灰色空間，成為原開發藥廠濫用來拖延學名藥上市的手段。例如在有名的 GSK 與 Apotex（1998）因抗憂鬱藥 paxil 所展張之爭訟中，GSK 不斷於訴訟中於橘皮書中追加專利，並要求 Apotex 對追加之專利提出 Certification，當 Apotex 提出依 Paragraph IV Certification 時，GSK 又發動再一次 30 個月的停止審查，全案 GSK 因而成功的延緩學名藥上市達 65 個月。

此外，原開發藥廠與學名藥廠間利用 180 天之市場獨家銷售權達成聯合行為之協議，造成市場不公平競爭。原開發藥廠與學名藥廠協議，只要學名藥廠延宕不上市，則可得到原開發藥廠支付的鉅額利益。此舉不但使新藥繼續以高價壟斷於市場，亦因而延遲了第二家以上學名藥上市的時間。除此之外，開發廠並各展奇招，想辦法透過諸如授權、成為其供貨商，利用自己的子公司申請學名藥上市等，想辦法不讓學名藥進入市場。

以上亂象，終於招致美國競爭法主管機關 Federal Trade Commission 的關注，並展開全面性的調查與反省。國會於 2003 年修正 Hatch-Waxman Act、頒布 Medicare Prescription Drug，Improvement，and Modernization Act，新法規定原開發藥廠與學名藥廠間之協議均應向 Federal Trade Commission 申報並接受審查，並針對原本亦生易議之條文加以修訂，以定息止紛。FDA 亦

發佈 Final Rule on Generic Drugs，明訂 FDA 停止 30 個月的審查期間限於一次，並限制原開發藥廠得請求登錄於橘皮書中的專利資訊。

六、Patent Linkage 引進我國法制之評估與影響

上述的介紹可知，專利扣合機制其實是個十分複雜的制度，可謂牽涉甚廣。倘若引進我國，除了必需透過國會修法外，相關的政府部門包括衛生署、公平交易委員會、智慧財產局，司法院亦必而更進一步地瞭解製藥產業的特殊性，以因應可能的專利爭訟。當然國內的藥廠亦必需有成熟的智慧財產權策略始能應付此一新局。

然而，對於一個國家法律制度的評價與研究，其重要之起因在於「使用」，唯有深切地掌握本國的具體國情與政策目標，始能真正衡量引進此一制度引進我國的利弊得失。我國整體而言係以學名藥產業為主，雖然有致力於研發新藥者，由於新藥研發所需的龐大資金實非一般公司所能負擔，完成第一、二階段臨床試驗後即授權國外大藥廠居多，顯少能獨立完成至產品階段者。是故美國的 Patent Linkage 在我國極有可能成為國產藥廠與國外原廠的專利戰爭，產業背景與美國併存著成熟的新藥產業與學名藥產業有所不同。又按 180 天的市場獨佔期間，因為市場較小，此一競爭誘因究竟有多大，與訴訟所支出之成本輕重如何？且因應全民健保之藥價核價制度，學名藥廠自取得藥物許可證至取得健保核價之間往往有時間差，如再考量公立醫院之聯合採購等因素，180 天市場獨佔地位之賦予是否能成功的成為學名藥廠挑戰原廠的誘因，殊值觀察。雖謂整個專利扣合機制並不僅有 Paragraph IV，唯倘若引進 Paragraph IV 未能賦予學名藥產業更強的動力來挑戰原開發藥廠專利，而形成競爭機制，促進產業的進步，則可謂失去了專利扣合機制之設立係在促進學名藥產業之精神。末按，我國普遍仍認為以和為貴，並不習慣透過訴訟來做為商業競爭之手段，與美國甚至可以在法律中規定，以鼓勵興訟來做為促進產業進步的手段，實可謂國情不同。

　　在法律繼受以及法律演進過程中，要考慮到邏輯的、歷史的、習慣的等諸多因素，否則繼受來的法律往往失去了精髓。故此刻討論是否要引進專利扣合機制之同時，除了瞭解該制度之設計內涵，實踐經驗外，更重要的是掌握本國的特性，才能真正引進對我國有所助益之法律制度。

（本文曾刊載於醫界聯盟臨床試驗中英文季刊 2007）

資料專屬概述

林志六

一、資料專屬之意義

資料專屬（Data exclusivity）是指藥品研發過程中所獲得的各種藥品相關資料專屬於投資開發者（通常稱為原廠或原開發廠）擁有之意。在資料專屬的效力下，不僅其他有意開發相同成分藥品（即學名藥）之其他廠商會受到限制，負責藥品審核的衛生主管機關也同樣受其拘束。對於學名藥藥廠而言，除非能獲得原廠的授權，否則不能引用原廠之資料來證明自己產品之療效及安全性以取得衛生主管機關之核准上市。對於衛生主管機關而言，也不能本於先前審查原廠之資料時所獲知的知識，允許學名藥廠不須檢送全套科學性技術資料，而得以僅僅證明生體相等性即核准學名藥。在資料專屬效期內，若有藥廠要申請學名藥之查驗登記，除非能獲得資料擁有者的授權，否則仍必須提出完整的藥品相關資料（即全套之科學性技術資料），當作新藥來申請。

二、資料專屬之存在前提

資料專屬之存在和一個國家所採行的藥品查驗登記制度有關。惟有採行目前歐美日等先進國家之藥品查驗登記制度的國家，資料專屬才有存在的可能。先進國家基於保障國民健康之目的，都會規定藥品上市之前必須經過一定的審查程序（即查驗登記），以確定該藥品的品質、安全性及療效，因此均會要求申請廠商必須提出與藥品相關包括成分、製造、管制、動物實驗、

人體試驗等全套科學性技術資料進行評估。由於這些資料不僅數量龐大，且涉及藥物製造、藥理學、毒理學、藥物動力學、臨床等眾多領域，所以必須設立專門的機構，延攬各學門的人員來進行詳細之審查及評估。但是在有些並未建立類似查驗登記制度的國家，由於無法確實藉由審查、評估廠商所檢送之資料來決定是否核准該藥品，一般會依據該藥品在先進國家核准情形來做判斷，例如只要某藥品已在歐美幾國上市就予以核准。理論上，在這類國家因為查驗登記並非憑藉科學性技術資料，資料是否專屬也就無關緊要了。

　　這個查驗登記制度與資料專屬糾葛的議題，在我國會發生在一些原廠未在我國申請查驗登記（無專利或專利已過），而本國藥廠首先在我國提出申請的藥品。從全球角度這類藥品相對於原廠藥應屬於學名藥，但就本國角度因原廠藥並未曾申請查驗登記所以仍屬於新藥。理論上，既然在國內屬於新藥，廠商申請查驗登記時當然應該提出全套科學性技術資料，但實際上原廠資料（除非取得授權）並不容易取得，國內廠商也不太願意再花費大筆費用去自行建立資料。目前就這類藥品，廠商經常會蒐集文獻上已發表與該藥品有關的資料，彙整後當成科學技術性送審。這類資料有些是原廠將其研究結果發表之論文（仍屬原廠之資料），有部分可能是個別醫學研究者自行進行之研究（因非原廠所資助，故資料非原廠所有），少部份是廠商自行出資進行試驗所得。對於這類藥品，一律要求國內廠商必須提出全套資料當成新藥審查並不全然恰當，因為其中有些療效且安全性不錯（有充分的文獻可以支持），從公衛角度應引進國內嘉惠病患，但原廠卻遲遲不願於國內申請查驗登記的藥品，應降低有意於國內製造並上市者的申請門檻，允許以文獻及生體相等性充當送審資料。準此，這類藥品由於查驗登記不需依賴原廠資料，衛生主管機關亦非本於對原廠資料之認識而予以核准，自不受資料專屬之限制。所以，理論上可基於一定之理由（國民用藥需求、原廠遲遲不於本國申請上市），開闢一特殊查驗登記程序，一方面不違反資料專屬之形式要求，另一方面顧及國內需求。

三、資料專屬之適用對象及專屬期間

　　主張應承認資料專屬者（例如中華民國開發性致藥研究協會 IRPMA，International Research-based Pharmaceutical Manufacturers Association）經常提出 TRIPs 39-3 作為論據，依據 TRIPs 之內容，應只有新成分新藥（New chemical entity）才適用該項規定。然依據我國藥事法第七條之規定，所謂新藥係指「經中央衛生主管機關審查認定屬新成分、新療效複方或新使用途徑製劑之藥品」，因此會產生究竟要不要將適用對象擴及新療效複方或新使用途徑製劑的問題。考慮這個問題需衡量國內現狀及未來產業政策，如果產業政策中將新療效複方或新使用途徑製劑的開發視為重點，則適度的將資料專屬的適用對象擴及於此，可達到保護願意參與開發之國內藥廠之效果。當然理想上，擴大適用之範圍（哪些類型之新藥）及專屬期間（幾年）也需視國內產業成熟度進行適度調整，以免在國內藥廠尚未茁壯之前過度壓抑其生存空間。在專屬期間的長短方面，目前國際上承認（新成分新藥）資料專屬的國家所授與之專屬期間多介於 5 至 10 年（註 1），期間之長短不僅影響學名藥廠的發展空間，對於公共衛生（藥價）也有顯著影響，因此必須衡量利弊得失取其平衡。由於我國現階段並非新藥研發大國，且醫藥保健費用也極為拮据，若要承認資料專屬，期間不宜太長，以免衝擊過大。但未來可視我國產業研發狀況，逐步延長期間與先進國家一致。另外，在授與資料保護之同時，應要求原廠必須於獨占期間在國內進行嚴謹之安全性評估（最好是第四期臨床試驗），此舉對於公共衛生及用藥安全甚有助益，也可視為廠商取得保護所需承擔之成本。

四、資料專屬與市場獨占之關係

　　市場獨占（Marketing exclusivity）是資料專屬所產生的效果，可以說資料專屬是手段，而市場獨占是目的。達到市場獨占目的的種種合法手段中，專利應是最為人所熟悉的且威力強大的。資料專屬雖然也有獨占市場之可

能，但其他廠商並非毫無機會，只要願意出資再進行全套試驗理論上仍可突破其限制，或者衛生主管單位改變查驗登記制度（參見前述：二、資料專屬之存在前提）也可以。從排他性的發生形式而言，資料專屬和所謂的智慧財產三權（專利權、商標權、著作權）約略有所不同。智慧財產三權可以直接限制潛在競爭者不得侵犯其權利，直接達到排他之作用。相對的，資料專屬主要是藉由限制衛生主管機關不得允許潛在競爭者進入市場來達到排他效果，也因此理論上如果衛生主管機關改變其核准競爭者之機制，是可以名正言順的削弱資料專屬的效力。這點也是一般將資料專屬稱呼為行政保護（即透過行政作業機制達到保護效果）之理由。

五、資料專屬與專利權之關係

　　資料專屬與專利權兩者最主要的不同點之一在於獲取保護所需花費成本的不同。依據專利法及專利規費收費準則之規定，持有 20 年專利權約需繳交近 30 萬元之費用（含申請費、證書費及專利年費），權利人必須付出相之代價才能取得市場獨占之利益。尤其藥品研發常是百中選一，若在篩選初期即申請新成分專利，因大部份的候選藥品到最後均會淘汰，所付出之專利費用總額將極為可觀。相反的，取得資料專屬，廠商卻不須繳交任何費用，這點從對價衡平之角度來看，顯非公平。對於未於本國申請專利或專利期限已屆至者授予資料專屬無異於免費贈與或延長獨占市場之權利。

　　如下圖，二者在存續期間的關係上，因為起算時點（專利權期限自申請日起算，資料專屬自核准上市時起算）及權利期限長短（發明專利各國多規定為 20 年，資料專屬各國規定不一，從 5 年至 10 年不等）的不同，是呈現平行並存的現象，二者可能完全重疊、部份重疊或前後接續。由於專利權有所謂「國際優先權制度」之故，同一發明於不同國家所取得專利權之終止日均相去不遠，因此資料專屬與專利權會採何種共存並行狀態，端視權利者何時於該國申請查驗登記。權利者預早申請查驗登記，二者重疊越多，反之越可能出現接續現象。

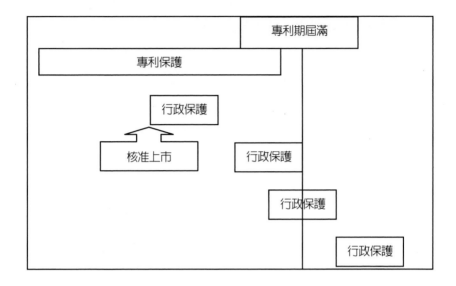

　　IRPMA 要求我國應承認資料專屬經常以尊重智慧財產權為論點，並指稱原廠藥 95％以上在國內有申請專利，因此承認資料專屬對國內藥廠的影響不大。尊重智慧財產權絕對是正確的方向，也是我國成為先進國家必須努力的課題，但是授與具有排他性效果的特許權利畢竟是嚴肅而必須謹慎的事，必須考慮其必要性與恰當性。取得專利不僅需付出將獨門秘方公諸於世的代價，還必須繳交一定的費用，免費取得資料專屬是否符合正義？尤其是沒有在我國申請新成分專利的藥品，本身先不尊重既有智慧財產權制度，卻要求獲取額外的保護更難令人信服。

　　為貫徹以專利權為主的智慧財產權保護制度，避免資料專屬淪為閃避專利權擁有者義務之途徑，應儘量限制授與之對象為曾取得國內成分發明專利之藥品，並應參照歐盟之規定限制資料專屬最長僅能存續至專利權消滅後一定時間（例如三年）。

六、資料專屬與洩漏機密之關係

　　資料專屬乃指行政機關進行學名藥查驗登記時,不得基於從原開發廠之藥品資料所獲得之知識,據以認定學名藥之安全性及有效性。於資料專屬期間,行政機關必需「忘記」原開發廠所曾提出之科學性技術資料,學名藥廠商申請查驗登記時必需提出以「自己」產品所進行之全套科學性技術資料才行。據此可知,資料專屬與洩漏機密毫無關係,因為在資料專屬制度下,行政機關不僅不能接受學名藥廠商借用(或盜用)原廠之資料,更必需忘卻從審查原廠資料所獲知之知識,即便原廠資料曾發生遺失或洩漏之情事,就查驗登記事項而言對原廠並無損害。

七、資料專屬與產業之關係

　　對於新藥開發國(通常為新藥優先上市國)而言,採行資料專屬制度,對其國內學名藥廠之衝擊遠較非優先上市國(通常非新藥開發國)為小,因為在這些新藥優先上市國家,資料專屬與專利權大部分處於重疊狀態,授予資料專屬所增加之市場獨占期間較短,所形成之競爭障礙較小。因此,同一制度對於不同的國家將造成不同程度的衝擊,而且這種衝擊將導致「優者恆優、劣者益劣」的不公現象,不符合國際正義。有鑑於此,倘若我國擬採行資料專屬制度,則應同時要求該廠商須盡早於本國上市,或僅授予將本國列為優先上市國家之新藥,或規定資料專屬最長僅能存續至專利權消滅後一定時間(例如三年),以避免反造成不公平競爭,並損及國內病患之權益。至若該新藥於國內從未申請專利,表示該廠商不重視或不承認我國智慧權制度,則無另行給予過度保障之必要,誠屬當然。

八、資料專屬與倫理之關係

　　依據醫學研究倫理之原則，對於已知之醫學事項不應再進行臨床試驗，因此舉不惟違背人道，亦不符善用社會資源（包含受試者參與試驗之奉獻精神）之經濟原理。是故，建立資料專屬制度將發生醫學研究倫理與智慧財產權保障衝突的現象。在這兩者的取捨上，應盡量保全倫理之價值，因此倘若認為資料專屬制度果有其設立必要，必須嚴肅的考量進行重複無益試驗所帶來的負面影響（包含人權及動物權之侵害），而有必要予以適當之限制。其次，倘若原廠在資料專屬制度保護下，卻遲至專利期即將屆滿時才於本國申請上市（此舉無異於延長專利期限，已於前述），對於本國病患之權益將造成嚴重傷害，倫理上亦有可議。

九、建議──代結論

　　從智慧財產權保護的角度，我國確實應慎重考慮採行資料保護制度，但創設前應考慮：如何與既有之智慧財產權制度配合、對國人用藥需求之影響、對產業之衝擊、以及醫學研究倫理之考量。以下提出幾點淺見，建議作為創設時之配套措施：

1. 建立收費制度。
2. 要求廠商於獨占期間進行嚴謹之安全性評估（最好是第四期臨床試驗）。
3. 保護對象應適當界定：

　　甲、要求廠商須盡早於本國上市，或僅授予將本國列為優先上市國家之新藥，或規定資料專屬最長僅能存續至專利權消滅後一定時間（例如三年）。

　　乙、若該新藥於國內從未申請專利，則無給予過度保障之必要。

4. 對於國人有用藥需求，卻遲遲不來我國申請查驗登記之藥品，可開闢一特殊查驗登記程序，允許以文獻及生體相等性申請查驗登記。

註1：依據IRPMA於2002年所提供資料(A Review of existing data exclusivity legislation in selected countries)，十大先進國及部分亞洲國家之規定如下表所列：

國名	期間	備註
Canada	5	
United States	5	
Australia	5	
Switzerland	10	
Sweden	?	?
Belgium	10	(European Union)Member States are at liberty not to apply the six-year period beyond the date of expiry of a patent protecting the original medicinal product
France		
Germany		
United Kingdom		
Japan	6	Re-examination period / Surveillance period; Approved product is subject to Good Post-marketing Surveillance Practice monitoring(including phase IV investigation)and efficacy.

部分亞洲國家

Korea	4 or 6	Re-examination within 3 months after 4 or 6 years from the date of issuance of the license
Singapore	5	
China	6	
Thailand	No	
Malaysia	No	
Israel	No	
South Africa	No	

（本文曾刊載於醫事法學 2004）

美國新藥加速核准制度

林婉婷

一、前言

　　新藥上市的過程中，需要花費大量時間執行臨床試驗，以提供完整的安全性與療效資料；然而有許多患有危及生命疾病或迫切需要治療的重症患者，在等待新藥的過程中可能已失去治療的機會。因此，美國法規單位自1980年代中期起，便著手研擬特定審查制度，以加速這類藥品的上市流程。本文回顧美國此一藥政制度之演變，並以實例介紹其法規內容，期能為國內藥品管理提供另一參考依據。

二、背景

　　1980 年代中期，美國已出現許多愛滋病（AIDS, Acquired immune deficiency syndrome）患者，由於有效的抗人類免疫缺乏病毒（anti-HIV, anti-Human immunodeficiency virus）藥物尚未上市，大部分 AIDS 患者僅能接受安寧治療，並且容易因伺機感染而死亡。AZT 是當時一項試驗中的藥品，雖然尚未有足夠資料可供申請上市，但試驗結果已顯示 AZT 可能延長患者 6 個月至一年的生命。愛滋病公益組織為使患者有機會遠離死亡威脅，開始要求美國藥物食品管理署（FDA, Food and Drug Administration）能提早核准試驗中的抗 HIV 藥。這些行動促使美國 FDA 於 1987 年推動「Treatment IND」的機制：患有嚴重或危及生命疾病的患者在無法取得有效治療的情況下，若已有試驗藥品顯示一定的療效與安全性（通常為第二期或第三期臨床

試驗），這些患者可藉由加入 Treatment IND，在藥品上市前提早接受治療，並藉此獲得更多的療效與安全性數據。由於這項措施，AZT 得以在上市前就累積近五千人的治療經驗，並成為第一個核准的抗 HIV 藥品。

　　AZT 上市後，為了加速其他抗 HIV 藥品的研發速度，美國 FDA 在 1992 年提出「Parallel Track」的措施，讓對現行療法反應不佳或無法加入臨床試驗的 AIDS 患者及早取得試驗中的藥品。Parallel track 與 Treatment IND 的差異在於，Parallel track 僅適用於 AIDS 及相關感染疾病的患者，且在試驗藥品之早期研發階段即可實施。Stavudine（d4T）即是一個例子，超過一萬兩千名以上的 AIDS 患者在 d4T 上市前，已經藉由 Parallel track 接受治療。儘管這些機制讓許多嚴重疾病的患者得以提早使用試驗中新藥，實行上依然存在某些限制：試驗藥品由於未上市，無法由藥局管理，而是由醫師完成各項文件紀錄與追蹤；私立醫院或診所的醫師通常較有時間完成這些步驟，然而對於人力有限的公立醫院而言卻是一大負擔，降低其提供試驗藥品的意願，間接限縮了患者取得試驗藥品的機會。不久之後，美國 FDA 提出的「加速核准（Accelerated approval）」制度，剛好可以解決這項難題。

三、加速核准（Accelerated approval）制度

1. 以替代指標（Surrogate endpoint）核准新藥

　　為了加速治療嚴重或危及生命疾病的新藥（包括生物製劑）上市，美國 FDA 於 1992 年在 Code of Federal Regulations（CFR）21 part 314 與 part 601 訂定加速核准的制度。申請加速核准的新藥，必須有研究支持其對嚴重或危及生命疾病的具有療效與安全性，且可提供患者優於現行療法的效益，例如：用於治療對現行療法反應不佳或耐受性不良之病人。加速核准制度的特色之一，是可依據過去流行病學、治療學、病理學等領域累積的科學證據，篩選出與臨床療效具有一定關連性的替代指標，並藉由設計良好之臨床試驗證明藥品對於替代指標的效果，藥品就有機會取得加速核准上市。例如 1999 年商品名 Doxil®（Doxorubicin

HCl）以加速核准取得治療卵巢癌之新適應症時（註一），即選擇患者之治療反應率（response rate）作為替代指標；另一個抗 HIV 的複方藥品 Kaletra®（Lopinavir/ ritonavir）於 2000 年取得加速核准時，則以患者治療 24 週後血中 HIV RNA<400 copies/ml 的百分比作為替代指標。利用替代指標作為療效評估的依據，取代過去需要花費長時間才能觀察到的臨床指標（例如死亡率或症狀的改善），可大幅縮短臨床試驗執行期間，達成加速藥物上市的目的。

2. 須執行上市後臨床試驗

　　加速核准制度的另一項重點在於，經由此機制上市的藥品必須執行美國 FDA 要求之上市後臨床試驗（post marketing clinical study），並持續提供美國 FDA 試驗報告確認藥品之療效與安全性。由於美國 FDA 與廠商共同討論這些上市後臨床試驗的試驗設計與療效指標，並設定試驗進度，通常在取得加速核准時，這些試驗已開始執行。美國 FDA 監督藥廠執行上市後臨床試驗的權利，主要源自於 Federal Food，Drug，and Cosmetic Act（FDC Act）section 506B 的規範。若上市後臨床試驗來自於美國 FDA 的要求，且試驗目的涉及藥物臨床之療效、安全性、藥理或臨床前毒理者，稱為 506B studies，此類試驗需每年提供報告至美國 FDA；因應加速核准制度所執行之上市後臨床試驗即屬於此類。例如 Doxil®取得加速核准的同時，美國 FDA 要求藥廠執行上市後臨床試驗，以評估 Doxil®對於疾病無惡化之生存期（time to progression）或存活率兩項療效指標的效果，其後藥廠依據此協議提供試驗報告至美國 FDA 審查，並於 2005 年將 Doxil®有關患者疾病無惡化之生存期與存活率等臨床試驗資訊更新於仿單中；Kaletra®也在上市後持續執行臨床試驗，評估其長期治療後血中病毒量與死亡率的變化，並於 2002 年在仿單中新增患者治療 48 週後血中病毒量的變化量與死亡率數據。

　　一般而言，藥廠需持續提供上市後臨床試驗的年度報告，直到美國 FDA 確認試驗結果已符合先前的協議，或試驗結果已無法繼續修正或提供進一步資訊為止。若藥廠基於研究新適應症或新配方等目的，自發

性執行之臨床試驗、化學製造管制試驗以及安定性試驗等，則不需提供年度報告至美國 FDA 審查。

3. 基於安全性考量的限制措施

　　某些藥品經由加速核准制度上市後，為了兼顧其療效與病患安全，必須對於處方加以限制，通常會以下列方式進行：

(1) 限定具特殊設備之醫療院所或特殊資格之醫師才能開立處方；

(2) 經由特殊醫療流程才能開立處方；

(3) 依據藥品特殊的安全性考量增加管控措施。

　　以美國 FDA 於 2001 年核准的新藥商品名 Tracleer®（含有主成分 bosentan）為例，當時臨床試驗的結果顯示 Tracleer®可明顯改善肺動脈高血壓患者的運動耐受量，但 Tracleer®同時也具有嚴重肝毒性與致畸胎的副作用。由於肺動脈高血壓患者若未接受治療，可能有致死的風險，美國 FDA 決定以藥品仿單標示與醫療手冊來防範 Tracleer®嚴重的副作用，同時要求藥廠建立 Tracleer®處方管理系統來追蹤上市後安全性，包括：接受治療的患者與開立處方的醫師都需在系統內註冊；醫師必須評估患者肝功能與確認懷孕狀態後，才能透過 Tracleer®處方管理系統開立處方；每位患者取得 Tracleer®時必須同時領取說明副作用的醫療手冊等。這些配套措施顯示美國 FDA 除了加速核准藥品外，公共健康與用藥安全仍是其首要考量。

4. 撤銷

　　依加速核准制度取得上市的藥品若出現下列情況，經過公聽會討論的結果，美國 FDA 可撤銷其許可證：

(1) 上市後臨床試驗無法證實藥品之臨床療效。

(2) 藥廠未執行美國 FDA 要求之上市後臨床試驗。

(3) 上市後雖執行處方限制措施，仍無法確保患者之用藥安全。

(4) 廠商未遵守處方限制措施。

(5) 廠商之宣傳資訊誤導民眾。

(6) 證據顯示藥物在現行狀況下使用，無法確保其療效與安全性。

值得注意的是，若廠商未執行美國 FDA 所要求之上市後臨床試驗，將被列為撤銷許可證的理由之一，在此制度下，要求廠商執行上市後臨床試驗便具有強制性，也形成藥廠取得加速核准制度後必須履行的責任。至於已執行上市後臨床試驗，試驗結果卻無法支持其療效的藥品，也可能面臨被撤銷的命運。例如先前以 Tumor response rate 作為替代指標取得加速核准上市的新藥商品名 Iressa®（含有主成分 Gefitinib），由於在上市後臨床試驗中無法證實可改善非小細胞肺癌患者之死亡率，美國 FDA 已要求廠商建立風險管理系統（Iressa® Access Program），限制 Iressa®僅能用於下列患者：過去或目前曾接受過 Iressa®治療，且具療效反應的患者、已加入或未來將加入在 2005 年 6 月 17 日之前，經 IRB 同意執行之 non-IND 試驗之受試者。由於 Iressa®其他臨床試驗仍在進行中，美國 FDA 會根據這些臨床試驗的結果決定未來 Iressa®於臨床治療的角色。目前為止，美國尚未出現依加速核准制度取得許可證後被撤銷的藥品。

四、結語

加速核准制度相較於先前制度的突破，在於具有迫切醫療需求的藥品取得核准後可由各醫療院所附設的藥局供應，病患不需參加特定的試驗或計畫就能取得，提高接受治療的機會；另外，對藥廠而言，透過與美國 FDA 共同的協商與規劃，即使某些臨床試驗尚未完成，藥品依然有機會提前上市獲利，成為鼓勵藥廠研發新藥的一大誘因。儘管某些人認為加速核准制度對於藥物安全的把關有疑慮，但以風險管理的角度思考，每種藥物的使用皆具有風險，無論是否加速其核准流程；唯有配合藥物安全監督措施，才能同時兼顧科學研發與公共利益。因此美國 FDA 才會要求藥廠在取得加速核准後，必須執行上市後臨床試驗，並且建立各項藥物安全之限制措施。未來國內若需推動類似新藥核准制度時，如何設計一套適合的風險管理機制，將是國內藥政單位主要的思考方向。

註 1：Doxil®於 1995 年取得治療 AIDS-related Kaposi's sarcoma 之適應症，1999 年申請治療卵巢癌第三線治療之新適應症（先前接受過 paclitaxel- based 與 platinum-based chemotherapy 治療，產生復發的卵巢癌患者）獲准。

（本文曾刊載於醫界聯盟臨床試驗中英文季刊 2007）

國內從事以人對為對象的生物醫學研究
之倫理審查法規現況

林首愈

一、前言

　　世人對於以人為對象的生物醫學研究（Biomedical research involving human subjects）應有的倫理思考，起源於第二次世界大戰期間納粹醫師的不人道行為，紐倫堡大審中除了審判那些犯罪的軍官外，判決書尚揭櫫了進行相關研究所應遵守的十大要件，世稱紐倫堡法典（Nuremberg Code，1945）。為了避免類似的不幸事件再度發生，醫療倫理法則相繼而生，並隨醫學的發展不斷地修改，其中最著名的規範就是「赫爾辛基宣言」（Helsinki Declaration 1964，1751，1983，1989，1996，2000）。第 52 屆世界醫學會通過 2000 年版的「赫爾辛基宣言」已更臻具體。該宣言第 13 點要求所有以人為對象的研究計畫都必須經過倫理審查委員會（Ethics review committees）審查及核准，被視為國際上對於人體試驗委員會（Institute review board，IRB）的設立依據。第 27 點亦宣示一項重要的規範，作者及出版者皆負道德責任，未遵守宣言原則的論文應不予發表。而現今國際性的生物醫學研究期刊在接受刊登涉及以人為對象的研究論文時大多要求出具研究已經倫理委員會的審核的證明文件，尚有嚴格把關之期刊要求研究者應在第一位受試者參與試驗前，先行將通過 IRB 審核之資料上傳至網站，否則將不接受其文章發表。在我國，生物醫學的倫理審查亦與國際上相同，主要是仰賴各機構內的人體試驗委員會的倫理審查。人體試驗則尚需衛生署的核准，始可進行。

二、「人體試驗」倫理審查規範及監理機制

　　醫療法第8條對於「人體試驗」有法律上的定義，係指「醫療機構依醫學理論於人體施行新醫療技術、藥品或醫療器材試驗研究」，主要著重在「新」，即限於在國內醫療效能或安全性尚未經證實者。亦即我國的法規集中針對這一風險最高的部分加以管理。「人體試驗」依法僅能在教學醫院進行。醫療法第78條第三項規定人體試驗計畫應提經有關醫療科技人員、法律專家及社會工作人員會同審查通過始可進行，變更亦同的條文，一般咸認為係我有關設置人體試驗委員會之法律依據。在美國稱此類倫理審查委員會為IRB，我國一般則翻譯成人體試驗委員會。為了保護受試者的權利，衛生署在2003年11月12日公告「醫療機構人體試驗委員會組織及作業基準」，明文規定醫療機構的人體試驗委員會之設立、運作、審查以及主管機關的監理條款，做為各醫療機構設立人體試驗委員會的重要指引。並兼顧實際上的運作的需要，同意未組成人體試驗委員會或其人體試驗委員會經中央衛生主管機關認定不得審查人體試驗計畫者，得委託其他醫療機構的人體試驗委員會審查。並認可成立聯合人體試驗委員會，接受試驗機構委託審查人體試驗計畫，相關運作準用該基準。

　　此外，針對以發現或證明「藥品」在臨床、藥理或其他藥學上之作用為目的，而於人體執行之研究，倫理議題方面尚需遵守「藥品優良臨床試驗準則」第三章人體試驗委員會等的相關規定。由此可知，在醫療體系中以醫療法第八條人體試驗為中心（以及藥事法的新藥物臨床試驗），而延伸出的倫理審查與主管機關的監理機制，已有相當高的法規密度。在主管機關的監理方面，依「醫療機構人體試驗委員會組織及作業基準」之規定，人體試驗委員會的名單應送主管機關備查、委員資訊應公開、主管機關有費用記錄調閱權、委員會記錄調閱權，以及快速審查案件類型應經主管機關公告等。衛生署在2005年底亦委託財團法人醫院評鑑暨醫療品質策進會對醫療機構的人體試驗委員會進行訪查，以實際瞭解國內各醫療機構人體試驗委員會運作狀況。

三、非屬人體試驗，但涉及以人為對象的生物醫學研究的倫理審查規範及監理機制

在與臨床試驗有關的研討會常有人問「人體試驗」到底所指為何？原因是醫療法第8條有關人體試驗的定義較一般研究者認知的人體試驗狹窄（只限於新藥品、新醫療器材、新醫療技術）。而在藥事法中對於新藥物的人體試驗又稱為「臨床試驗」，用語上並不統一。而國際綱領中認為涉及以人為對象的生物醫學研究、而需考慮到對受試者的保護者，並非僅限於新醫療技術、新藥品或新醫療器材的研究。在世界衛生組織（WHO）所頒布的「生物醫學研究倫理審查委員會操作基準」（Operational Guidelines for Ethics Committees That Review Biomedical Research）前言中，對生物醫學研究（Biomedical research）的定義，其範圍包括藥品、醫療器材、醫學輻射、醫學影像、外科處置、醫療紀錄、生物檢體、以及流行病學、社會學、心理學的行為調查研究等，近以臨床研究的內涵，範圍遠較我國醫療法上人體試驗大的多。

非屬人體試驗，但涉及以人為對象的生物醫學研究態樣很廣，可能在醫療機構或非醫療機構進行，有關這類研究的倫理審查規範及監理機制，下列幾點值得注意：

1. 雖「人體試驗」僅能在醫療機構進行，但醫療機構尚有其他的生物醫學研究在進行。例如，對於已核准藥品上市後的監測調查、或對於甫核准新藥與傳統療法的療效比較、檢體採集、流行病學調查計劃……等等。此等研究由於非屬醫療法第八條的範圍，依法無庸送衛生署申請核准，只要通過院內人體試驗委員會或類似委員會審查即可。

2. 醫療機構進行的此類研究是否要送人體試驗委員會審查？或那些案件類型要送？並無法之明文，而係由各醫療機構的人體試驗委員會自行決定。一般而言，研究者送審的案件為欲發表於國外雜誌者；以及為申請補助經費而應依國家科學委員會、衛生署、國家衛生研究院之要求出具人體試驗同意書者。

3. 按衛生署 2006 年 2 月 3 日衛署醫字第 0940218247 號函曾公告醫療機構人體試驗委員會得快速審查之案件範圍，包括為從手指、腳跟、耳朵採血或靜脈穿刺收集血液檢體；為研究目的，以前瞻性的非侵入性方法收集生物檢體；為研究目的蒐集錄音、錄影、數位或影像資料記錄、研究個人或群體的特質或行為、或研究涉及調查、訪談、口述歷史，特定族群、計畫評估；追蹤審查已通過的研究計畫，有關藥品的臨床研究等等……等等，在人體試驗委員會審查時可適用快速審查機制，以期審查程序更有效率。且核其內容顯非以醫療法第 8 條的人體試驗為限。

4. 非醫療機構所進行涉及以人為對象的生物醫學研究的倫理審查，在我國目前仍無相關的規範有所要求。唯此類受試者保護的倫理議題，在我國愈來愈受到重視，例如中央研究院生物醫學研究所「台灣生物資料庫」計畫因採血進行基因研究而引發爭議，引起社會及人權團體的關注。國內大型研究機構為了呼應赫爾辛基宣言的精神，妥善執行生物醫學的研究，保障受試者權益，中央研究院、國家衛生研究院、財團法人工業技術研究院生技與醫藥研究所，機構內均設有倫理委員會或類似委員會來審查生物醫學研究的倫理議題，並明定機構內那些研究需要經倫理委員會的審查。唯由於這些委員會組織並無法律明文要求，可謂依循機構內自律進行。事實上，醫療法、醫療機構人體試驗委員會組織及作業基準、得快速審查之案件範圍等等法規及公告亦係渠等機構設立及運作倫理委員會的重要指引及參考。

5. 研究機構的研究者為應在國外期刊發表論文之需要，而應取得倫理委員會同意函，也是很重要的送審動力。

6. 而為數更廣的大學、研究所、研究單位所進行的以人為對象的生物醫學研究，除研究者擬在國外期刊發表或應經費贊助單位的要求外，目前係處於沒有進行倫理審查的狀態。楊哲銘、郭乃文、陳振興、周佳穎民國九十年十月發表的「台灣地區研究計畫倫理審查之現況分析」，於民國八十八年間針對於國內現況作問卷調查，結果顯示中有 70.6% 以上的學術單位對研究計畫沒有倫理審查機制，85.3% 的受訪者同意，除了人體試驗外，其他以人為研究對象的研究也應該經倫理審查程序。60.4% 認

為將倫理審查擴大到人體試驗以外的研究在台灣可行，但對於相關的制度仍顯得有些陌生。唯此類單位的機構內多未設有倫理委員會，所進行研究較人體試驗的風險低，是否要建立倫理審查機制及如何規畫，已是日見受到關注的課題。

7. 接受政府（如國家科學委員會）補助經費的研究，在委託契約中均有如研究涉及人體試驗應檢送人體試驗委員會之同意函之條文。實務運作上，並非僅限於醫療法第八條的人體試驗需要提供人體試驗委員會或類似委員會之同意書，唯究竟那些要提供？並沒有政策的明文要求，原則上尊重研究計畫的審查委員及各研究機構內部對於應否送倫理委員會審查的規定，如研究者認為係屬無需送審的案件，可檢附聲明書加以說明。

四、結語

目前我國依醫療法只有「人體試驗」依法要經人體試驗委員會的審查，並經衛生署臨床審議委員會核准。除了人體試驗外，尚有檢體採集、行為研究、藥物上市後的監測、醫療記錄、流行病學研究……等涉及以人為對象的生物醫學研究，目前均未強制要求要經倫理委員會或類似委員會的審查，主要仍仰賴該醫療機構或研究機構的自律，並視研究是否申請政府經費的贊助、或國外期刊發表的需要，做為研究者將研究送倫理委員會進行倫理的驅動力。

在官方監理機制方面，衛生署醫事處身為醫療機構主管機關依職權可以對醫療機構人體試驗委員會加以監督。除了訂定「醫療機構人體試驗委員會組織及作業基準」，做為各醫療機構設立人體試驗委員會時的重要參考及指引外，已開始針對各醫療機構的人體試驗委員會進行訪查，未來則有建立評鑑制度的規劃。

　　非屬醫療機構的研究機構內所進行生物醫學研究，運作上雖多參考衛生署所頒訂的相關法規，唯其主管機關多非衛生署，在相關政策上，實仍有許多改善研議的空間。

　　（本文曾刊載於醫界聯盟臨床試驗中英文季刊 2006）

我國新藥臨床試驗相關法規介紹

廖宗志

一、前言

　　新藥臨床試驗（Investigational new drug clinical trial）自古有之，中國有神農嘗百草，西方也有類似的傳說，文獻資料認為 James Lind 為現代臨床試驗之父，他是第一個將對照（Control）組觀念帶入臨床試驗的人。

　　1747 年 James Lind 給罹患壞血病（Scurvy）船員除一般船員的飲食外，另外分組補充不同的食物，分別為橘子和檸檬（Oranges and lemons）、海水（Seawater）、醋（Vinegar）、蘋果汁（Cider）、肉豆蔻（Nutmeg）或硫酸鹽藥劑（明礬， Elixir vitriol）。試驗結果很顯著，吃了柑橘類水果的壞血病患者，幾天內病情就獲得改善，其中一個甚至在 6 天內就能恢復工作。此後，各種新藥臨床試驗設計逐步發展，1863 年開始有安慰劑（Placebo）的觀念，1923 年有隨機分配（Randomization）的試驗設計，第一個符合現代雙盲（Double blind）、安慰劑對照、隨機分配之設計標準的新藥臨床試驗，出現在 1948 年，該試驗是研究 Streptomycin 治療肺結核的療效。

　　隨著生物醫學的進步及研究的發展，世界各地執行的臨床試驗量愈來愈多，如果沒有適當的規範，難免有部份的臨床試驗會被批評違反倫理，再加上，確實有違犯醫學倫理的臨床試驗出現。因此，有關臨床試驗的倫理及法規議題日益受到重視。1964 年世界醫學會（World medical association）發表赫爾辛基宣言（Declaration of Helsinki），提出執行生物醫學研究時應該遵守的倫理準則，並分別於 1975、1983、1989、1996 年修正，最近版本為 2000 年。

　　新藥臨床試驗屬生物醫學研究的一種，其試驗過程除須遵守理倫準則外，因新藥的安全性及療效尚有疑慮，更需有適當的法規來保護受試者。我

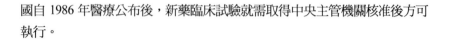

國自 1986 年醫療公布後，新藥臨床試驗就需取得中央主管機關核准後方可執行。

二、一般規範

　　新藥臨床試驗的法律依據，主要為醫療法及藥事法。依醫療法第 8 條及第 78 條，新藥臨床試驗屬人體試驗中的一種。只有經中央主管機關核准之新藥臨床試驗，方可在教學醫院執行。教學醫院及研究者在執行新藥臨床試驗時，應遵守醫療法第 79 條及第 80 條對受試者保護之規定，並接受中央主管機關之監督。違反上述規定，依同法第 105 條及第 107 條規定，視違規情節，對醫療機構處新臺幣十萬元以上一百萬元以下罰鍰，或一個月以上一年以下停業處分，情節重大者甚至可廢止開業執照；對行為人除處以罰鍰外，觸犯刑事法律者，移送司法機關辦理，行為人如為醫事人員，並依各該醫事專門職業法規規定懲處之。至於，藥事法與新藥臨床試驗相關法規為第 5 條、第 44 條及第 92 條。新藥屬藥事法所稱試驗用藥物，因此，依藥事法第 44 條規定，應經中央衛生主管機關核准，始得供經核可之教學醫院臨床試驗。違反者處新臺幣三萬元以上十五萬元以下罰鍰。從事與新藥臨床試驗相關工作者，須知上述法規，才不至於因違法而招來不必要的麻煩。值得注意的是醫療法有關人體試驗之意義，不同於研究者之慣用語，為避免誤解法律原意，以下就容易產生混淆處提出說明。

　　一般研究者將涉及人體（Human subjects）的生物醫學研究通稱為臨床試驗、臨床研究或人體試驗，但醫療法之人體試驗強調「新」，亦即涉及台灣尚未獲得核准新藥之臨床試驗，才屬人體試驗，而不是泛指所有涉及人體之試驗。新藥的定義依藥事法第 7 條為「新藥，係指經中央衛生主管機關審查認定屬新成分、新療效複方或新使用途徑製劑之藥品。」由於新藥之安全性及療效尚未獲得證實，新藥臨床試驗之執行，受到法律特別的規範。至於與新藥無關之藥品臨床試驗，目前我國並未特別立法管理，但研究者最好仍

依赫爾辛基宣言及善意、尊重、正義等倫理準則，來設計及執行研究計畫，並尋求倫理或人體試驗委員會之認可。

　　另外，執行新藥臨床試驗醫院之層級在 2005 年 11 月 11 日前後有不同之規定。2005 年 11 月 11 日前，原產國尚未核准上市之藥品，僅限於準醫學中心以上之教學醫院進行。之後，可在評鑑合格之教學醫院，或有特殊專長，經中央主管機關同意之醫療機構執行新藥臨床試驗。

三、特殊規範

　　新藥臨床試驗除上述一般規範外，若涉及查驗登記，則另有行政規範。新藥查驗登記時，需檢付完整臨床試驗數據資料（Complete clinical data package），証實該藥之療效及安全性。以往這些發展新藥的臨床試驗絕大多數皆在國外執行，在核准上市前，通常不會有國人使用經驗的資料，如此不僅無助於國內的新藥研發及臨床試驗發展，對國人用藥安全亦是一大隱憂。因此，1993 年七七公告規定申請新藥查驗登記時，除依現行規定檢附資料外，應於國內執行至少 40 例的臨床試驗。此公告對我國藥品之研究發展與國內臨床試驗水準有提升作用，但這類的臨床試驗常被批評不具科學性，在統計學規模上可能不足以證明藥品的安全及療效。因比，在七七公告完成階段性任務後，2000 年公告雙十二公告取代七七公告。雙十二公告特色之一為不再硬性規定 40 案例，而是強調具臨床上、統計上意義之新藥臨床試驗。另一特色為強調「銜接性試驗」，亦即，國人無使用經驗之新藥，須先經評估是否有人種差異，如有人種差異，則除已在國外完成之臨床試驗外，尚視其所涉及之議題，可能必需在國內執行臨床試驗。衛生署對銜接性試驗資料之評估及審核，係參考國際醫藥法規協合會 E5 準則（ICH E5 Guidance），要求廠商提供可使國外臨床數據外推至本國相關族群，與國人相關之藥動\藥效學或療效、安全、用法用量等臨床數據。臨床試驗應如何設計才能達到國際醫藥法規協合會 E5 準則要求之標準，可參考行政院衛生署 2002 年 5 月發布之銜接性試驗基準——接受國外臨床資料之族群因素考量。該基準對

銜接性試驗有概括性的描述，且在序言處明言「我國目前對銜接性試驗之要求較為寬鬆，並提供諮詢評估。」廠商擬定銜接性新藥臨床試驗計畫時，可先向相關單位諮詢。至於，有關第 1、2、3 期新藥臨床試驗設計及執行之要求，目前衛生署係依其公告臨床試驗基準和 ICH、FDA、EMEA 相關 guidance 之標準進行審核，各 guidance 之詳細內容可參閱 ICH、FDA、EMEA 網站，網址分別為：http://www.ich.org、http://www.fda.gov/cder、http://www.emea.eu.int。

　　綜合以上，可看出查驗登記用之臨床試驗有二大類：一為新藥發展所必需的臨床試驗，也就是未來將列入完整臨床試驗數據資料之第 1、2、3 期試驗（含 PK study, MTD/DLT finding study, Dose finding study, Dose response study, Pivotal studies, Long-term safety studies, Supportive studies…等）；另一為鼓勵藥品研究發展、保障國人用藥安全，並提升國內臨床試驗之水準，依七七公告或雙十二公告要求，在國內執行之藥品臨床試驗。

　　另外，並不是每一種新藥在台灣申請查驗登記時，都需要在國內執行臨床試驗，對於有急切需要或無安全顧慮之新藥，計有 17 大類，衛生署自 1998 年起陸續五次公告免除其須在國內執行臨床試驗之要求。值得注意的是，得免除國內臨床試驗的新藥品項，有些不必檢附適當及設計良好的臨床試驗資料，以證明無人種差異，即可免除國內臨床試驗，有些則需。可見這五次公告已有銜接性試驗之概念。2000 年底雙十二公告正式將銜接性試驗概念引入後，無須先經認定是否具有人種差異，而得逕行免除國內臨床試驗的新藥品項，僅剩九大類。

　　再者，衛生署於 2004 年 5 月 5 日，又新增公告 2 大類新藥品項，廠商得自行認定是否符合五五公告，免除執行國內銜接性試驗。但因本條文另有「衛生署於審查時，仍得視審查情形，要求廠商執行國內銜接性試驗」之例外規定。部份廠商怕查驗登記審查時，會被另外要求執行國內銜接性試驗，延誤新藥核准上市時程，所以會先去函衛生署要求認定是否符合五五公告之新藥品項。

四、結語

　　由於我國新藥發展起步較慢，加上生技製藥產業變化甚為迅速，主管機關常需依現實狀況，適度調整新藥臨床試驗相關法規，以至於法規甚多，給初次接觸者，有雜亂不知如何入手的感覺。本文謹就新藥臨床試驗重要法規作鳥瞰式的介紹，從事新藥臨床試驗相關工作者，除對上述法規進行更深入的研究，亦需隨時注意主管機關的更新公告。

　　（本文曾刊載於醫界聯盟臨床試驗中英文季刊 2006）

臨床試驗之要求及減免
——國內相關法規之沿革及現況

陶楷韻

一、前言

　　一個新藥能夠順利地研發成功，並通過政府機關的審核使其核准上市，除了憑藉在研究發展期間累積之大量臨床及非臨床的相關資料作為審核依據外，人體臨床試驗的結果更是其中最直接且最關鍵的資料。因為藉由人體試驗結果的分析，可直接評估該藥品作用於人體上的療效以及安全性，而前者亦為評估該品得否上市之考量重點。然而，在不同的國家申請藥品查驗登記時，除其申請資料需符合當地法規標準之外，亦需有相關之臨床數據資料以驗證此藥品在該國家族群之療效安全性及其用法與用量。

　　有鑑於此，我國自民國 82 年發佈七七公告起，即開始要求新藥於申請查驗登記時均須檢附至少 40 例可評估受試者之國內臨床試驗報告資料；而後又陸續以五次公告逐步放寬得免除國內臨床試驗之新藥品項，至民國 89 年又發佈以銜接性試驗全面取代 40 例國內臨床試驗的雙十二公告。從這些公告的沿革，我們可以從中探知國內臨床試驗法規環境的變遷及其相對影響為何。

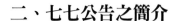

二、七七公告之簡介

1. 七七公告對於國內臨床試驗發展之影響

　　1993 年 7 月 7 日，衛生署發佈了衛署藥字第 08246232 號公告（以下簡稱為七七公告），其主旨為修正先前有關新藥安全監視制度的相關規定。而有關國內新藥安全監視制度的發展，最早可溯及 1983 年，當時政府為建立起新藥之安全監視系統，故規定以 3 年為安全監視期（若符合國產資格則可另再優惠 2 年），並要求新藥在國內代理商於指定教學醫院實際監視其安全，並提供所有有關該新藥副作用之最新情報。（請詳見 1983 年 01 月 28 日衛署藥字第 00412698 號公告）。而七七公告之目的，除重新將上述之新藥監視期修正為兩階段共 7 年實施外，亦規定於申請新藥查驗登記時，除依現行規定檢附資料外，應另檢附國內臨床試驗報告資料做為藥品查驗登記審核依據（試驗規模依 1997 年 10 月 4 日衛署藥字第 86062705 號：僅於國內執行之臨床試驗，其受試者數目原則上至少需 40 人，若不足 40 人，則需具統計上有意義之估算基礎），而前述的國內臨床試驗亦可取代個別公立醫院之進藥試驗，並規定於第一階段監視期間（自發證日起五 5 年間）申請製造或輸入學名藥品的廠商，除依現行規定檢附資料外，亦應另檢附與第一家申請廠商相同標準之國內臨床試驗報告。而隨著七七公告而來的相關配套制度，為衛生署於 1996 年公布之「藥品優良臨床試驗規範（GCP）」，以及於 1999 年起執行臨床試驗查核（Inspection）。藉由實地訪視來觀察試驗的進行是否遵循核可之試驗計畫，且有無違背現行的相關規定，以確保臨床試驗的品質及試驗結果之可信度，並提供藥品查驗登記之重要依據。因此，我們可以說，七七公告啟動台灣臨床試驗的全面發展，台灣之臨床試驗自此正式邁入全新階段。

2. 七七公告適用之新藥類別及其例外

七七公告原本之適用新藥類別僅為該公告第一項所述之「依藥事法第 7 條所稱之新藥」。所謂藥事法第 7 條所稱之新藥，乃指經中央衛生主管機關審查認定之新成分、新療效複方以及新使用途徑之藥品。但於後衛生署又陸續對於其他類別之新藥作出補充規定，故筆者在這裡將七七公告中適用之新藥範疇作出歸納如表一所示：

表一　七七公告中適用之新藥範疇

新藥類別	七七公告之適用性	公告依據
(1) 新成分 (2) 新療效複方 (3) 新使用途徑	◆ 明文規定為符合七七公告之範疇	◆ 82.7.7.衛署藥字第 08246232 號公告（七七公告）之公告事項一
(4) 第一家持效性釋出製劑（新劑型） (5) 除所同廠牌、同成分之「新單位含量」外之所有穿皮貼片劑型。		◆ 86.5.19 衛署藥字第 86030776 號公告
(1) 新適應症 (2) 非屬持效性釋出劑型之新劑型 (3) 新使用劑量（須經署核備）	◆ 第一家申請廠商可自行斟酌是否要依照七七公告規定	◆ 86.5.19 衛署藥字第 86030776 號公告 ◆ 89.5.2 衛署藥字第 89022376 號公告

但執行臨床試驗往往需要挹注大量的時間以及成本，為避免不必要之資源耗費以及爭取一些特殊藥品之上市時效，故於七七公告中第八項說明中亦載明對於一些具有特殊醫療需要之新藥，經衛生署認定後，得免除國內臨床試驗。而這也是嗣後衛生署所公告之得免除國內臨床試驗（Clinical Trial Waive，簡稱為 CTW）新藥品項之法源依據，以下將會針對衛生署所公告得免除國內臨床試驗之新藥品項進行介紹。

三、七七公告之例外-五次免除國內臨床試驗公告

　　就如同先前所提到的,因為執行臨床試驗所需耗費的資源甚鉅,所以對於一些在臨床上具有特殊需要性,或是就客觀條件上難以執行試驗的藥品,衛生署於1998年至2000年間陸續公告了五次得免除國內臨床試驗之新藥種類。因藥品細項較多,故依其免除原因歸納為四大類型,如表二所示:

表二　五次公告得免除國內臨床試驗之新藥類別*

類別	新藥品項	免除原因	
A	1. 治療愛滋病藥品 2. 器官移植藥品 3. 經衛生署認定,可受試人數太少或治療嚴重疾患,而無其他藥品可取代之藥品 4. 具突破性療效且用來治療對生命迫切威脅疾病之藥品 5. 因可受試人數太少,或為預防緊急、嚴重之感染性疾患及/或其併發症,或因特殊需要等,經衛生署審查認定,係為無其他藥品可取代之疫苗。	臨床上迫切需要或難以執行者	不需檢附無人種差異資料
B	1. 診斷用放射性藥品 2. 療效為局部作用之外用製劑,例如:皮膚外用製劑、眼用製劑、耳用製劑。 3. 營養補充劑,如胺基酸類大型輸注液。 4. 清腸劑,限於手術前使用者。	執行試驗之必要性較低	
C	1. 有具體資料顯示無人差異之抗癌藥品 2. 所申請疫苗之保護效果或抗體反應,有適當之亞裔人種資料以顯示無人種差異(Ethnic Insensitive),且其所預防之特定微生物(群),亦無區域性微生物菌種(包括亞型)的差異,或有具體資料顯示其免疫作用對不同微生物抗原,具有交互保護的效果,並有足夠評估國人安全性(例如對盛行率高之國人肝炎患者的疫苗反應等)資料。 3. 治療精神或免疫系統慢性疾病藥品:因疾病本身或國內硬體設施無法配合,致使執行國內臨床試驗有困難者,	依當時之科學環境,較具有需求及發展性之品項	需檢附無人種差異資料

	如 Rheumatoid Arthritis, Systemic lupus erythematosus（SLE）, Schizophrenia 等，若能檢附無人種差異資料，則可免除國內臨床試驗。 4. 單次使用之治療藥物。		
D	1. 國內已核准上市單方成分之複方製劑（New combination），其療效與原核准之單方相同者。 2. 國內已核准上市之相同成分、相同給藥途徑之不同鹽類製劑。 3. 該藥品曾有相同作用機轉及使用途徑，且類似療效、副作用之同類藥品已在國內核准上市。 4. 國內已核准上市複方製劑之單方成分或已核准上市複方製劑成分所組成之新複方，其療效與原核准之複方製劑相同者。	已有國人之類似使用經驗	

* 本表為依據 87.3.30 衛署藥字第 87011284 號公告、87.6.19 衛署藥字第 87040663 號、87.12.30 衛署藥字第 87074774 號、88.7.5 衛署藥字第 88036748 號及 89.3.7 衛署藥字第 89012530 號等五次免除國內臨床試驗公告事項整理。

　　由上表可得知，公告裡的新藥品項大致可以是否需檢附無人種差異資料為必要作為區分。其中類別 A 以及類別 B 為不需檢附無人種差異資料之品項，其性質多為臨床上迫切需要、可受試者人數太少難以執行或就學理上推知其試驗必要性較低。若經認定符合上述情況者，則應不需再要求該品於國內執行臨床試驗。但值得討論的是，前述品項在公告時均為考量當時的社會背景及科學發展現況，時屆今日，是否有部分品項應再重新檢視是否仍符合當時「特殊醫療需求用藥」之公告立意（例如愛滋病用藥）？至於公告內規定需檢附無人種差異資料之品項，可能為囿於當時法規環境之限制，故僅先在免除國內臨床試驗公告中引進 ICH E5 中有關族群因素考量之精神而對部分品項做出規範。筆者個人以為，在雙十二公告以及銜接性試驗基準正式發佈後，前述五次公告中需檢附無人種差異資料為必要之品項公告（即表二中的類別 C 以及類別 D），其階段性任務即應告一段落，而將其完全納入雙十二公告之範疇內進行管理。而事實上，在銜接性試驗基準中亦有將此精神納入其中，只是在現階段尚未將公告研擬修訂前，符合規定之品項，廠商仍得依前述之五次公告申請免除國內臨床試驗。

四、七七公告之修訂與取代──雙十二公告

1. 雙十二公告之目的及意義

　　民國 89 年 12 月 12 日，衛生署再次公告修訂新藥監視制度，以衛署藥字第 0890035812 號（簡稱為雙十二公告）取代民國 82 年的七七公告。既為修訂七七公告，所以雙十二公告之適用對象當然以「七七公告」適用藥品為準（請參照前述有關七七公告之介紹）。而雙十二公告之目的，乃在於全面性地以銜接性試驗取代先前七七公告所規定的國內臨床試驗（請參照雙十二公告第二項說明：申請新藥查驗登記，除依現行規定檢附資料外，應另檢附銜接性試驗計畫書或報告資料送署審查），而其效力與七七公告相仿（請參考雙十二公告第五項說明）。

　　至於修訂之原因，主要在於考量族群因素之差異可能影響藥品的安全、療效、用法或用量。然而七七公告中所要求執行之國內臨床試驗，乃為至少四十例之可評估受試者之臨床試驗，雖說可初步印證該藥品用於國人之療效趨勢以及提供相關不良反應資訊，但就統計學上之觀點其數據仍可能不足以證實該品用於國人之療效及安全。但若因此而要求所有藥品在上市前均需於國內重複執行大型試驗以評估相關療效，無疑會造成研發資源之浪費以及延緩新藥於國內上市的時程。銜接性試驗評估（Bridging Study Evaluation，簡稱為 BSE），便是基於前述毋須重複進行試驗精神下之產物，廠商得檢送藥品之「完整臨床試驗數據資料」（Complete Clinical Data Package，簡稱為 CCDP），其中宜含亞洲人種資料（註 1）來申請銜接性試驗評估（雙十二公告中第三項說明）。相關審查單位會依照其申請資料之完整性（如是否為符合我國法規要求之 CCDP？所提供之相關資料數據是否足以評估族群差異性？）以及國外臨床試驗數據外推至我國的可行性（如該藥品是否具族群敏感性？如具有族群敏感性，是否透過既有資料即可解除疑慮？或是必須進行試驗以獲得更多數據來解決？）來評估該藥品執行銜接性試驗的必要性。而所謂的銜接性試驗，其定義為可提供與國人相關之藥動／藥效學或療效、安全、用法用量等臨床試驗數據，使國外臨床試驗數據能外推至本國相

關族群之試驗。因此，對銜接性試驗之本質及其意義，或可如此解釋：在進行新藥查驗登記時，以減少不必要的臨床試驗為前提下，得依照國內法規來接受全部或部分之國外臨床數據作為審核之依據；而有關國人於療效安全及用法用量上之疑慮，則可利用執行不同規模及目的之銜接性試驗來得到答案。而銜接性試驗的規模設計以及評估指標，則端視申請商所提供之資料完整性以及該品之族群因素敏感性（ethnically sensitivity）之程度再詳加討論。

　　有關族群因素（Ethnic Factors）之定義以及解釋，在91年公告之「銜接性試驗基準」裡有更進一步之說明，另亦可自行參照衛生署之相關公告說明（註 2）。此外，現今亞太地區普遍都以銜接性試驗的觀念作為查驗登記的科學依據，而此種趨勢必定會影響全球性藥廠在新藥開發的研發策略。而由於國內銜接性試驗的制定，以及 GCP 水準的提昇，各大藥廠也都會在第三期的跨國性試驗中考慮將台灣等亞洲國家納入執行區域中，以及早解決族群差異之問題，此種趨勢對於提昇國內之臨床試驗水準亦有所助益。

2. 五五公告——公告得自行認定免除銜接性試驗之新藥品項

　　民國93年05月05日，衛生署發佈了衛署藥字第0930309777號公告（簡稱為五五公告），其主要為對雙十二公告之補充以及五次得免除國內臨床試驗公告之彙整。五五公告裡列出了七項得自行認定免除執行銜接性試驗之品項（請見表三）。其中除第一項以及第二項外，第三項至第七項因屬明確之藥物類別，故廠商僅需自行判定即可，無須再向衛生署另行申請銜接性試驗評估，如此可較為簡化部分藥品之查驗登記流流程。但在此需提醒大家的是，除上述品項申請廠商得自行認定之外，其餘落入雙十二公告規定範疇內之新藥類別，均應依照雙十二公告申請銜接性試驗評估。

表三　五五公告得自行認定免除銜接性試驗之新藥品項

五五公告之品項	符合左列品項之效力
1. 僅含兩種國內已上市之單方成分，其併用法為現行臨床普遍使用之新療效複方製劑。 2. 屬持效性釋出製劑之新劑型（不含穿皮貼片劑），其主成分具線性藥動性質者。	申請廠商得自行認定並依現行規定，直接檢送相關資料（應包含銜接性試驗自我評估報告）申請新藥查驗登記。 註：如資料齊全，廠商亦得自行決定僅檢送「銜接性試驗評估查檢表」供參。
3. 治療愛滋病藥品。 4. 器官移植藥品。 5. 診斷用同位素藥品。 6. 營養補充劑，如胺基酸類大型輸注液。 7. 清腸劑，限於手術前使用者。	申請廠商得自行認定並依現行規定，直接檢送相關資料申請新藥查驗登記。

五、結語

　　七七公告頒佈後迄今已逾十四載，而我國的臨床試驗環境相較十幾年前已然健全許多，且相關制度亦已逐一建立。雖然部分公告隨著科學的發展以及觀念上的進步已經被取代或修訂，但其歷史價值及後續的影響仍值得加以探討。希冀本文能協助讀者對於國內臨床試驗的發展及現況建立起一個整體性的瞭解，更建議讀者能依據本文提供之概念再細讀相關公告之內容，相信必定能有更深之體認。

註 1：請參考 92.1.14 衛署藥字第 0920313292 號公告。
註 2：請參考 88.7.5 衛署藥字第 88036748 號、89.3.7 衛署藥字第 89012530 號以及91.5.29 衛署藥字第 0910034816 號公告。

（本文曾刊載於醫界聯盟臨床試驗中英文季刊 2007）

中草藥新藥研發的法規策略與挑戰

葉嘉新

一、前言

　　自我國行政院核定「加強生物技術產業推動方案」以來，行政院衛生署乃以建立醫藥衛生產業優勢環境，與提升生物技術產業競爭力，為其施政的重要項目。配合行政院經濟部於民國 89 年所提出的「中草藥產業技術發展五年計畫」，衛生署中醫藥委員會亦努力建構中草藥臨床試驗環境與相關法規。財團法人醫藥品查驗中心（Center for Drug Evaluation, CDE，以下簡稱查驗中心）接受中醫藥委員會委託，負責草擬我國中草藥新藥臨床試驗與查驗登記的相關法規，與執行中草藥新藥臨床試驗與查驗登記申請案件的技術性資料初審工作。筆者自任職查驗中心五年以來，除從事一般藥物新藥研發與上市核可的法規研擬與審查工作外，亦積極參與上述我國中草藥新藥研發法規的研擬，與多起中草藥臨床試驗申請案的臨床前審查。本文將闡述因應中草藥新藥研發特性，其面對的法規管理的困境與挑戰，以及現行法規所研擬的對策。正逢我國政府與民間通力合作，產官學研各界努力打造「台灣生醫島」，與全力推動生技產業的重要時刻，期盼本文的內容能對我國生技製藥與中草藥產業的發展，有所助益。

二、中草藥新藥研發的特性與法規策略

　　傳統上，一個新穎（Novel）藥品的產生，須歷經從藥物的發現到上市許可的一連串過程。首先需有疾病治療目標的確認（Identification of therapeutic target）與引導藥物的鑑別與最佳化（Lead identification and optimization），然後才可能發展為藥物的候選者（Candidate）。現今治療標的的確認，可藉由基因體學（Genomics/ genetics）與蛋白質體學（Proteomics）的研究成果而大有斬獲；引導藥物的來源，可為化學合成的小分子、生物技術或自然產物所得，而引導藥物的最佳化試驗，則包括簡易的毒理、代謝與藥理試驗等。然而，此時的藥物候選者並非可直接運用於人體，尚需通過各種臨床前的試驗與研究，方得據以支持其藥物發展的最重要過程—臨床試驗的進行。傳統新藥開發的路程漫長，並多具不確定性，須要龐大的資金方得以支持與發展。從美國新藥研發的經驗可知，一個新穎藥物，從藥物的發現到上市許可，須歷經約 10-15 年，與約需 8 億美元資金的研究發展，才能從超過 1 萬個引導藥物中，經過層層的考驗與篩選，產生出一個獲得美國藥物食品管理局（Food and Drug Administration，以下簡稱 FDA）的新藥上市核可。是以，具有基礎療效理論，在華人（如中醫方劑）與全世界（如傳統替代療法的生藥製劑等）的醫療體系中佔有一席地位的中草藥新藥開發，亦也成為傳統化學合成、基因工程生物製劑的藥物開發外，一項重要的新藥研發途徑與策略。

1. 中草藥新藥的定義與範圍

　　一般所稱的「中草藥」，其實應嚴格區分為「中藥（Traditional Chinese Medicine）」與「草藥（Herbal medicine）」兩種。中藥在藥事法中並無定義，惟在其第十條明文：本法所稱固有成方製劑，係指依中央衛生主管機關選定公告具有醫療效能之傳統中藥處方調製（劑）之方劑。在前述「藥品查驗登記審查準則」中，中藥訂有專章規範之（請參見該準則第三章，第七四條至一百零九條）。其中第七五條明定：以中央衛生主管機關公告之基準方，或固有典籍所載之處方，得為中藥處方依據。此所稱固有典籍，係指醫宗金鑑、醫方集解、本草綱目、本草拾遺、本草備要、中國醫學大辭典及中國藥學大辭典等。一般對中藥的定義有二：其一參考衛生署所公告「中藥新藥查驗登記須知」，係指不包含業經高度純化，或經化學合成或修飾之典籍記載之傳統中藥。其二參考中草藥不良反應通報系統（http://www.cgmh.org.tw），係指依據中醫傳統思維

或經驗並以中藥理論為基礎，應用於防治疾病的天然物。此天然物可源自動物、植物或礦物，並可經炮製或調製成丸散膏丹等劑型，如現有的中藥製劑、飲片、濃縮中藥製劑等均屬之。

　　草藥，又稱「植物藥（Botanical drug）」，在藥事法與藥品查驗登記審查準則均無記載。參考衛生署於民國 89 年所所公告之「植物抽取新藥臨床試驗基準」，係指由植物藥材抽取所得之植物抽取物質，再經製造為植物抽取成品，但非經純化之化學品。因中藥藥材源於自然界，不只來源於植物，而植物藥亦有來源於一般民間生藥，非僅有依傳統方、中醫理論所得，是以兩者的範圍應如下圖所示，但共同點為非經高度純化的化學品。

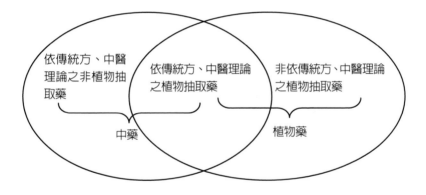

2. 中草藥新藥研發的現行法規

　　依據現行我國法規，中藥新藥的臨床試驗與查驗登記，中央衛生主管的權責機關為衛生署中醫藥委員會，於民國 87 年公告「中藥新藥查驗登記須知」，並於民國 88 年起修訂公告。此規範把中藥新藥申請案分成兩大類：第一類是收載於傳統中醫典籍中的藥品；第二類是未收載於傳統中醫典籍中的藥品，但不包含中藥注射劑型。其中，第一類為申請新適應症及新使用途徑的新藥；第二類，包括新複方、收載於其他國家藥典或其他國家衛生主管機關核准上市的中藥製劑，以及新的藥用植物或新的藥用部位等新藥。此法規並規定，如果研究的藥品是中藥傳統配

方，或新複方以傳統方式萃取，則必須向中醫藥委員會申請臨床試驗。有關植物抽取新藥的臨床試驗，則由衛生署藥政處公告上述「植物抽取新藥臨床試驗基準」所規範。此基準明文：「我國目前對中藥飲片及濃縮中藥，另訂有管理辦法，但是有些已被廣泛使用之植物藥材並未列入中國古代醫藥典籍，無法適用中藥的管理法規，例如歐美印度等國家使用的植物藥材，其抽取物若要在我國申請藥品登記，目前尚無適當的法規可依循。為使已有人類使用經驗之植物藥材，其依傳統或非傳統方法抽取之抽取物所製成之新藥，能在我國進行臨床試驗，特制訂本基準」。其新藥係指未在我國核准以藥品製造或輸入販售者。

3. 中草藥新藥研發的特性與利弊分析

　　在對於中草藥新藥的定義與範圍有所釐清後，有關中草藥新藥的研發特性，以及用現行的國際法規通則，來管理中草藥新藥的研發，可能的利益與困境，擬分析如下：

(1) 藥材來源的生物多樣性

　　不論是中藥或草藥的新藥研發，其藥材來源均來自於自然界。基於生物多樣性的特色，其藥材內所含的有效成分及其類似物，可能因藥材的基原鑑定，使用部位、栽種或培養的季節、地域、物種、氣候、採收技術與其他外在環境的條件（如重金屬或微生物）等，而有質與量的不同，由此所製得的新藥產品的品質，將無法達到如同小分子化合物藥品，在其藥物組成成份種類與組成含量上，不同產品批次具有一致性的審查要求。尤其是新藥核准上市後的產品批次，其藥物製造的品質管制，若無法與臨床試驗時的產品批次，具有一定程度的一致性，將使法規單位與民眾，無法期待其新藥上市後產品的臨床安全性與有效性。而若品質一致性的要求無法達成，對於法規管理而言，能容忍多大的「相似性（Similar）」？亦有相當討論的餘地。

(2) 藥品組成複方的複雜多元性

　　中藥新藥的研發多來自固有方劑的創新，其原本即是多種藥材的組合。即便單一味植物藥的抽取，也因其排除高度純化的藥物產

品，使中草藥新藥的研發始終面臨複方多成分組成的命運。此種複方多成分組成的產品，除合併上述藥材來源的多樣性的特性，使不同產品批次的品質一致性更難以達成外；因為缺乏各單方特性的研究，難以明瞭其複方組成中各單方組成，在藥品的有效性與安全性研究中，各自所扮演的角色。並且，因無法確知其主要有效作用成分，與難以進行藥物動力學研究，將無法得知療效成分的暴露量，甚至其組成間的交互作用與影響。

(3) 具有傳統人體使用的有效性經驗

中草藥新藥研發的選題，多來自傳統人體使用的有效性經驗，諸如古方典籍、臨床觀察與民間口耳相傳，依其中醫理論或藥材的基本效能研發而得。此種特性誠然有助於提高新藥開發的成功率，因其乃立足在傳統人體使用的成功經驗上，可減少不必要的錯誤嘗試；但也因為此特性，可能忽略一般新藥開發的標的作用研究，及其作用機轉探討，造成「知其然，不知其所以然」的窘境。並且因為傳統中醫理論與現代西方醫學的隔閡與基本性質的差異，造成臨床研究的困難，與未來臨床運用的排擠與限制。另外，中草藥新藥的研發，若未能有新組成或製程的專利，而僅以臨床研究來驗證傳統使用經驗的有效性時，則因傳統經驗為眾所週知，無法取得專利保護與市場獨占，如此將可能減少新藥開發財產利益的誘因，阻礙中草藥新藥的發展。

(4) 具有傳統人體使用的安全性經驗

中草藥新藥的研發，若為傳統固有方劑的新適應症，或其產品源自於固有處方合理的加減方，或其使用藥材部位、抽取方法與臨床用法用量並未超過傳統人體使用經驗，則應可視為此新藥具有一定的臨床安全性，進而期待能減少新藥開發上動物安全性試驗的要求，甚至希望能跳過動物試驗模式，直接進入臨床試驗來驗證其療效。然傳統中醫經典上的「人體使用經驗」記載常十分簡要，對於藥材基原、使用劑量與期程、使用對象與人數，以及相關副作用等描述均不夠明確，如何認定其傳統人體使用經驗？應否考慮副作用

通報系統？如何要求科學上的實證資料？甚者，此中草藥新藥與傳統經驗所使用產品的差異性為何？能容忍多大差異的加減方、使用途徑與暴露劑量？何謂非傳統抽取方法？上述疑問均須釐清，並得有一共識，以有利於中草藥新藥的研發，與法規策略的實務操作。反之，若其研發策略為遠離傳統人體使用的安全性經驗，則喪失此中草藥新藥研發的利基，若要核准其新藥臨床試驗進行，與新藥查驗登記的上市核可，將與一般新藥研發的法規需求無異。

(5) 中央衛生主管權責機關

　　如上所述，「中藥」與「草藥（植物藥）」兩者在定義與範圍上多有重複（如上圖所示），在新藥研發上亦合併稱呼為中草藥，惟現行我國的法規架構上係分開管理，其中央衛生主管的權責機關分別為中醫藥委員會與藥政處，雖同屬衛生署，但卻有明顯中藥與西藥之區隔。但雖如此，現行我國所有中草藥新藥研發，包括臨床試驗與查驗登記案件的技術性資料，衛生署皆委託由查驗中心進行初審，在審查原則與考量上，並無區別。

三、中草藥新藥研發的法規策略

　　查驗中心自民國 90 年以來，接受衛生署中醫藥委員會的委託，研擬與修正中藥新藥臨床試驗與查驗登記的規範，經參考現行國際新藥開發的法規指引（例如 ICH 所公佈的各種指引，http://www.ich.org），與研究世界各國對中草藥的管理規範（例如美國 FDA 與歐盟 EMEA 等相關指引），現已擬訂「中藥新藥查驗登記須知」與「中藥新藥臨床試驗作業準則」兩份初稿，並由中醫藥委員會於民國 95 年 3 月公布草案，目前正接受產學各界的意見修正中。上述法規對於中藥新藥的定義為：「新藥材、新藥用部位，及超過或未超過傳統使用經驗範圍之部分純化（Partial purified）中藥、新複方、固有方劑之新療效或新使用途徑，及已通過中藥新藥查驗登記之新使用途徑、新療效或新劑型」，其中含有一重要的法規策略，乃參酌上開中草藥新藥研

發，具傳統人體使用有效性與安全性經驗的特點，在此草案中規定在一定情況下，允許試驗藥物得無臨床前藥理毒理資料時，直接進行初期療效探索臨床試驗（Early exploratory trial），以符合現代國際潮流的「風險管理（Risk management）」理念。現做詳細說明如下：

1.「中藥新藥臨床試驗作業準則」草案相關法規條文摘錄

第七條（得視為有適當人體使用經驗之範圍）
　　　　下列各款得視為有適當人體使用經驗，申請時得作為直接進入初期療效探索臨床試驗之資料：
一、收載於固有典籍之傳統方。
二、已上市之非傳統方。
三、未超過傳統使用經驗範圍之新複方。包括固有典籍收載之加減方，未超過中醫師使用經驗範圍之加減方。
四、適當萃取或部分純化之傳統方。
　　　　前項第一款至第三款者，均須為傳統製備方法。

第十一條（直接進行療效探索臨床試驗之條件）
　　　　申請中藥新藥臨床試驗，如已具備廣泛人體使用經驗，得直接進行療效探索之臨床試驗，以決定中藥是否具有療效或其他可能之適應症。
　　　　前項中藥劑量之選擇，如尚有疑問，應備具進行隨機、平行、劑量－反應之早期臨床試驗資料。

第十七條（直接進入初期療效探索臨床試驗之條件【一】）
　　　　試驗用藥係已有廣泛傳統人體使用經驗之傳統方，得備具下列足以支持臨床試驗之安全性資料，申請暫不提供毒理藥理試驗，即進入初期療效探索臨床試驗：
一、每一種植物的基原（鑑別）及部位，與中醫藥或傳統典籍一致。

二、複方每一味藥之劑量，在傳統使用經驗之內。

三、與傳統製備之方法一致。

　　初期療效探索臨床試驗中之用法、用量及使用期間，超過傳統者，中央衛生主管機關得視其超過之程度，認定是否得暫不提供毒理藥理試驗，即進入初期療效探索臨床試驗。

第十八條（直接進入初期療效探索臨床試驗之條件【二】）

　　試驗用藥係於我國或其他國家、地區上市之非傳統方，初期療效探索臨床試驗中之用法、用量及使用期間不超過其上市核准範圍者，得申請暫不提供毒理藥理試驗，即進入初期療效探索臨床試驗。

　　前項之用法、用量及使用期間，超過上市經驗者，中央衛生主管機關得視其超過之程度，認定是否得暫不提供毒理藥理試驗，即進入初期療效探索臨床試驗。

第十九條（直接進入初期療效探索臨床試驗之條件【三】）

　　試驗用藥係未超過傳統經驗範圍之新複方，符合下列條件者，得申請暫不提供毒理藥理試驗，即進入初期療效探索臨床試驗：

一、每一種植物之基原（鑑別）及部位，與中醫藥或傳統典籍一致。

二、複方每一味藥之劑量，在傳統使用經驗之內。

三、與傳統製備之方法一致。

四、與傳統使用之投藥途徑、投藥頻率及劑量一致。

　　符合前項第一款，不符合第二款至第四款者，如可依學理推測其為安全，得申請暫不提供毒理藥理試驗，即進入初期療效探索臨床試驗。但中央衛生主管機關得視其超過之程度，認定是否得暫不提供毒理藥理試驗，即進入初期療效探索臨床試驗。

第二十條（直接進入初期療效探索臨床試驗之條件【四】）

　　試驗用藥係適當萃取或部分純化之傳統方，純化後之劑量不超過傳統經驗，能依學理推測其為安全者，得檢具臨床試驗係在密切監測條件下進行之資料，申請暫不提供毒理藥理試驗，即進入初期療效探索臨床試驗。但中央衛生主管機關得視其超過之程度，認定是否得暫不提供毒理藥理試驗，即進入初期療效探索臨床試驗。

第二十一條（長期試驗之毒理藥理要求）

　　依第十七條至第二十條規定申請者，若其初期療效探索臨床試驗期間係六個月以上之長期試驗，應提供至少一個月期間之一般毒性試驗與基因毒性之資料，以確保受試者之安全。

2. 符合國際潮流的「初期療效探索臨床試驗」概念介紹

　　所謂「初期療效探索臨床試驗」，顧名思義，對於中草藥新藥的臨床研究，先作一個小規模的初步了解和評估，從而引導出下一步主要臨床試驗的最佳設計，是以又稱為「先導性試驗（Pilot study）」。此種先導性的特色，著重在受試者安全無虞下，以客觀嚴謹的科學「觀察」其臨床療效。可暫時忽略臨床試驗的統計效力，允許以開放式設計，以及小樣本數來進行，療效評估可採藥效指標，或是生物指標（Biomarker），甚至只是數個臨床個案在理想治療條件，例如以中醫辨證論治為基礎，傳統固有方劑的加減方等的詳細描述。試驗的目的不在成為上市審查的主要療效依據，而是篩選，以決定下一步正式試驗設計前的探索性試驗。此初期療效探索臨床試驗，定位為一早期第二階臨床試驗，以輕症病人為試驗對象，探索試驗藥物的可能療效。

　　上述探索性的概念，並非首創，在一些動物或臨床試驗亦有所見。值得注意的是，此與美國 FDA 在 2006 年 1 月所公告的 Exploratory IND studies 指引的「探索性 IND」概念類似，亦是同意在特定情況下，雖不

具安全性試驗資料，得進行人體臨床試驗，但特徵與目的不同。美國FDA 指引所提出的探索性 IND，具有以下特徵：(1)在傳統的劑量上升或耐受性試驗等正式之前第一期臨床試驗前進行；(2)參與人數極少，並且以健康受試者為主；(3)非以治療與診斷為目的；(4)試驗的期間不超過一周。而其試驗的目的可探討在動物所觀察到的作用機轉是否也會在人體中發生、提供人體藥物動力學上重要的資訊，以作為劑量選擇與安全性評估的參考，亦或探討試驗藥物的生物分布（Bio-distribution）。

　　由前述可知，以上兩者的「探索性試驗」，雖然特徵與目的不同，但卻有一共同特色，亦即基於風險管理的基礎下，在無傳統臨床前安全性試驗資料的支持情況，可提早用於臨床，幫助早期確認可能有治療效果的候選藥品，停止研發較無治療效果的藥物，因而減少人類受試者的參與，也可減少資源的消耗。而此風險管理的基礎，用在於中草藥新藥研發的「初期療效探索臨床試驗」，乃基於其具有先前人體使用的安全性經驗；用在於美國 FDA 指引的「探索性 IND」，乃基於少數受試者，給藥期間短與暴露劑量不及於試驗藥物的藥理作用劑量，而可做新藥研發臨床試驗風險的管控。

3. 符合中草藥新藥研發特性的法規策略

　　傳統的新藥研發是一個循序漸進、富於邏輯的試驗過程。一個新藥開發的臨床安全性與有效性，只有體外機轉研究與動物試驗結果仍然不足，必須最終經過臨床試驗加以證實。臨床試驗是在預先設計的條件控制下，以特定的患病群體或健康人為受試對象，以證實和發現研究藥物對特定疾病的治療或預防、有效性和安全性。但缺乏人體使用經驗的新穎試驗新藥，經常因其「最佳臨床使用劑量」，與非臨床安全性的評估，需要充足的藥理毒理試驗，甚至是藥物動力學試驗結果的資料，才得以首次運用於人體，來進行臨床試驗的研究；甚且，傳統的新藥開發，常因其動物試驗物種的選擇失誤，在受試者身上發生無法由試驗動物所預期的不良反應，終止新藥的開發，或者延長新藥研發的時程與花費。如同前述，中草藥新藥研發的特色，與一般新藥研發相比較，即在於中草藥新藥，尤其是新複方新藥的研發，經常來自於臨床實務的直接觀察和

經驗。此種傳統人體使用經驗，除建立其複方臨床使用的安全性根基外（組成「新複方」的每個單味藥，亦經常具有相當的人體使用經驗），此「新複方」的研發因來源於臨床的摸索、觀察和經驗，因此也可預測其臨床使用的「最佳劑量」。並且其風險管理的依據源自於先前的人體使用經驗，與臨床研究正為同一物種，無物種敏感性與推估預測性的疑慮，為現代法規科學「風險管理」的最佳模式與參考指標。

綜上，在中草藥新藥研發的法規策略上，本次法規研擬積極引入「得直接進行初期療效探索臨床試驗」的風險管理，於條文中明文在一定情況下，得申請暫不提供毒理藥理試驗，即進入初期療效探索臨床試驗。並授權中央衛生主管機關得視其超過其一定情況之程度，依現行法規科學的原理原則，認定是否得暫不提供毒理藥理試驗，即進入初期療效探索臨床試驗。惟本規範不鼓勵長期試驗藥物給藥期間（係指達 6 個月以上）的初期療效探索臨床試驗，蓋因長期給藥可能產生無所預測的毒性，超過上述風險管理的容許範圍，是以要求額外提供至少一個月期間之一般毒性試驗與基因毒性之資料，以確保受試者之安全。期待此一新興的法規策略，使我國的中草藥新藥研發，得以提早獲得具有現代科學實證技術的人體臨床經驗，以做為新藥開發成功策略的基石，促進中草藥新藥的臨床研究與產業發展。

四、中草藥新藥研發法規策略的挑戰——代總結

目前衛生署中醫藥委員會所核准的中藥製劑，皆為傳統中醫典籍中所收載，其所謂的「傳統方」，宣稱的療效，乃傳統中醫概念範疇的適應症。民眾基於華人社會「藥食同源」的傳統觀念，與認為中草藥較為溫和的普遍認知，使用中草藥的情形非常普遍。也因此，中藥產品處於藥品與健康食品之間的灰色地帶，缺乏積極有效的科學法規管理。中草藥新藥的研發，除期待為傳統的新藥開發路徑走出一條捷徑之外，也希望透過嚴謹與實證的研發流程，達到現代法規科學對品質、安全與療效的要求，以開發出以西醫診斷所

描述適應症的新治療藥物。然以現行的藥政法規通則,來管理中草藥新藥的研發,將無可避免的面臨傳統法規策略的挑戰。上述依中草藥新藥具有傳統人體使用經驗的特性,而擬訂適用「初期療效探索臨床試驗」的法規策略,雖然有風險管理作為理論根基,也與國際法規的相呼應,但在實務操作上,對於傳統人體使用經驗證據來源的評估,亦即如何看待其藥品或食品的市場經驗、文獻資料與非正式臨床觀察等資料來源;有關傳統人體使用經驗證據的連結,包括證據所用藥物與試驗藥物的相似性,與其實際臨床使用比較;以及確認具有傳統人體使用經驗後,如何應用於法規審查等,皆有待中央衛生主管機關進一步釐清與建立共識,以及如何適用於實際案例中。而面對其他中草藥新藥研發特性與法規困境,目前仍無適當的法規策略來加以解決。筆者認為,查驗中心身為衛生署專職專業法規研擬,與新藥技術性資料審查的幕僚單位,應責無旁貸地積極研擬法規策略,凝聚共識,並於相關法規明文之,讓具有中草藥新藥研發優勢的我國,能早日促成中草藥生技製藥的產業發展。

（本文部分章節曾刊載於經濟部技術處　醫藥產業年鑑 2006）

細胞治療人體試驗之
法規管理與國內現況

李元鳳

一、前言

　　自從 1998 年，具有多能性（Pluripotent）的人類幹細胞第一次被成功分離之後，關於細胞之科學研究、醫療應用性、及倫理議題更加獲得大眾的注意，進而成為熱門領域。但是直到現在，由於細胞的多樣性、細胞純化及培養的技術、基因表現及調控機制仍多有未知，因此對於細胞應用於臨床治療的安全性（例如幹細胞與腫瘤產生）一直在研究中。雖然如此，針對目前醫學上一些難以治療之疾病，例如心臟病等，細胞及組織相關治療仍被視為是很具有潛力之替代治療法，有關於各種細胞的生物暨生化特性、細胞治療應用性、及幹細胞倫理議題等已有很多文章發表。國內學術研究機構的細胞治療相關研究大多仍在體外實驗及動物試驗階段，比較沒有法規和人體試驗安全性之考量，研究人員除了關切胚胎幹細胞倫理方面的議題外，一般不會牽涉到法規單位，因此，關於細胞產品用於疾病治療（即細胞治療人體試驗）之管理及法規方面的探討也比較缺乏。

　　「細胞產品」乃泛指含細胞之醫藥品，是翻譯自歐美細胞治療相關法規的用詞，所以不一定與商業化產品有關。美國食品藥物管理局（以下簡稱FDA）稱之為「Cellular product」，歐洲共同體藥物評審委員會（以下簡稱EMEA）稱之「Cell-based medicinal product」，而在我國衛生署所公告之『體細胞治療人體試驗申請與操作規範』中，則以細胞產品或細胞醫藥品稱之。

　　美國 FDA 曾於 1997 年核准第一個也是至今唯一的一件細胞產品：自體軟骨細胞（Autologous cultured chondrocytes），目前歐美地區則有數百件細胞治療人體試驗正在進行。近年來，美國 FDA 以及歐盟 EMEA 針對細胞治療公佈了數個管理及審查法規。雖然國內從事細胞治療相關產品的研發單位及生技產業並不多，但是，醫研產業界對於細胞治療一直持有相當程度的發展興趣。一般說來，這些機構對於法規的瞭解並不是很完整，或因某些因素的考量，與法規相關單位的溝通亦有一段距離。所以，本文將以法規單位的觀點，對於國內細胞治療人體試驗的審查及其細胞產品的現況做一個初步的介紹。

二、歐美細胞治療人體試驗法規環境

　　美國 FDA 根據細胞產品之可能風險性高低，將細胞產品的管理分為兩個層次。

　　第一類是美國公共衛生服務法（Public Health Service Act，PHS Act）361 款所指的細胞產品。這類細胞產品必須同時具備下列四項條件：(1)不會對身體產生系統性作用，且其主要效能與細胞代謝活性無關。但若屬自體或生殖用途的細胞，或細胞源自一等或二等親屬，則沒有這項條件的限制；(2)只經過極少程度的體外操作，而不改變其原有生物特性；(3)執行與內因功能相似的作用；(4)不與其他物質併用。這類細胞產品是以 21 CFR 1271（Subpart D：cGTP，優良組織規範）管理，產品無須向美國 FDA 提出人體試驗申請，但是須主動申請機構註冊，並提供細胞或組織相關產品列表。

　　第二類細胞產品屬於公共衛生服務法（PHS Act）351 款所指之產品。不能同時符合上述四個條件的細胞將被歸類為此類產品，例如衍生自異體的細胞，或製造及使用涉及較複雜之體外操作（例如增殖、分化等）者。這類細胞產品之管理是以優良製造規範（cGMP）加上『捐贈者合適性』（21 CFR Part 1271 subpart C: Donor eligibility）為依據。因為整體而言，除了『捐贈者

合適性』屬於細胞或組織產品特有之外，優良製造規範（cGMP）可以涵蓋大部份之優良組織規範（21 CFR Part 1271 subpart D: cGTP）的範疇。

至於歐盟 EMEA，雖然不同於美國 FDA，並沒有明定分級管理制度，但是在細胞治療法規中，亦針對風險性不同的細胞產品，訂定有不同程度之考量與重點說明。

三、我國細胞治療人體試驗法規環境暨人體試驗概況

不同於歐美法規將細胞治療產品定位為藥品（生物製劑），我國是以醫療技術視之。因此，人體細胞組織優良操作規範（cGTP）、藥品優良製造規範（cGMP）、藥品非臨床試驗優良操作規範（GLP）、及藥品優良臨床試驗規範（GCP）等法規，應如何適用，於衛生署『體細胞治療人體試驗申請與操作規範』中沒有清楚規範。然而國內對於細胞治療產品，雖然沒有和美國 FDA 一樣的分級管理制度，但是，對於申請細胞治療人體試驗的機構，衛生署已經開始進行『人體細胞組織優良操作規範』之訪查與輔導。至於細胞產品若要往商業化方向發展，申請查驗登記的時候，是否必須符合藥品優良製造規範（cGMP），則有待衛生署進一步的規定。

國內從事細胞治療相關產品研發及人體試驗的機構並不多，主要為醫學中心（如台大、長庚等）、生技產業公司、及國衛院、工研院等研究單位。細胞治療產品，則包括造血幹細胞（CD34$^+$）、間葉幹細胞（Mesenchymal stem cell）、樹突細胞（Dendritic cells）、毒殺性 T 細胞（Cytotoxic T cells）等。治療疾病之領域以神經內科（例如腦中風）、婦產科（子宮頸癌）、腫瘤科（肝癌、肺癌）、眼科（角膜受損）、及骨科（膝關節軟骨修復）等為主。比較常見的方式是採取病人自己的週邊血液或骨髓，進行細胞增殖及活化，以得到特定的細胞族群，再輸回病人本身。一般而言，除非細胞回輸之方式及／或部位有特別的考量，此類產品的安全性考量較少，臨床上也可避免異體排斥現象的顧慮。目前，我國已有數個細胞產品進入人體試驗階段，正等待安全性及／或療效性的證明。

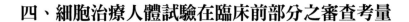

四、細胞治療人體試驗在臨床前部分之審查考量

　　細胞產品有很多種類，例如免疫細胞療法中，血液單核細胞活化成的自然殺手細胞（Natural killer cells）、由細胞株或病人腫瘤所製成所謂的癌症疫苗（Cancer vaccine）、由關節軟骨分離及增殖用以修復關節的軟骨細胞（Chondrocytes）、或是為了減少異體排斥性而以某些高分子包覆之蘭氏小島細胞（encapsulated islets）等。

　　細胞來源可以是病人本身即所謂的自體來源（Autologous），或來自其他捐贈者即同種異體來源（Allogenic），或其他物種即異種來源（Xenogenic）。自體來源的細胞，例如衍生自血液、骨髓、肝臟、脂肪組織等之幹細胞，可塑性及增殖力雖然不如一般咸信具有多能性分化能力的胚胎幹細胞，但是比較沒有人體使用倫理之爭議。缺點是每一次製造的細胞產品皆來自個別病人，由於病人個體及病程差異的關係，細胞品質較不容易有一致性，培養所獲得的細胞數量亦有限。

　　相對的，異體來源的細胞，例如胚胎組織，則較有倫理道德的爭議性，捐贈者是否帶有病源體也必須注意。優點是細胞品質均一性及細胞數量較容易掌控，但臨床使用時，必須藉由免疫抑制藥物來控制接受者之排斥反應。異種來源的細胞，考量上與異體細胞相似，也須要免疫抑制藥物來控制接受者之排斥反應，除此之外，更有跨種病源體感染之疑慮。

　　面對如此多樣性的細胞產品，法規審查自然必須依照細胞的來源、種類及特性不同，而有不同程度的考量。例如異體來源之細胞產品，比起自體細胞產品，就需要多考慮捐贈者的合適性；同樣是自體細胞，經過體外培養之產品，比起分離純化後直接使用的產品，製造程序及管控就比較複雜，也比較容易被污染；某些細胞產品使用前會被冷凍保存，就必須注意冷凍前和解凍後細胞的活性，及活細胞的數目的是否改變。由此可見，細胞產品製造過程越是複雜，對於細胞品質管控的法規要求也相對增加。

　　細胞治療人體試驗與一般藥品臨床試驗的規範邏輯是一樣的，都是隨著試驗的進展（第一、二、三期），對於細胞產品規格的建立與製造程序之管控的要求，逐漸趨於嚴謹。概括來說，第一次使用於人體（第一期人體試驗）

之細胞產品，「化學、製造與管制」」（Chemistry, Manufacturing, and Control, CMC）方面注重的是細胞來源（捐贈者）之選擇，及與安全性相關之產品規格與管控（例如無菌測試等）的建立。細胞操作場所（硬體及軟體）需注重防止污染之程序與監控。無論細胞來源為自體或異體，或細胞是否經過體外操作（例如增殖、改造等），細胞產品的製造場所均須符合衛生署所制定之『人體細胞組織優良操作規範』。

　　不管人體試驗細胞治療產品是以藥品或醫療技術定位，細胞品質（包括安全性）都是最根本之要求。良好的細胞品質管控，牽涉到細胞來源種類、培養（增殖、分化、改造）過程、臨床給予方式、保存、標示、包裝、及運送等環節。關於這點，歐盟 EMEA 於 2001 年所公告之細胞治療審查重點（Points to consider on the manufacture and quality control of human somatic cell therapy medicinal products, 2001, EMEA），以及美國 FDA 於 2003 年所公告的一則細胞產品之 CMC 審查法規草案，在細胞產品來源、製造過程及管控、所有補助性物料品管、細胞的規格、乃至於細胞產品之標示與運送程序，皆有清楚之規定及說明，提供了人體試驗機構及法規單位很好的參考。

　　除了細胞產品品質資料，試驗單位亦需提供足夠資料，例如已發表之相關文獻，及／或臨床前研究（例如動物試驗）等，以支持臨床使用的理論基礎，及劑量選擇與細胞給予方式的根據。除此之外，適當的體外試驗或動物模式，更可用以支持細胞產品之功能性及療效。

　　如果細胞來自異體，或經過高度的體外操作，甚至被外來基因改造過，這類細胞產品的特性、進入體內後的表現及分布性，可能已被改變而不同於原有之細胞，因此需要提供動物毒性試驗，作為安全性評估之考量根據。設計動物毒性試驗時，雖然藥品的動物毒性試驗模式，例如試驗設計、試驗動物的選擇及投與劑量等原則，並不完全適用於細胞產品的毒性試驗，但仍有相當參考價值。其次，由於人類細胞與試驗動物之間的排斥性，一般需要使用免疫缺陷的動物為試驗模式。但是，仍應盡量選擇合理之方式來探討細胞產品的安全性，尤其是對於某些細胞是否會在體內不正常增生而造成腫瘤，更是需要毒性試驗來測試。

總而言之，申請細胞治療人體試驗除了試驗計劃書外，也需要提供相關資料暨文獻，以證明細胞產品之品質一致性及安全性，下表乃列舉一些可供參考的非臨床部分基本法規，以作為申請自體或同種異體的細胞治療人體試驗資料準備的參考：

人體試驗計畫書	參考法規
申請程序暨計畫書內容	衛生署《體細胞治療人體試驗申請與操作規範》，2003
細胞品質相關資料	Guidance for reviewers: Instructions and template for chemistry, manufacturing, and control (CMC) reviewers of human somatic cell therapy investigational new drug applications (INDs), 2003, draft, US FDA Draft guidance for industry: Eligibility determination for donors of human cells, tissues, and cellular and tissue-based products (HCT/Ps), 2004, US FDA 衛生署《人體細胞組織優良操作規範》，2002 衛生署《體細胞治療人體試驗申請與操作規範》，2003
非臨床安全性相關資料	ICH S6 Document: Preclinical safety evaluation of biotechnology-derived pharmaceutical, 1997 Guidance for industry: Guidance for human somatic cell therapy and gene therapy, 1998, US FDA

五、結語

　　比起藥品的發展，細胞治療的臨床效用尚未有重大突破，加上建立一符合規範的細胞製造場所，除了硬體設備外，在人力資源、設施管理、環境管控及維護方面，更是重要且花費不貲。且目前國內之人體試驗規模都不大，各個醫學中心或研發單位要分別建立符合規格之細胞製造場所，實在不容易。因此，醫研及生技產業界投入細胞治療人體試驗的意願相對較低。

　　相對的，歐美由於細胞治療的技術層面及治療概念都一直在發展進步中，每一年研發及試驗機構與法規單位皆有數個交換意見及互相請益之討論會，例如細胞治療國際年會（International Society for Cell Therapy）或體細胞治療座談會（Somatic cell therapy symposium）等，進而落實了細胞治療管理及相關法規的訂定，法規審查的尺度及重點也漸趨明朗化，因此更促進了歐美細胞治療相關科學研究及人體試驗的進展。

　　我國在這方面雖然發展較慢，但是，隨著國內外細胞治療人體試驗的進展與交流，相信也有迎頭趕上、並駕齊驅之日。

（本文曾刊載於醫界聯盟臨床試驗中英文季刊 2006）

醫療器材臨床試驗之
法規管理與國內現況

盧青佑

一、前言

　　生技產業是二十一世紀的明星產業，醫療器材又為生技產業中極為重要的一環，由於我國電子相關產業（如電子、資訊、機械、化工）已奠定深厚紮實的基礎，故將其成熟技術應用於醫療器材產品之研發，具有相當之優勢，因此醫療器材產業已被列為政府重點鼓勵的產業。

　　由於醫療器材產品少量多樣化的特色，且產品依風險等級分為三級，相較於藥品上市前均須執行臨床試驗，醫療器材只有第三等級和部分的第二等級產品上市前需執行臨床試驗，來支持其臨床安全性及有效性。因此產品上市前是否需執行臨床試驗，臨床試驗的規模以及受試者人數的選擇，常困擾著業者。

　　醫療器材與藥品的臨床試驗最大的區別，其臨床試驗不分 phase I，phase II，phase III and phase IV，因此國內業者常有錯誤的認知，認為只需要執行一個臨床試驗就可以辦理查驗登記。其實不然，當我們檢視醫療器材產品的生命週期時，醫療器材之臨床試驗與產品之研發階段，也存在著不同形式的臨床試驗，與藥物不同階段的臨床試驗只在於名稱不同罷了。

　　醫療器材產品依研發時程分為五階段：概念期（Concept），原形期（Prototype），前先導期（Prepilot），先導期（Pilot）和量產期（Production）。在原形期的階段，執行臨床前測試包括生物相容性來證明材料（Material）的生物安全性以及動物試驗以評估產品設計的有效性。臨床試驗通常包含在

後四階段，依臨床試驗的目的，可分為先導性試驗（Pilot study），可行性試驗（Feasibility study）、樞紐試驗（Pivotal study）和上市後監視試驗（Post-market surveillance study）。在原形期的階段執行先導性試驗，其目的是為了幫助設計下定義（Design definition）。進入前先導期的階段，執行可行性試驗，受試者人數通常不超過 10 人，最多 20 人，此階段非著重在產品之安全性及有效性之證明，目的為確認產品的設計及規格是否適當，是否具有研發之價值，若產品未達預期之效能，可行性試驗中允許產品做部分修正，也有終止該產品之研發之可能性，另外可行性試驗的目的也可用來計算病人樣本數。最後進入先導期的階段，執行樞紐試驗以證明產品的安全性、有效性及產品的品質。

二、歐美醫療器材臨床試驗試驗法規環境

由於國內醫療器材法規主要參考美國藥物食品檢驗局（Food and Drug Administration, FDA）的法規標準，因此衛生署相關法規單位及國內業界與研發單位，對於美國 FDA 的法規環境較為熟悉。

為了證明醫療器材產品安全、有效和符合臨床的實用性，臨床數據對於少部分的 510K 和大部分 PMA 申請產品上市時是必需的。執行醫療器材臨床試驗（Investigational Device Exemption, IDE），須符合美國聯邦法規第 21 類第 82 部（21 CFR 82）的管理。所有醫療器材臨床評估（減免者除外）均需要得到 IDE 核准，方可執行。且進行醫療器材臨床試驗應遵守赫爾辛基宣言（Declaration of Helsinki）保障受試者健康福祉，遵守醫療器材優良臨床試驗規範（Good Clinical Practices, GCP），以確保試驗設計合乎科學性和倫理考量，及試驗品質與數據之可信度和完整性。

執行醫材臨床試驗，首要步驟先釐清該醫療器材產品是否具有顯著的危險性（Significant-Risk（SR）or Non-Significant-Risk（NSR）），是否須執行臨床試驗，業者可參考美國 FDA 在 1986 年公告、1994 年更新之法規「Guidance on Significant and Non-significant Risk Device Studies.」來判斷該

產品是否須執行臨床試驗。若屬於 SR 產品，則 IDE 的申請是必須的，然而，屬於 NSR 之醫材，雖不用向美國 FDA 申請 IDE，在 21CFR 82 的管理下，仍需遵循 IDE 的法規精神；人體試驗委員會（Institution Review Board; IRB）的核准，適當的受試者同意書，試驗進行中持續監控與紀錄和不良副作用之通報仍是必須的。若業者考量將來申請 PMA 或 510K 時，FDA 認為臨床試驗設計不適當，因此不論醫材產品屬於 SR or NSR，美國 FDA 均鼓勵業者在執行臨床試驗前，計畫書最好還是先與美國 FDA 的 ODE（Office of Device Evaluation）部門官員討論，為此美國 FDA 特別設立了 Pre-IDE meeting 的機制。

但是有部分醫療器材產品可免除 IDE 的申請，例如已合法上市之醫材的臨床試驗；非侵入性，且檢體取樣之過程無顯著風險性之診斷用醫材（體外診斷試劑）；動物用醫材；實驗室用醫材，但產品之仿單標籤須註明試驗動物研究用之醫材或該醫材不用於人體。上述產品雖免除 IDE 申請，但是否需要 IRB 核准及受試者同意書，視情況而定，試驗開始前可先諮詢人體試驗委員會。

美國 FDA 對於醫療器材臨床試驗申請的文件要求，主要包含：(1)申請者之姓名及地址；(2)臨床試驗計畫書，包含試驗目的、風險評估、器材之描述、監控機制（藥物不良反應通報）以及報告，且須由試驗委託者、計畫主持人及協同研究人員簽章；(3)受試同意書；(4)人體試驗委員會之意見；(5)試驗機構；(6)仿單標籤（Labeling）：需註明僅供臨床試驗用；(7)試驗主持人手冊（Investigator brochure）：需包含試驗醫療器材品質（包含製程、管控、包裝及儲存）；安全與有效性之臨床前資料；相關之參考文獻；先前執行之臨床試驗數據。

歐盟醫療器材管理系統由歐洲議會（European Council, EC）指令（Directives）管轄，其分類分級不同於美國 FDA。美國 FDA 是以正面表列的方式將所有醫療器材逐項表列出來，而歐盟則採取分級系統控制之方式管理，實際應用上具有經濟、公正、快速之優點。歐盟之醫療器材分類分級原則，是依產品設計及製造對人體可能潛在的危害、與人體接觸時間長短、及侵入局部或全身系統之程度，分為第一類低風險或危害 Class I（Low risk），

例如：檢診手套；第二類低至中等風險或危害 Class II a and II b（Medium risk），例如：手術手套、血袋；第三類高風險或危害 Class III（High risk）。且分別由三項指令管理，主動式植入醫療器材由 Active Implantable Medical Devices Directives（AIMD; 90/385/EEC）管理，非主動式非植入醫療器材由 Medical Devices Directives（MDD; 93/42/EEC）管理，至於體外檢驗試劑則由 *In Vitro* Diagnostic Devices（IVDD; 98/79/EC）。凡輸入歐洲市場之產品必須取得產品 CE 認證，產品上市前的審查由 notify body 負責，然醫療器材臨床試驗（Clinical investigation）與產品上市後的監督與調查則由歐盟各會員國衛生主管機關負責。

三、我國醫療器材臨床試驗法規環境暨概況

　　由於過去我國醫療器材大都仰賴進口，且該項產品若有美國和歐盟的核准上市，審查標準則採取較為寬鬆的法規標準，可以引用國外之臨床數據來辦理查驗登記，因此醫療器材臨床試驗法規環境，十分不完整。但如前所述，台灣的精密工業技術不斷提升，電子相關製造業有非常深厚之基礎，因此政府致力使台灣成為生醫科技島的同時，醫療器材產業被列為重點產業。故建構健全之醫療器材法規環境，並輔導利基醫材研發成功早日上市，為當務之急。

　　我國醫療器材之分類分級主要參考美國 FDA，依風險等級分為第一等級、第二等級和第三等級。只有第三等級和部分的第二等級產品上市前需執行臨床試驗，來支持其臨床安全性及有效性，若該項產品在美國和歐盟已核准上市，可引用國外之臨床數據來辦理查驗登記。但若屬於國內之新醫療器材或國人自行研發之產品，則可能被要求進行國內之臨床試驗。衛生署藥政處日前已公告醫療器材優良臨床試驗規範草案、醫療器材臨床試驗申請書格式及所需檢附之相關文件。

　　有關於醫療器材臨床試驗規範的制定，主要遵循 ISO 14155 的精神，內容與藥品優良臨床試驗規範有 90% 相似。重點是要求醫療器材臨床研究應

符合下列要項：確保試驗設計合乎科學和倫理的考量；應遵守赫爾辛基宣言，保障受試者或病患之健康福祉、隱私權與安全；臨床試驗前應取得病患的同意書，試驗尚未核准不可有受試者進入試驗；對於試驗計畫書的設計、執行的理由、計畫查核點、假說、盲性試驗、隨機取樣、清除期、基準量測、暴露量評估、取樣數目、試驗方式、時程控制、風險分析等，均應確實規劃並予以監測執行；確保臨床試驗每一步驟的程序都被完成，以取得足夠科學性有效的佐證資料與數據（Valid scientific data），；試驗資料應被妥善紀錄、保存，報告、解釋與修正；臨床試驗的不良事件和嚴重不良反應需確實通報，並進行必要之後續追蹤。

　　目前國內醫療器材臨床試驗需經由衛生署及人體試驗委員會核准通過後，方准予執行，惟醫療器材臨床試驗計畫書可平行送醫院人體試驗委員會及衛生署審查。財團法人醫藥品查驗中心自民國 94 年開始接受衛生署藥政處二科的委託負責醫療器材臨床試驗的審查。

四、醫療器材臨床試驗在臨床前部分之審查考量

　　申請醫療器材臨床試驗除了試驗計劃書外，也需要提供相關資料暨文獻，以證明產品之品質及安全性。因此臨床前審查的重點包含製造與管制及非臨床安全性評估：生物相容性。臨床前試驗須符合優良實驗室操作規範（Good Laboratory Practice, GLP）。

1. 製造與管制

　　　臨床試驗是產品的設計確認及確效（Verification and validation）非常重要的一環，故醫療器材臨床試驗雖免除品質管理系統（Quality System）要求，但產品在設計及研發階段，為確保產品符合特殊設計需求，應遵循設計管制（Design control）流程。

　　　設計管制的重點強調使用者需求（User needs）、預期使用效能（Intended Use）、產品規劃（Product plan）、設計輸入（Design input）、設計程序（Design process）、設計輸出（Design output）、設計驗證（Design verification)、設計確效（Design validation）、設計審查（Design review）及設計變更等之設計活動，應有相互連貫之驗證確認關係。在臨床試驗申請時，不需提供設計管制相關文件，製造商應於產品啟始程序中，將特定之要素有系統的結合並予以文件化，保存於廠內之歷史檔案中，必要時提供查核。臨床試驗申請時在製造與管制部分，只須提供醫材之設計及繪圖、設計原理、材料的描述、化學及物理特性、規格、功能性測試、確效、軟體、仿單及操作說明、安全性設計包括機械危害、游離輻射、熱、火災、電極、電磁相容性、單一元件失效、人為操作疏失、結構安全、警示系統等資料。

2. 生物相容性

　　新的侵入性醫材產品在使用於人體前，必須進行生物性評估，以確保產品與人體接觸後，材質不會釋放有毒物質，造成局部或全身性細胞毒性、致癌性及生殖毒性。

　　一般來說，生物相容性測試包括(1)急性、亞急性及慢性毒性測試；(2)皮膚、眼睛及黏膜刺激性試驗；(3)敏感性試驗；(4)血液相容性；(5)生殖毒性試驗：為試驗藥物對動物生殖力、胚胎毒性、引起畸形胎之可能性；(6)基因毒性試驗：為測試試驗藥物是否會直接或間接影響基因的構造及其機能；(7)致癌性試驗：為確認試驗藥物在動物產生癌症的情形，並據此評估其在人類產生癌症的危險性。

　　然而，因產品之特性、預期之效能及接觸之部位不同，或基本的生物相容性測試對於某些特殊的醫療器材產品並不足以證明其產品安全性，所以有時也會針對特別的器官毒性，要求執行額外之測試項目，例如神經毒性、免疫毒性和植入試驗等。

五、結語

　　醫療保健器材為政府傾全力支持發展的產業，且目前已有國人自行研發的醫材產品出現。由於上市前須有臨床評估之數據，因此如何執行臨床評

估，對業者是極大挑戰。醫療器材研討會及產學溝通會時，最常聽到業者的抱怨，是法規單位以藥品的審查標準來規範醫療器材，而在審查醫療器材的審查員最常遇到的是廠商申請查驗登記時沒有臨床的數據，或臨床試驗規模太小，臨床數據無法支持該醫材產品之安全性及有效性，即打算申請查驗登記。

　　目前國內對醫療器材管理，相關法規尚未完善，對於建立醫療器材臨床試驗與相關產品之評估與審核機制，國內面臨以下各項之困難課題：一、缺少具有豐富經驗的審查專業人才；二、全球新興醫療技術之相關審核法規內容不全或仍有爭議；三、醫療器材除 GMP 及 GCP 公告外，尚未建立 GRP 等各項規範與準則。因此，當務之急應建立臨床試驗之嚴謹及客觀的審查及評估標準，可參照美國及歐盟的經驗，建立標準化的醫療器材審查制度及流程，並提供專業的法規諮詢服務，以協助國內醫療器材產業發展。業者對於產品查驗登記是否需檢附臨床試驗有所疑問，或不了解所應依循之法令細節，可洽詢衛生署藥政處，或由行政院生技產業單一窗口與財團法人製藥工業技術發展中心醫材組輔導，同時財團法人醫藥品查驗中心也提供諮詢機制，鼓勵廠商儘早與法規單位接觸，以減少廠商因法規不明，耽誤研發之時程。

（本文曾刊載於醫界聯盟臨床試驗中英文季刊 2006）

台灣臨床試驗嚴重不良事件 通報監測機制

邵愛玫

一、前言

　　近年來，行政院產業科技策略會議，以「臨床試驗」做為國家重點發展方向，國內臨床試驗申請數量逐年升高，其中跨國性臨床試驗更是與日遽增，在在顯示國內製藥產業腳步已漸趨國際化！

　　目前國內雖已建立嚴謹的臨床試驗審查制度，亦即試驗執行前先委由醫藥品查驗中心審查試驗藥品現有科學資料及證據，判定該試驗是否可以安全執行於人體。而試驗執行過程中，更建立嚴重不良事件通報機制，藉由前後雙重監測機制來有效控管臨床試驗之風險，以確實保障受試者之安全。

　　本文將簡介目前國內臨床試驗嚴重不良事件通報監測機制，並參酌醫藥法規協合會及其他先進國之通報規範，截長補短，提供建議方案供國內藥政單位參考，期盼藉由健全國內通報制度，以使國內臨床試驗執行品質能與國際並駕齊驅，以期降低國內部分專家學者們對於「全民皆成白老鼠」之疑慮。

二、法源依據

1. 民國 96 年 9 月《藥品臨床試驗申請須知》
2. 民國 94 年 1 月《藥品優良臨床試驗準則》（本準則實行前已依民國 91 年 8 月《藥品優良臨床試驗規範》進行藥品臨床試驗者，於本準則施行後，應依本準則之規定辦理）

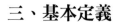

三、基本定義

　　藥品優良臨床試驗準則中，針對臨床試驗通報制度常提及專有名詞，例如：「不良事件」、「不良反應」、「嚴重不良反應或事件（Severe adverse effect, SAE）」等均有定義，惟雖提及「非預期性藥物不良反應」之名詞但未定義，專有名詞表列如下：

專有名詞	定義
藥品不良反應	《藥品優良臨床試驗準則》第 3 條第 13 款 使用藥品後所發生之有害且未預期之反應。此項反應與試驗藥品間，應具有合理之因果關係。
不良事件	《藥品優良臨床試驗準則》第 3 條第 14 款 受試者參加試驗後所發生之任何不良情況。此項不良情況與試驗藥品間不以具有因果關係為必要。
嚴重不良事件	《藥品臨床試驗申請須知》 國內「嚴重程度」僅用於規範嚴重不良事件，區分為六種嚴重程度 (1) 死亡。 (2) 危及生命。 (3) 導致病人住院或延長病人住院時間。 (4) 造成永久性殘疾。 (5) 先天性畸形。 (6) 其他需作處置以防永久性傷害的不良事件。
未預期之藥品不良反應	未明文定義。

四、國內臨床試驗安全性通報制度規定

　　依據藥品優良臨床試驗準則，彙整國內通報制度規定，如下：

■ What～何者須快速通報？

1. 根據第 106 規定，受試者發生任何嚴重不良事件，試驗主持人應立即通知試驗委託者，並儘快提供詳細書面報告。而試驗委託者獲知嚴重不良事件，應於規定期限內通報主管機關或其委託機構，並提供詳細書面資料。
2. 發生未預期之嚴重不良事件，試驗主持人應立即通知人體試驗委員會及主管機關。

■ Who and To Whom～誰來履行通報義務及通報對象？

1. 試驗主持人責任：

第 106 條：「受試者發生任何嚴重不良事件，試驗主持人應立即通知試驗委託者，並儘快提供詳細書面報告。發生未預期之嚴重不良事件，試驗主持人應立即通知人體試驗委員會及主管機關。」

第 107 條：「發生與試驗藥品安全性評估相關之不良反應或異常實驗室檢查時，試驗主持人應於試驗計畫書規定之時間內向試驗委託者提出書面報告」。

第 108 條：「發生死亡病例時，試驗委託者、人體試驗委員會與主管機關得要求試驗主持人提出驗屍報告、最終醫療紀錄及其他任何額外資訊。』

2. 試驗委託者責任：

第 106 條：「試驗委託者獲知死亡或危及生命之嚴重不良事件，應於獲知日起 7 日內通報主管機關或其委託機構，並在獲知日起 15 日內提供詳細書面資料。試驗委託者獲知死亡或危及生命以外之嚴重不良事件，應於獲知日起 15 日內通報主管機關或其委託機構，並提供詳細書面資料。」

第 109 條：「以下情形發生時，試驗委託者應立刻通知試驗主持人、試驗機構及主管機關：(i)可能危害受試者安全之新發現。(ii)影響試驗執行之新發現。(iii)影響人體試驗委員會同意試驗繼續進行之新發現。」

第 110 條：「試驗委託者應向主管機關提出最新安全性報告」。

■ When〜快速通報時間規定？（依據第 106 條規定）

1. 試驗委託者獲知死亡或危及生命之嚴重不良事件：應於獲知日起 7 日內通報主管機關或其委託機構，並在獲知日起 15 日內提供詳細書面資料。
2. 試驗委託者獲知死亡或危及生命以外之嚴重不良事件：應於獲知日起 15 日內通報主管機關或其委託機構，並提供詳細書面資料。

■ How〜如何通報安全資料？

1. 通報方式：書面通報，傳真或郵寄方式通報。
2. 通報內容：依據國內藥品不良反應通報中心所製訂的通報表格，主要通報內容應包括五大項：
   (1) 行政資料（通報者、通報來源、試驗資訊）。
   (2) 病人基本資料（識別代號、性別、年齡、身高、體重）。
   (3) 良事件情況／產品所致問題（不良事件後果、通報事件或問題之描述、檢查及檢驗數據）。
   (4) 懷疑藥品（包括西藥及中草藥）、用藥情形、可疑藥品、併用藥品）。
   (5) 試驗醫師評估藥品與 SAE 之因果關係，分為五大類確定相關（Certain）、很可能相關（Probable/ likely）、可能相關（Possible）、不太可能相關（Unlikely）、不相關（Unrelated）。
   (6) 如何處理盲性試驗的不良事件或反應？未明文規定。
   (7) 其他通報規定（解碼後試驗期間 SAE 報告規定）：依據民國 93 年 10 月 26 日衛署藥字第 0930333419 號公告之說明五：「為健全我國藥物不良反應通報資料庫，所通報有關臨床試驗之嚴重不良事件（SAE），試驗委託者於計畫執行結束後，將解碼後試驗期間之 SAE 報告函送全國藥物不良反應通報中心，並副知本署。」

五、對國內通報制度之建議：

首先在快速通報範圍方面，依照國內現行通報規定，所有嚴重不良事件均應快速通報，但這種全面快速通報的規定，並不符合國際趨勢，也未必能達到預定功能。

1. 當嚴重不良事件與試驗藥品無關時（Non-ADR SAE），由於此事件與試驗用藥（包括對照藥及安慰劑組）並不具合理之因果關係，且未達解盲標準或已解盲後為安慰劑或對照組，快速通報至法規單位並無益於採取任何法規行動。

2. 當嚴重不良反應屬於預期之 ADR 時（Expected, Serious ADR），由於臨床試驗的目的之一，本來就是為了累積此類型嚴重個案數及發生率，所以無法由單一個案分析或單一國家總發生率中看出其臨床意義，此乃屬臨床試驗中臨床試驗資料監測中心（Data Monitoring Committee, DMC）所負責跨國性整體分析之範疇，若 DMC 偵測預期性嚴重藥物不良反應之發生率持續增高，並達到具臨床意義標準，且將有可能修改主持人手冊或受試者同意書內容時，試驗委託者有義務必需立即通報至法規單位，法規單位將此臨床試驗繼續進行之風險利弊分析後採取法規行動。

3. 當嚴重不良反應並非預期之 ADR（Unexpected, Serious ADR），法規單位有可能必須立即下令暫停收案，甚至採取終止試驗等法規行動。由於國內參與人數往往相較國外占少數，因此，此類通報個案不能僅限於台灣案例，應要求台灣有參與之多國多中心臨床試驗，當國外發生此類型嚴重藥物不良反應時，試驗委託者應依相關法條同步快速通知台灣藥政單位，不應由國際醫藥新聞媒體轉述後，如此方能真正保障國內受試者的安全權益。

因此，本文提出以下幾點建議：

1. 快速通報範圍修正為針對未預期嚴重藥物不良反應（Serious Adverse Unexpected Drug Reactions; SUADRs）通報，避免通報過多不須立即處理之通報個案。

2. 若為多國多中心試驗，於其他國家所發生的未預期嚴重藥物不良反應，則建議參酌英國通報制度，要求試驗委託者須每季檢送安全性報告，列表呈現該試驗藥品所發生的未預期嚴重藥物不良反應，並須摘要任何影響參與者之安全性爭議及廠商目前評估報告。

3. 為使國內通報制度臻至完善，且避免制度更動初期國內誤判嚴重藥物不良反應預期性，針對預期性嚴重藥物不良反應部分，建議須檢送半年安全性報告，表列呈現國內預期性的嚴重藥物不良反應，並須簡要描述單一個案發生經過，且須摘要任何影響參與者的安全性爭議及廠商目前初步評估報告。

4. 建立安全年報制度（Safety annual report）：試驗執行屆滿一年須檢送安全年報，內容須列表呈現全球所有嚴重藥物不良反應（包含預期及非預期），且須摘要任何影響參與者的安全性爭議及廠商目前初步評估報告。

5. 建立緊急安全通報制度（Urgent safety measures）：試驗委託者於全球若有任何須緊急採取安全措施時，須儘快告知（立即或三天內）國內法規單位相關資訊（實施理由及採取之行動計畫）。

其次，為配合上述通報範圍之修正建議，快速通報時限之規定亦應做如下修正：

1. 當此嚴重藥物不良反應被判定為未預期時，其通報時限可維持原有規定，即：

(1) 試驗委託者獲知死亡或危及生命之嚴重不良反應（Serious ADRs），應於獲知日起七日內通報主管機關或其委託機構，並在獲知日起十五日內提供詳細書面資料。

(2) 試驗委託者獲知死亡或危及生命以外之嚴重不良反應，應於獲知日起十五日內通報主管機關或其委託機構，並提供詳細書面資料』。

2. 當此嚴重藥物不良反應被判定為預期時，則修改通報時限規定為每半年檢送安全性報告，並應列表國內所有預期嚴重藥物不良反應，簡要描述每個個案發生經過，且摘要任何影響參與者之安全性爭議及廠商評估報告。

六、結語

　　國內早期臨床試驗剛起步，為加強管控臨床試驗品質，故從嚴管理，要求臨床試驗案所有 SAE 皆須通報，藉以養成並增加試驗委託者及試驗主持人通報 SAE 之能力。而國內 SAE 通報制度已建立多年，通報量逐年升高，顯示出 SAE 通報義務性已廣被試驗委託者及試驗主持人所接受。

　　近年來，國內跨國性臨床試驗數量逐年增加，為求國內臨床試驗執行品質能與國際接軌，建議國內臨床試驗 SAE 通報制度能參酌國際相關基準做適度修正，以建立符合國內國情且能與國際接軌的安全性通報制度。

（本文曾刊載於醫界聯盟臨床試驗中英文季刊 2006）

臨床試驗之數據安全監督委員會

邵愛玫

一、前言

　　數據安全監督委員會（Data and safety monitoring boards; DSMB）為一獨立的委員會，由試驗申請者建立。於臨床試驗執行過程中或藥品研發階段，定期審查該試驗目前之數據與報告，並評估該研究是否符合科學及倫理之合理性及該試驗對受試者之風險利益比是否不再可以被接受的。數據安全監督委員會須提供試驗申請者關於該試驗是否須做修正、暫停或終止研究之建議。此委員會在國際上還沒有固定一致的名稱，也有稱為數據與安全性監測小組（Data and safety monitoring committee; DSMC）、數據監測委員會（Data monitoring committee; DMC）、獨立數據監測委員會（Independent data monitoring committee; IDMC）等。

　　隨著全球第三期大型臨床試驗數量增加，再加上對於臨床研究的倫理與科學監督要求日趨嚴格之情勢，數據安全監督委員會儼然已成為臨床研究中不可獲缺的組成，且其職責也愈顯重要。本文將對數據安全監督委員會做詳實之介紹，並了解其在臨床研究中所扮演之重要性。

二、數據安全監督委員會之歷史：

　　成立數據安全監督委員會的概念最早是在 1960 年代提出，首次見於由美國聯邦政府機關贊助（例如：美國國家衛生研究院），且以改善存活率或降低嚴重臨床疾病（例如：急性心肌梗塞）危險為主的大型臨床研究中。直

到最近幾年，隨著試驗規模日趨龐大、試驗期間越來越長，再加上參與國家越來越多，才有一些由藥廠贊助的大型臨床研究逐漸開始建立數據安全監督委員會之監督機制。

三、數據安全監督委員會之成立時機：

設立數據安全監督委員會之目的，主要是為了確保臨床試驗過程中受試者安全能受到充分保障，特別針對安全疑慮較高之情況時，可以定期分析累積之資料，及時避免受試者安全受到危害。一般建議大型、長期、多中心之臨床試驗，若具有下列一種或一種條件以上情況時，須成立數據安全監督委員會：

1. 觀察指標可能呈現極好或極差之臨床意義結果，或甚至可能發現試驗藥品無效，而於期中分析結果出爐後提前終止試驗進行。
2. 具特殊安全疑慮之理由，例如發現試驗藥品缺乏療效。
3. 先前研究資訊顯示該試驗藥品可能對某種器官系統造成嚴重毒性。
4. 執行於潛在易受傷害之群族，例如孩童、孕婦、老人族群或其他易受傷之族群（例如：重病或心智能力減弱）之試驗。
5. 執行於致死危險性或其他嚴重臨床結果之疾病族群之試驗，即使主要研究目的為較輕微的臨床結果。

整體而言，對於第一期、短期、非盲性的臨床試驗，或人體使用經驗豐富之藥品，多數不需要成立數據安全監督委員會，但仍需依賴人體試驗倫理委員會來定期審查評估試驗之安全性。

四、數據安全監督委員會之組成：

數據安全監督委員會由一群獨立的外部專家們所組成，組成人員須視該臨床試驗分期、試驗潛在醫學議題、試驗設計及分析方式複雜性，以及試驗本身潛在的危險性等因素決定。

　　基本成員至少應包括該試驗藥品治療領域之臨床專家、一名以上的生物統計學家，以及對於試驗執行及方法學有經驗之試驗主持人等三名。除了須具備該試驗藥品宣稱治療領域的醫療知識外，更須有臨床試驗執行的實務經驗及瞭解臨床試驗之限制及問題。為加速數據安全監督委員會之工作成效，建議數據安全監督委員會主席以具有任職於 DSMB 之經驗者為佳。

　　一般認為，數據安全監督委員會運作與試驗委託者完全獨立分開較為理想，但實務上難以達成。因為其組成成員多為試驗委託者指派，並且須時常與試驗主持人及指導委員會（Steering committee）合作，且其成員經費多為試驗委託者贊助。但仍應避免可能的既得利益衝突（Conflict of interest），例如：可能與研究結果有關之財務利益或刊登研究結果之作者等。

　　雖試驗委託者負責建立數據安全監督委員會，但不應影響數據安全監督委員會於研究過程中審查評估累積數據之能力及做決策之獨立性。試驗委託者給予數據安全監督委員會成員的報酬金額亦應合理。

五、數據安全監督委員會之運作方式

1. 建立數據安全監督委員會之章程，以減少試驗偏差：

　　數據安全監督委員會可以非盲性方式取得臨床試驗持續累積的數據，暗示著可能會產生試驗結果提前洩漏之偏差，因此，數據安全監督委員會需事前建立完整、透明化之標準操作作業流程規範，亦即訂定數據安全監督委員會之章程，該章程應指明數據安全監督委員會所擁有的權限、職責、如何運作的操作規章、如何保持試驗之完整性、與其他試驗研究相關單位交流溝通方式、決策程序，必要時還須說明試驗委託者、研究者、研究統計學者、倫理委員會及衛生主管機關之關係。

2. 定期召開數據安全監督委員會之會議：

　　數據安全監督委員會之正式會議共分為三階段：第一部分為開放階段（Open session），參與者為臨床團隊成員，包括試驗主持人及能與數據安全監督委員會一同審查試驗數據的統計學家。第二部分為未開放旁

聽階段（Close session），參與者包括數據安全監督委員會成員、協同試驗之中心或處理該試驗的統計學家。該統計學家需報告，並與數據安全監督委員會成員討論。第三部份為最後政策執行階段（Executive session），參與者僅限具投票權的數據安全監督委員會成員，將會討論整體試驗目前執行問題及所有初步研究結果（包括毒理結果及不良事件），並對該臨床試驗做適當建議事項（修正計畫步驟、增加監測機制、暫停或終止試驗等），必要時可由投票決定。

3. 數據安全監督委員會可能之建議：

1. 繼續依照目前計畫書之試驗設計及統計分析方法進行試驗。
2. 須依據數據安全監督委員會之所提修正事項進行。
3. 因安全因素需立即暫停試驗，且數據安全監督委員會將建議一個降低參與者傷害之追蹤計畫。
4. 先暫停收納新的受試者，但已進入試驗的受試者仍可繼續進行，直到數據安全監督委員會認為該問題已經澄清時，才能重新收納新的受試者。
5. 終止試驗進行，理由如下：
   (1) 因治療組療效顯著，較預期提前呈現（Early stopping）。
   (2) 進一步的數據蒐集對於達成試驗目標並無幫助。
   (3) 任何阻止試驗完成的新發現。
   (4) 試驗執行產生無法修正的結構性問題時。

六、數據安全監督委員會之存在價值（依實際案例舉例）

　　臨床試驗為藥品研發重要階段，試驗藥品對於受試者所產生的風險與利益關係隨著試驗進行而變動，而數據安全監督委員會是唯一能以非盲性方式，全面性審查試驗進行中所有數據的單位，故能真正第一時間針對該試驗是否繼續執行或需修正試驗設計提出及時建議。

案例一：數據安全監督委員會對於觀察指標結果呈現極好之臨床意義結果，而提出提早結束試驗之建議，例如：商品名 Nexavar® （含有主成分 sorafenib）

2007 年 2 月 27 日拜耳藥廠宣布其數據安全監督委員會審查 Nexavar® 於治療晚期肝細胞癌（hepatocellular carcinoma, HCC）或原發性肝癌病患進行之第三期關鍵性試驗的安全性及療效性資料。根據該試驗的期中分析結果，數據安全監督委員會認為該試驗已達到主要目標，亦即服用 Nexavar® 患者之整體存活率（Overall survival; OS）明顯優於安慰劑組，而且觀察到實驗組（Nexavar）與對照組（與安慰劑）之間的嚴重不良事件發生率並無顯著差異。基於這些結論，獨立數據監督委員會建議可以提早結束本試驗。若該試驗仍繼續進行，對於安慰劑組受試者而言，因為使其失去較佳的醫療選擇機會，被認為不符合倫理原則。

案例二：數據安全監督委員會對於執行於潛在易受傷害之族群（孩童）的臨床試驗，作出繼續進行之建議，例如：輪狀病毒疫苗商品名 Rotarix®。

民國 94 年 1 月 13 日國內發生一例疑似接種輪狀病毒 Rotarix® 疫苗而發生嬰兒猝死症，國內雖然暫停收案，但全球並未因此暫停收案，主要原因為該試驗設有數據安全監督委員會監控受試者之安全，於非盲性情況下，比較分析該疫苗與安慰劑二組的嬰兒猝死症比例並無統計學上有意義之差異，故全球並未因臺灣暫停收案而全面停止。而國內法規單位曾要求須解盲以釐清死因，試驗委託者並未採納。後經法醫相驗後判定為死於嬰兒猝死症（Sudden infant death syndrome），才排除與疫苗相關，該試驗得以國內重新收案。

案例三：數據安全監督委員會對於具特殊安全疑慮之試驗提出暫停收案的建議。例如：商品名Avastin®（含有主成分Bevacizumab）

　　Avastin®用於第三期大腸癌手術切除後預防復發之適應症之臨床試驗（AVANT）中，由於該試驗為預防性治療，須更謹慎考量試驗族群接受治療時，所承受之風險利益比是否合理，而Avastin®在先前之臨床試驗中已觀察到一些安全問題，也許會使此類病患冒更大風險，故需成立數據安全監督委員會來密集監測試驗之進行。該試驗之數據安全監督委員會建議暫停收案，主要基於二個原因，第一個原因是觀察到XELOX®/Avastin®組相較於其他二組（FOLFOX® and FOLFOX®/Avastin®）有較高之死亡率，且於XELOX®/Avastin®組之七例死亡案例中，有四例為突然猝死症，其中三位皆為較年輕族群，由於若不接受預防治療者其所冒之風險明顯小於接受預防治療（突然猝死症比例上升），故有必要立即暫停試驗來進一步評估該藥品之風險利益關係；第二原因為收案速度太快（每個月超過200位受試者加入），且各組追蹤時間不同，追蹤期間也不夠久，導致無法有效且及時針對可能產生的不良事件做預防，故先暫停收案，以使數據安全監督委員會至少能進行60天的安全資料審查。

七、數據安全監督委員會之國內現況規定

　　國內於民國94年1月6日所公告發布之《藥品優良臨床試驗準則》第44條中規定：「試驗委託者得設立獨立數據監測委員會，以定期評估安全性數據、重要療效指標等臨床試驗之進展。獨立數據監測委員會得建議試驗委託者繼續、修正或終止此項試驗。獨立數據監測委員會應建立書面標準作業程序，並保留所有會議之書面紀錄。」，此項規定基本上與美國及歐盟原則相同，並不強制規定執行臨床試驗皆須建立數據安全監督委員會。

八、結語

　　近年來，許多大型隨機雙盲臨床試驗設置數據安全監督委員會之比例越來越高，約略比起過去 10 年來增加 2 倍之多，特別是針對受試者參與人數較多、多中心（國家）試驗、以存活率為主要療效指標或相對需要較長時間才能完成等試驗。

　　於現今藥物研發蓬勃發展之時，臨床試驗設置數據安全監督委員會之概念逐漸形成，且普遍為試驗委託者所接受，不啻是對參與臨床試驗之受試者安全更增加另一道保護機制！

　　（本文曾刊載於醫界聯盟臨床試驗中英文季刊 2007）

第三篇　科學考量

第一部份　臨床前（Preclinical Section）

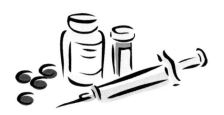

支持新藥臨床試驗進行的臨床前要求

葉嘉新

一、前言：從藥物的發現到上市許可

　　一個新穎藥品的產生，須歷經從藥物的發現到上市許可的一連串過程。首先需有疾病治療目標的確認（Identification of therapeutic target）與引導藥物的鑑別與最佳化（Lead identification and optimization），然後才可能發展為藥物的候選者（Candidate）。現今治療標的的確認，可藉由基因體學（Genomics/ genetics）與蛋白質體學（Proteomics）的研究成果而大有斬獲；引導藥物的來源可為化學合成的小分子、生物技術或自然產物所得，而引導藥物的最佳化試驗則包括簡易的毒理、代謝與藥理試驗等。然而，此時的藥物候選者並非可直接運用於人體，尚需通過各種臨床前的試驗與研究，方得據以支持其藥物發展的最重要過程—臨床試驗的進行。唯有歷經充分的臨床試驗，來證實此試驗中新藥（Investigational New Drug, IND），具有治療其所宣稱適應症的臨床有效性與合理安全性，方得向代表公權力的法規單位申請新藥上市許可（New Drug Application, NDA，在我國稱為新藥查驗登記），經審查核發藥品許可證後，於一般醫療體系流通，用以治療或預防疾病。從美國新藥研發的經驗可知，一個新穎藥物，從藥物的發現到上市許可，須歷經約 10-15 年與約需 8 億美元資金的研究發展，才能從超過 1 萬個引導藥物中，經過層層的考驗與篩選，產生出一個獲得美國藥物食品管理局（Food and Drug Administration，通常簡稱 FDA）上市核可的新藥。

　　本文為概括性的介紹在新藥的發展中，用以支持其進行臨床試驗所需臨床前試驗與研究的要求及其內涵。

二、臨床前科學在臨床試驗所扮演的角色及其作為

　　新藥臨床試驗為新藥研發中最關鍵的過程，唯有良好的臨床試驗品質與其數據的完整可靠性，才有獲得申請國家法規單位批准上市的可能。基於赫爾辛基宣言，保障人類的人性尊嚴，對於任何新藥臨床試驗的進行，都必須確保受試者的安全與權益，而其安全性的保證與權益的維護，乃基植在其試驗藥物的製造品質、合理安全性與可能有效性。新藥臨床試驗的審查，乃法規科學（Regulatory science）的充分展現。蓋代表公權力的法規單位，對新藥臨床試驗的審查與要求，都必須有明確的法令規範，以利於申請者（Sponsor）可事先確知其所受的規制內容。但新藥進行臨床試驗所展現的高風險、高門檻與未來不確定性，又必須要有符合嚴謹邏輯，與要求實證的科學研究來解決各種疑慮，由此結合法規與科學的新興學門─法規科學─因應而生。所謂法規科學乃符合法制規範的實證科學，其以法令制度為經、實證科學的要求與評估為緯，交織出現今法規單位審核評估新藥臨床試驗的依據與作為。

　　臨床前科學基於上述的原理原則，在新藥臨床試驗的要求，其首要的目的為確保使用於臨床試驗的試驗藥物必須是安全與有效的。申請者，可能為試驗研究者、藥商或其委託代理者，應提供充足的試驗研究資料來滿足此要求。所謂充足試驗研究資料的提供，特別著重在試驗藥物的品質與安全性部分，包括滿足法規的要求，亦即須符合政府基於保護人民立場所制定的法令規範，與針對其個案做科學性考量，提供適當必要之實證科學數據。

　　在法規部份，世界各國對於臨床試驗的管理均有其權責單位與法令規章。以我國為例，主管新藥臨床試驗的政府機關為行政院衛生署，而藥事法施行細則第五條明文要求「非販賣之研究、試製之藥品，應備有研究或試製紀錄，並以無商品化之包裝者為限」。衛生署依據此項規定，制定了「申請藥品臨床試驗計劃案應檢附資料」的法規命令，明確規範申請者應至少提供(1)藥品特性資料（藥品物化性質、毒藥理作用、藥物動力學等非臨床及臨床試驗資料）或主持人手冊；(2)製造管制標準書、批次製造紀錄、

主成分及成品檢驗規格成績書及安定性試驗等，並明文必要時得要求檢送其他資料。

在科學考量部份，本文以下各段將簡要介紹臨床前科學的內容與意涵，以及支持在各階段新藥臨床試驗進行所必需的臨床前要求。需注意的是，各種臨床前的要求與評估，會因個別案件的複雜性與特殊性而有所不同，是以法規單位公佈各種臨床前試驗指導準則與指引，提供申請者就其個案所需之參考，並且鼓勵申請者針對其個案作科學性的法規諮詢與輔導，甚至是審查前會議（例如 Pre-IND meeting），以避免新藥研發過程中不必要時間與資源的浪費。

現今國內外有許多臨床前試驗指導準則與指引，國外例如世界法規協和會（International Harmonization of Conference, ICH）所公佈的品質（Quality）與安全性（Safety）的指引、美國 FDA 所公佈的各種廠商指引（Guideline for industry）與審查員指引（Guideline for reviewer）等。在我國，諸如衛生署所公佈之試驗中新藥申請基準草案、中草藥新藥 IND 申請須知、藥品非臨床試驗安全性規範、生物相等性基準與各種臨床試驗基準等。此種指引與基準的意涵與原則，可參考在「試驗中新藥申請基準草案」的前言中所敘述：「本基準之目的，在訂定申請不同階段臨床試驗所需送審的數據及資料，期使新藥研發者在清晰、一致、透明化的基礎上，明瞭如何扼要的提供數據或資訊，以進入預期之臨床試驗階段，並可依藥品特性，適時與新藥審查相關單位進行個案討論，以避免不恰當的臨床試驗，使新藥研發過程更有效率。」。

三、臨床前科學的意涵與內容

臨床前科學基本上包含四個領域：1.化學、製造和管制（Chemistry, manufacture and control, CMC）；2.臨床前有效性，包括藥理學與／或微生物學；3.非臨床安全性評估，包括安全性藥理與毒理學；與 4.藥物動力學（Pharmacokinetics, PK）。以下茲一一簡介其意涵與內容：

1. CMC

CMC 的資訊主要是描述試驗藥物其原料藥（Drug substance）與成品（Drug product）的組成、製造過程及其管控，其目的為提供試驗藥物的鑑別（Identification）、品質（Quality）、純度（Purity）、效價（Strength）與其安定性（Stability），以確保試驗藥物的品質與安全。由此，若由 CMC 資料中發現有安全性顧慮，或是數據不足以做安全性評估，將會僅因 CMC 一項就導致臨床試驗的不准予執行，甚至已核准進行中的臨床試驗也因之而暫停。此安全性顧慮例如：(1)產品由未知或不純成分製成；(2)產品所具化學結構具有或極可能有毒性；(3)藥品在擬定的試驗計畫中不能維持化學安定；(4)產品所含雜質對健康有潛在性危害，或雜質資料不足以確定其對健康之威脅等。

CMC 資料的內容，可區分成原料藥、成品、安慰劑（Placebo）與標示（Labeling）四大類。所謂原料藥，係指試驗藥物的主要活性成分，其加入賦形劑後的處方包裝即可得到試驗藥物的成品，而所謂安慰劑係指除去藥物主要活性成分，以其他賦形劑取代的成品。在原料藥部分的資訊，應至少包括其物化特性的描述、製造廠的名稱與地址、製備方法（包括如所使用的試劑原料、詳細流程與相關安全性資訊等）與可接受的規格限量與分析方法來卻保其鑑別、品質、純度與效價（如提供預計為臨床試驗使用的檢驗分析報告）。成品部分的資訊，應至少包括表列其產品組成中，所有活性／非活性的種類與數量、製造廠的名稱與地址、以流程圖表示之製造方法與包裝過程，如有滅菌過程應包括、可接受的規格限量與分析方法（如預計為臨床試驗使用的檢驗分析報告與確效試驗等），與足以支持其臨床試驗期間的安定性試驗資料（如試驗方法的簡要敘述與試驗結果，包括所使用的容器器具等）。在安慰劑部分，為達新藥臨床試驗盲性設計的目的，可能於臨床試驗中加入安慰劑的投與。在此情形下，申請者應提供安慰劑成品的必要 CMC 資料，以茲確保安慰劑使用的安全與達其目的性（例如安慰劑外觀與味道須與試驗藥物成品一致等）。最後，申請者必須提供資料證明其以無商品化的

包裝為試驗藥物的標示，例如提供影印之標示範本，在其上註明「小心：本試驗藥物只限於本臨床試驗使用」。

2. 臨床前有效性

　　臨床前有效性的資料，如試驗藥物為抗感染藥物，應提供微生物學試驗的資料；其它則應提供藥理學試驗的資料，以支持其臨床試驗所宣稱適應症的臨床使用合理性、決定最小人體使用有效劑量，與用以解釋試驗藥物在臨床試驗所觀察的現象。微生物學試驗的資訊有四個部份：(1)試驗藥物的抗感染作用機制，與其相類似作用藥物的比較；(2)由體外敏感性試驗與活體動物模式的試驗結果，所獲得之抗菌／抗病毒的種類與效價，並由此來證實試驗藥物在預計臨床試驗的有效濃度與劑量；(3)試驗藥物可能導致抗藥性的作用機制與其因應之道；(4)臨床微生物實驗室的測試方法，用以檢測試驗藥物在臨床試驗使用的有效性。

　　藥理學試驗部份，可區分為兩大類：(1)主藥效試驗（Primary pharmacodynamics），為評估藥品的作用機轉與／或在預期治療標的器官的藥理作用；(2)次藥效試驗（Secondary pharmacodynamics），評估藥品在非預期治療標的藥理作用與／或作用機轉標的。一般而言，藥理學試驗資料應至少包括體外藥理試驗與活體藥理試驗。前者如細胞株試驗，酵素交互作用試驗，接受器特異性試驗，藥物交互作用試驗，先驅物與活性分子作用試驗，平均抑制劑量／有效劑量，放射線標定／圖譜驗證試驗，立體異構物比較試驗，母藥對活性代謝物試驗等；後者如藥理／疾病模式試驗，劑量－反應試驗，治療指數試驗，先驅物與活性分子作用試驗，母藥對活性代謝物試驗。

3. 非臨床安全性評估

　　非臨床安全性評估，為用以支持新藥臨床試驗進行的臨床前要求之重要部分，包括動物毒理（Animal toxicology）與安全性藥理（Safety pharmacology）兩大類。動物毒理為在動物進行高於人體治療劑量的毒性試驗，其目的乃測

　　試試驗藥物的毒性反應，例如標的器官、劑量或暴露反應關係，毒性之復原性等，其結果伴隨著毒理動力學（Toxicokinetics）的研究，將有助於決定臨床試驗的安全起始投與劑量，及協助評估臨床試驗的臨床檢測標的。安全性藥理試驗為評估試驗藥物，在投與治療範圍的曝露量時，對生理功能的可能非預期之不良藥效，其可評估在動物毒性與臨床試驗中觀察到的不良藥效與病理生理反應，與探討不良藥效的機制，原為上述藥理學試驗的一類，但因其探究試驗藥物在治療劑量下的安全性，而與傳統的動物毒性試驗資料，並成為非臨床安全性評估的重要工具與依據。兩種試驗資料的要求皆受到法規的嚴格規範，諸如試驗動物的選擇、試驗設計、試驗劑量、試驗藥物的投與及檢測參數等。甚者，其試驗的執行必須遵循優良實驗室操作規範（Good Laboratory Practice, GLP），嚴格要求其試驗進行品質與數據資料的可靠性。

　　安全性藥理試驗包括：(1)核心群試驗（Core battery studies）：研究試驗藥物對於維生生理功能影響的評估試驗，應至少包括中樞神經系統、心臟血管系統與呼吸系統等；(2)後續與附屬試驗（Follow-up and supplemental studies）：當潛在的不良影響與人類安全有關時，必須進行適當的試驗以作探索，如比核心群試驗更深度的試驗研究，其他腎臟／生殖泌尿系統、自律神經系統、腸胃系統及其他系統之研究等。動物毒性試驗種類主要包括(1)單一劑量毒性試驗：為測試試驗藥物在 24 小時內經單一或多次投藥後所產生之急性毒性影響；(2)重覆劑量毒性試驗：為測試試驗藥物經重覆投藥後對動物可能產生之一般毒性影響，包括標的器官、劑量或暴露反應關係，毒性之復原性等；(3)生殖毒性試驗：為試驗藥物對動物生殖力、胚胎毒性、引起畸形胎之可能性及新生兒及母體授乳等影響；(4)基因毒性試驗：為測試試驗藥物是否會直接或間接影響基因的構造及其機能；(5)致癌性試驗：為確認試驗藥物在動物產生癌症的情形，並據此評估其在人類產生癌症的危險性；及(6)局部容忍性試驗：以人體臨床使用相同投藥途徑及部位，於動物進行投藥，觀察投藥部位的反應，評估其局部容許劑量。

4. PK 試驗

　　所謂 PK 試驗為代表試驗藥物之「吸收（Absorption）、分佈（Distribution）、代謝（Metabolism）及排泄（Excretion）試驗，通常簡稱為 ADME」。其試驗的目的為探討及了解試驗動物活體內對試驗藥物的影響，不僅可用於預估該試驗物質之藥效、作用的過程與機轉，同時也可經由試驗藥物在體內分佈、滯留期、濃度等數據而預估臨床試驗發生不良反應的可能性，作為選擇安全及有效的人體使用量之依據。試驗藥物在進入人體臨床試驗前須先進行動物試驗，所得的 PK 數據，可作為第一階段臨床試驗時，藥物在人體吸收、分佈、代謝、排泄過程的指引，以及作為臨床試驗與動物試驗結果之比較。

　　PK 試驗的資料應至少包括(1)吸收：了解試驗藥物的吸收範圍及速率，可以藉由血液濃度與時間之曲線圖，或血液濃度與排泄累積量之曲線圖測定；(2)分佈：檢驗試驗物質在不同器官與組織中的分佈情形，以及試驗物質之累積程度隨時間而產生的變化；(3)代謝：鑑定試驗物質及其代謝產物，並進行定量，同時測定試驗物質的代謝途徑、程度、與速率，了解試驗物質在試驗動物與人體的代謝過程之異同處。代謝試驗一般自生物檢體（如血液、尿液、膽汁與糞便）中分離出試驗物質或其代謝產物，進行定量；(4)排泄：確定試驗物質及其主要代謝產物的排泄途徑、程度、與速率。檢測項目包括：尿液、糞便、呼氣、膽汁等；(5)其他如試驗藥物對藥物代謝酵素系統的影響、評估藥物交互作用與首渡效應等。

四、用以支持臨床試驗進行的臨床前要求

　　一般新藥研發的臨床試驗區分為三個階段進行。原則上，依據臨床試驗延續性（IND process）與階梯性的特性，第一次運用在人體臨床試驗的新成分新藥（New chemical entity, NCE），最為受到臨床前的審查與要求。若已有人體使用經驗，則臨床前的要求會限縮於扣除其人體使用經驗部分，並以先前送審資料為基礎，來做科學性的法規審查與考量。例如某一試驗藥物業

已經法規單位核准進行早期的臨床試驗，代表申請者已檢送適當必要之臨床前技術性資料，如其欲以相同試驗藥物進行另一同規模、試驗設計的臨床試驗，則無重新要求申請者再次檢送臨床前資料之必要。以下以一 NCE 為例，依臨床前科學各領域，分階段簡要描述其支持臨床試驗進行所需的臨床前試驗資料：

1. CMC

在臨床試驗第一階段，申請者應提供(1)試驗藥物物化特性的摘要描述，包括試驗藥物的化學名稱、分子式、化學結構、產品組成及其處方；(2)原料藥若購自他廠，應提供供應者的名字與地址；若是內部自行合成，應提供合成簡譜與規格檢驗成績書；(3)成品部分，應提供成品的製造過程、過程中管控與／或批次紀錄；成品放行之檢驗規格成績書、安定性試驗數據與計畫書、安慰劑資料與標示內容供審。在第二與第三階段，申請者僅須提供所有更新、改變之 CMC 資料即可。

2. 臨床前有效性與非臨床安全性評估

在臨床試驗第一階段，申請者應提供(1)藥理學或微生物學等有效性試驗資料；(2)安全性藥理學試驗資料；(3)毒理動力學之藥物暴露數據；(4)在兩種哺乳類動物之單一劑量毒性試驗資料(5)適當期間之重複劑量毒性試驗，應包括一齧齒類與另一非齧齒類動物的試驗資料；(6)體外基因毒性試驗，應包括致突變性與染受體損傷（Chromosomal damage）試驗資料供審；(7)在特定情形下，應提供局部耐受性試驗資料。在第二階段，申請者應提供適當期間之重複劑量毒性試驗資料，與完整之基因毒性試驗資料。在第三階段，則應提供(1)適當期間之重複劑量毒性試驗資料；(2)生育力與胚胎發展之生殖毒性試驗資料；(3)臨床試驗所發現不良作用的機轉性試驗資料；(4)其他特殊疑慮之特別毒性試驗資料。

3. PK

在臨床試驗第一階段，申請者應提供足夠動物 PK 資料以支持其在健康受試者的 PK 試驗的研究設計，與對於生物性檢體，應提供合宜之生物檢測分析方法供審。在第二階段，申請者應提供足夠健康受試者 PK 資料以支持其在病人的 PK 試驗的研究設計。在第三階段，則應提供足夠病人 PK 資料以支持其在特殊族群或其他的 PK 試驗的研究設計。

五、結語

臨床前科學對新藥的研發，主要扮演基礎科學的推手與橋樑，使可能成為藥品的候選者，能在臨床前科學的支持下，得以運用於人體進行臨床試驗，使其藥物研發的構想得以證實（Proof of concept）。如前所述，臨床前科學的基本價值，在於確保使用於臨床試驗的試驗藥物的安全性與有效性，進而保障參與臨床試驗受試者的安全與權益。而用以支持臨床試驗進行與審核的臨床前要求，實為法規科學的具體展現。在此政府正全力發展製藥生物科技，建構台灣成為生醫科技島之際，以臨床前科學來確保試驗藥物在臨床試驗的合理使用，除有助於各種新藥研發基礎研究達其臨床運用之目的外，也將協助解決參與臨床試驗的受試者是否淪為新藥研發白老鼠之疑慮。

（本文曾刊載於醫界聯盟臨床試驗中英文季刊 2006）

臨床試驗藥品的品質及品質的審查概念

林建興

楔子

甲生想烹調一道既營養衛生又可口美味並且無害健康的牛肉燴飯給其心儀甚久的乙女吃,甲生一再地練習此食物之烹調,後來他發現了!如何可每次都可煮出一樣好吃的食物,於是他瞭解什麼是品質,如何維持品質及如何客觀評定品質。

牛肉、飯、太白粉、火、鍋鏟、水、油、時間

BSE、鎘、GMO、溫度、大小、pH、分子量、次序

一、前言

世界各醫藥先進國家,為確保上市藥品之安全性及有效性,無不明文規定應提供充分的資料,包括:化學、製造與管制、動物藥理、毒理、藥動學以及人體臨床試驗等數據,證明該藥品確具適度之安全性及功效,足堪醫療之用。其中臨床試驗更幾乎是決定藥品是否核准最重要的因素,然而上市前的臨床試驗,所使用的試驗藥品本身的安全與臨床試驗本身的設計,都是有關於臨床試驗的安全重要因素,也因此試驗藥品本身的品質須特別考量。

在討論藥品的品質前,我們可先嘗試以一般物品為例,思考日常生活中食衣住行使用的如電腦、汽車、桌子、椅子、衣服、膠水、餐點或小到寫字用的原子筆等,這些物品的製造品質的好壞是否可能有共通點。也許我們可以說,就品質的共通點而言,這些物品的品質都是決定於物品的設計與執

行。同理可推，關於藥品本身的品質，也應該包括這兩方面：製造藥物的設計與藥物製造的執行。一般而言，製造藥物的設計乃是對應於藥品審查中的化學、製造與管制（Chemistry, Manufacturing and Controls, CMC）的部份，而藥物製造的執行則可約略地相應於優良製造規範（Good Manufacturing Practice, GMP）或現行優良製造規範（current Good Manufacturing Practice, cGMP）。因此，如果單單有好的設計，然而卻欠缺有效無誤的執行及確效驗證，要獲得優良品質的藥品有如空中樓閣般的不切實際，相反地，如果欠缺對藥品製造正確的設計，而只有正確且確實的執行與驗證能力，要獲得優良品質的藥品也將是緣木求魚。總而言之，CMC 與 GMP 是確認可否獲得優良品質藥品的支柱。然而就現況而言，台灣目前對臨床試驗用藥品之品質的審查，僅有財團法人醫藥品查驗中心針對 CMC 的部份進行品質的審查。

二、臨床試驗藥品

　　如果回歸到藥物研發的情況，則在藥物研發過程中，從化合物的尋找開始，化合物合成、純化、檢驗、劑型設計發展、製造與檢驗，到臨床試驗用藥或甚至於商品化，這些過程都是屬於藥品之品質中有關製程設計的一環，也因此可看出 CMC 實質上是一路參與整個研發過程，並不斷的進行藥品改良與品質提升，而不問其臨床試驗階段。因此，如何兼顧臨床試驗的時程與藥品品質的連貫性與一致性，並考慮研發過程中有關藥品本身的機密性與藥品的品質尚待改進，將使臨床試驗用藥品的品質審查有很大的不確定性。但是為了安全，必須對臨床試驗用藥品的品質有所掌握，因此考量臨床試驗用的藥品與查驗登記的藥品在本質的差異，將有助於審查者了解審查重點，同時也可以幫助業者對藥物研發之資源作最適當的分配。

　　就 CMC 的考量項目與其要求標準而言，臨床試驗用的藥品與查驗登記的藥品，在品質的要求上，或許會有數量及程度的不同，但審查的精神卻是一樣。如果將此簡化後，可歸結於兩個問題，作為一切 CMC 問題的最終考量：其一是目前所使用之藥品的品質，若於日後要再生產時或日後才使用

時，如何確認使用的藥品具有相同品質或更優良品質的藥品，即藥品之品質的穩定性；其二是前述所稱的品質所依附的測試及其測試結果是否有意義，是否真的能區分品質的差異。

三、CMC 審查概念

CMC 的意義可解析成三部份，首先是化學 Chemistry，它是名詞而非形容詞的 Chemical，乃說明此第一部份意含著科學學理基礎，而非單純的表示是一種屬於化學的製造。此科學學理基礎即是建構在化學之中，也就是以化學的語言作為解釋的原則。更明白地說，就是利用分子的作用（不論是化學鍵結的作用或物理相互的吸引/排斥作用）來闡述為何有如此的現象發生，並作為預期未來生產成品及解釋異常結果發生的依據。因此，類似說明高速情形產生質能轉變的情形、高能料子於下可能發生的量子現象，或是測不準原理適用於不連續現象的物理學門的學理，是不會被用來作為品質審查、解釋事實現象的原則。相反地，利用生物體為研究對象而有較大差異的情形使用的生物學門的學理，及類似以問卷方式為研究方法應用於社會科學的原則，也都不適用於品質審查。

其次是製造 Manufacturing，這個名詞意含有物質轉換的意義，包括在原料藥中經由化學鍵結合成的化學作用、經由結晶純化的物理作用、或於藥品成品中分散、吸附的物理作用都屬於此範疇。因此，Manufacturing 實質上是代表變化的現象的追蹤，並包括原物料的品質狀態，所以必須將變化前後的情況與變化的條件視為此部分的重點，使製造過程中的任何一項變化，都可達到預先確認之預期結果。

最後是管制 Controls，這個複數名詞意含著對製造監控實際執行的事實，並且在許多製造過程中進行管制的事實，可以從起始物（Starting Material）、原物料（Raw Material）的規格及檢驗開始，經過整個製程並定義出關鍵過程參數（Critical Process Parameters, CPP），一直到最後的藥品檢

驗為止，而非僅是於製程最終所執行的測試。因此它代表是管制的事實，而非一個測試的概念。

藥品的化學、製造與管制所需要的資料包括原料藥（Drug substance）與成品（Drug product）兩部份。依行政院衛生署民國 92 年 6 月編印的「試驗中新藥申請基準草案」其中關於原料藥的項目可簡化為(1)物理、化學特性及特徵與結構證明，(2)製造者，(3)簡述製造方法與管制，(4)標準品，(5)規格和分析方法與檢驗成績書，(6)容器／封裝系統與安定性，作為是關於原料藥部分的要求。相同地關於成品的項目可簡化為(1)成分／組成，(2)成份規格，(3)製造者，(4)製造方法，(5)規格和方法與檢驗成績書，(6)容器／封裝系統與安定性，作為是關於成品部分的要求。除此之外，安慰劑與標籤也是必須的。

但是對 CMC 審查員而言，除了安全外，化學、製造與管制所應考量的是此藥品的正確性，以及其含量與純度是否可正確地連結於藥品的安全與療效，可供使用者放心服用。因此 CMC 審查員不應該期待百分之百完美的製程作為合格標準，而應該使用邏輯的思考方式，著重於製程中的變化與管控，利用有效的查檢表格式作為判斷的模式；或是依循物質變化過程的流程，掌控可能影響品質的關鍵因子，由起始物到最終藥品逐步審查，掌握關鍵重點作為最終的評估的依據。值得一提的是查檢表格式，例如目前較通用的 Common Technology Document（CTD），其實都只是幫助業者整理資料的工具，如果業者的資料並不是依此形式架構，對 CMC 審查員而言也是可以接受的。

四、CMC 的審查執行

相應於「試驗中新藥申請基準草案」，雖然上一段內文，已提供 CMC 審查內容一個簡單的輪廓，可部分回應在臨床試驗藥品的段落，所提及審查試驗藥品之 CMC 時的一些限制因素。但是真正執行審查時所考量的因素與影響程度的關係，卻是需要依實際的案例作個別討論的。因此，以下將利用一些原則性的概念，說明其可簡化的部分，提供大家參考並作為討論的議題，以期更能促進台灣臨床試驗之發展。

1. 時程上的考量

　　臨床試驗的執行越快速越好，因為假如結果符合預期，將可使藥品早日進行查驗登記而可以上市，以促進公共衛生；但相反的，若結果與預期完全相反，則業者可以及早決定其投資的優先順序，可以減少經濟上的損失。因此一般情形下，Phase 2 需提供相對於 Phase 1 更新的資料，而 Phase 3 需提供相對於 Phase 1 及 Phase 2 更新的資料。然而就審查觀點，若依循 CTD Module 3 的內容，將屬於確效（Validation）的部份，以部份完成的方式，或將需要完整定量的以半定量的方式完成，排序出內容的相對急迫性，將可使業者節省一些時間而早日進入臨床試驗。此時例如屬於非主要部分的賦形劑之確效資料，不純物的分析及其個別定量，符合要求的標準品（Reference or primary reference），製程管制點的設定與限制（In-process control）等，皆可於較晚的階段完成，而不至於對試驗藥品有重大品質的影響。

2. 試驗藥品的待發展性

　　試驗藥品的待發展性與前段說明有密切關聯。真實情形可能是試驗藥品已經開始 Phase 1 的研究了，但是原料藥的合成步驟，或是其最後的純化過程甚至晶型，還在改善中；成品的成分（Components）與組成（Composition），劑型劑量也可能都還在摸索中，因此對於未來藥品的配方仍處於混沌不明之狀況，更不用說有關藥品製程的部份將可能欠缺系統的。所以這時候 CMC 審查員對於試驗藥品的審查，應該要著重於確認已執行的製程部分，例如：依照一般學理，是否有重大缺失（例如是否可能有劇毒物質存在，或明顯地藥量不正確，或明顯地降解反應會發生，或劑型不可能穩定等）、檢驗是否合理、及不純物是否含量過高等，以作為評估試驗藥品品質的依據。在臨床試驗初期，雖然檢驗的項目可能比較少，並且要求標準相較於臨床試驗晚期較為寬鬆，但是此時檢驗方法是否適當，將會具有更重要的意義。

3. 試驗藥品本身的機密性

　　接續前兩個受限的因素，試驗藥品的機密性原本不應該是考慮的因素。理所當然的，審查員有權要求一切必要之資料，才能由 CMC 的角

度確認品質是否無慮,並能確認藥品可期待的療效與安全。然而如前面曾提及的,審查員不能只期待有完美的製程。同樣地,對於送件資料中的說明,審查員在審查過程中對科學的好奇,也必須有某種程度的限制。例如某一易黏著物,若混合後直接打錠時,需要考量可能有黏著性或吸水性的問題,業者若引用其他產品、儀器或設備的特性以完成此製程步驟並有部份學理說明,此時不應該再針對其他產品、儀器或設備的設計要求仔細的說明。又譬如某一成分經特殊配方處理後,具某種特性而可用於申請的試驗藥品的製程中,需考量此特性對藥品的特徵是否有直接相關,若不具直接相關性時,則此特殊配方處理的過程,雖然只有簡單定性式的說明,也可能已經足夠,而不必對此具機密性的資料作過度要求。

4. 品質的連貫性

不同於前三部份之要求,審查員在臨床試驗階段,會儘可能利用尚不完整之 CMC 的資料,來評估此試驗藥品之品質。對於受限於前面三項因素,以及因應臨床需要而持續研發,因而在不同臨床階段中,同成分但經由不同合成路徑或不同晶型,或有不同組成,或不同製程所產生的試驗藥品,必須針對構成藥品的療效因子的特徵,經由測試作一個整合,才可以將所有臨床試驗的結果聯結成一體。然而值得注意的是,藥品特徵在不同臨床階段中,可能使用不同的測試方法,因此,一方面要比較品質的差異及連貫性,另一方面還要考量分析方法的差異及連貫性,如此才能正確評估試驗藥品之品質。所以一般而言,例如含量(Assay)及溶離試驗(Dissolution 或 Releasing test)等特徵測試,將有可能會被要求用來比較不同臨床試驗階段中的試驗藥品。另外,由於分析方法的更改,也可能會被要求提供不同方法間關於專一性(Specificity)的部份,以幫助確認品質的連貫性。

總之,CMC 審查員在審查臨床試驗藥品之品質時,任何制式的查檢表都只能當作參考,只是用來幫助業者便於整理及提供資料。基於不同因素的考量,所需資料的差異可能極大,但若有特殊理由,能針對特定項目經由間接方式解消疑慮者,仍然足夠對試驗藥品做整體評估。

五、結語

　　臨床試驗藥品因有其特殊性，審查品質時應該更全面性的考量不同的特性，應以邏輯性的思考，針對預期的安全性與療效性進行評估，而非落入制式表格性評估，才能真正有效率的完成審查，而有利於民眾、業者及國家。

（本文曾刊載於醫界聯盟臨床試驗中英文季刊 2006）

藥物品質確保的機制

林建興

一、前言

　　日常生活的各行各業中都會講究品質，即使在同一行業中，不同品牌對品質之要求也不相同，因此品質對於各行各業甚至不同業者間之重要性是不相同的。為了判斷品質在各行業之相對重要性，可以將業者產生不良產品時，所造成的影響作為判斷，其造成後果越嚴重者，可認為其品質地位是相對重要。因此，會計人員與傢俱業者，對品質之要求其嚴格性可能前者較高；同樣的，高級車與國民車的製造業者，其對品質之要求也可能是前者較嚴格。在衛生醫療產業中，因關係到使用者的安全，甚至生命的存活，故此產業中對產品的品質要求，無庸置疑必定是最高的。藥品，在衛生醫療產業中是一個核心的項目，各個國家對於藥品的管理都有一套嚴謹的監督系統存在，以確保用藥之安全。其中與藥品品質有相關的包括檢測、藥品優良製造作業規範（Good Manufacturing Practice, GMP）及藥品申請時關於品質之審查中的化學製造管制（Chemistry, Manufacturing and Controls, CMC）。此三者之關係為何，三者如何相互運作，以達到嚴格管控藥品品質之目標。本文冀望能對於非此專業之人士提供一個概念性的說明，以期能對將來之藥品發展有所助益。

二、藥物品質相關體系

　　首先是檢測、GMP 與 CMC 對確保民眾使用藥物的品質，其實質之意義、內容及目的都不完全相同。檢測是針對藥品進行實際的分析與測試，不

論是在藥物申請查驗登記時所檢附的代表性樣品，或是藥物核准後經由主動抽查上市的產品，主管機關在進行實質檢測後，一方面可以確實得知該產品的檢測結果，另一方面也評估此結果與所宣稱產品的品質特性是否符合。此「Quality by testing」乃是最傳統、最典型確保品質的方式。但若利用此種方式確保品質，一方面需考量執行的問題，即主管機關需要檢測多少產品才足夠，每一批次皆需由主管機關檢測，或分送每一區域產品的都需要檢測；另一方面，業者之產品經檢測後才准予販售，則時間與金錢之浪費更是不言可喻的。因此 GMP 與 CMC 就相應的成為確保藥物的品質所必需的。

GMP 是針對實質檢測之不足所因應而生的全面性控制，其目的乃在如何防止所欲生產之藥品不受原物料、支援系統、生產過程，包裝過程與內部分析測試及生產單位的流程運作系統等原因的疏失，而造成品質異常的一個運作系統。

在此 GMP 規範下最重要的是，所有的操作都必須將其過程完整的留下記錄，以備將來可以追溯產品如何製成，確保產品的製成具再現的可能性。因此 GMP 實質內容中就物料部份，從藥品製造的起始點開始監控，起始物、原料如何選購、如何進入生產工廠、如何儲存、如何送入生廠設備等，皆屬物料管理的部份。

其次就支援系統而言，包括藥廠如何提供沒有污染的水和空氣、加熱／冷卻系統如何運作等硬體設施及其操作都屬於此範圍。其中水如何純化、如何滅菌固然是必要的部分，而水如何排除且不污染環境也是必須同時考量的；相對於水，藥廠內空氣的流通及如何能防止交叉汙染更是重要；最後冷熱源的運作、工程部門的配合，管線設備材質等的管理，皆屬支援系統的部份。

就生產過程而言，自倉儲將物料送到後，從秤量開始、如何加料、混合、溶解等操作步驟，到最後包裝，生產設備是否已經合乎驗證（Qualification），其使用的操作參數是否符合規定、是否有超出規定、如何處理超出規定的操作、是否依照批次記錄執行等，以及整個製程是否已確效（Validation）皆屬生產過程的部份。

　　就包裝過程而言，成品裝入封裝物是否可能有標示錯誤之情形、在廠內未完成檢測報告前應如何儲存保管、檢測完成後如何運送、運送是否需溫度監測、如何標示運送品等，皆屬包裝過程的部份。

　　就內部分析測試而言，所使用的設備是否合乎驗證、標準品是否合格、試驗方法是否已確效、原始記錄的可信度、計算的可信度等，皆屬內部分析測試在執行 GMP 之重要的部份。

　　最後關於生產單位的流程運作系統即品質保證部門（Quality assurance）的運作，包括如何定義其品質管理、如何產生標準作業程序、人事組織及人員的教育訓練、批次記錄如何審核保管、偏差報告如何評估、如何執行內部查核、如何處理客戶的怨訴、如何處理回收品再製品、甚至如何未來避免如何再改進的規定等，皆屬流程運作系統的部份。

　　由此可知，GMP 是以藥廠為中心，針對藥廠的一般運作，與配合產品的特性而加入的特別限制所進行的規定，希望藉此全面性的管制，可以使藥物許可後所生產的藥品可合乎事前的預期；而針對試驗用藥，也有可能將其安全與療效的資料，聯結於藥物的製造品質上。cGMP 更強調必須針對產品製造過程有完整的製程確效、分析確效、清潔確效，以使日後的執行更正確無誤。

三、CMC

　　由上述關於 GMP 之意義、內容的約略介紹，可得知 GMP 應該可達到藥品品質管控之目的，而且是具有預測性的。那麼 CMC 之意義、內容、作用及目的為何呢？如何與檢測及與 GMP 相連結呢？

　　其實在上述關於 GMP 之介紹中已提及屬於藥廠的一般運作與因產品而生的特別限制的規定兩部分，其中如何定義與產品相關特別限制的規定，如何連結藥物的製造品質與藥物的安全與療效，這兩部分都必須針對產品之特性而決定的，不應該是一般性規定所能延伸的。因此接合 GMP 的規範與藥物的安全與療效，正是 CMC 所應扮演的角色。

　　CMC 之字面意義是以化學學門的科學原理、原則為基礎，也就是以分子的作用力作為解釋的基礎，對藥品製造與其管控進行科學性的合理評估，此也是所謂「Quality by design」之濫觴。因此，CMC 一方面必須某種程度隱含地說明藥物的療效、安全與藥物製造後的物化性質之間的相關性。例如：含量與療效相關、不純物之與安全相關、錠劑中的溶離性與療效相關、外用製劑本身的乳狀特性與療效相關等。另一方面，CMC 也必須對於 GMP 有關的特別限制規定，提供其理論的基礎，例如，成品（Drug product）製造時對於有晶型轉變的活性成分，其加熱乾燥過程中，溫度該如何調控才不至於轉換晶型；又如，藥物活性成分對不同溶劑的溶解度將影響其造粒的方式與操作範圍的參數。同樣的，在分析測試過程中，分析方法是否能夠忠實反應出其品質的特性，即選擇測試的方法必須是夠靈敏的，例如腸衣錠選擇溶離測試時，其媒介液之酸鹼度必須夠敏銳，否則無法區別產品的優劣。又分析確效、製程確效的執行，是否將重要的參數納入確效計畫中，例如乳化的過程是否需將溫度與凝結現象（Congealing）規定於確效執行中，將因其實際組成的不同，造成物理特性的不同，並導致不同的執行方式。

　　總之，GMP 之執行事項，必須先以科學的基礎，針對產品特性而決定，因此 CMC 實為 GMP 執行之基礎。這也是 FDA 或 EMEA 於藥品申請查驗登記時，CMC 必須先行參與審查，而關於產品之生產工廠之 GMP 的稽查（Inspection），則會於較晚階段才開始進行。

　　前段所述，CMC 須根據產品的特性，並非可一般性的適用於所有的申請案。但其審查卻不必然是每一申請案都完全獨立而無可簡化的。CMC 的審查也有產品的共通性，如活性成分對溶劑的溶解度與結構認定、活性成分在 HPLC 的層析圖中的滯留時間（Retention time），不會因來源與製程方法不同而有區別。但是，相同產品但不同製造者時，其 CMC 卻也有不可共通的部份，如溶點可能因結晶的溶劑不同就有差別，間接會影響到乾燥時操作範圍的參數；又如活性成分經由不同合成方法製成，除了不同的不純物總量外，它也會產生不同的不純物的種類（Impurity profile），其結果可能造成不同的分子作用存在，也可能造成整體安定性的改變。由此可知，在審查 CMC 時必須注意每一申請案的可共通性與不可共通性的部份，再逐一將其共通性

適用於類似之申請案中。但若其差異僅是生產地的改變而其物料來源皆相同時，則必須就製程方法之原理是否相同與此改變是否會影響到藥品的安全療效來判斷可簡化之部分。這也是 CMC 在建立藥品製造的品質與藥品的安全療效中所必須維持的重要功能。

　　相對於新藥查驗登記 CMC 所扮演的角色，臨床試驗時所使用之臨床試驗用藥在 CMC 上的考量點基本上是相同的，仍是以臨床試驗整體的效益，及試驗用藥者於監測下風險的偵測，與試驗用藥本質的不確定性作綜合考量。但略微不同於新藥查驗登記時，CMC 必須因應 GMP 之預測性，學理性較多，而臨床試驗用藥是屬於一次使用，純以該批次品質考量為主，而冀望能作為連結藥物的製造品質與藥物的安全與療效之基礎，故於兩種申請案中可能會有不同之結論。

四、結語

　　確保藥物品質在各個國家都是最重要的，檢測、GMP 與 CMC，分別扮演不同的角色，其作業方式也有不同的考量點，並且應該在知識上相互支援與緊密連結，才能確保整個管控機制的運作沒有漏洞。若切割三者將使能量無法連成一氣，甚至連各自的基本作為都無法展現，雖然 CMC 可能是其他二者的基礎，但若無其他二者的支援與參與，可能只成為不能落實的知識。唯有考量實際需求，三者合作無間，才能使確保藥物品質的機制發揮到極限，達成維護國人用要安全的神聖使命。

（本文曾刊載於醫界聯盟臨床試驗中英文季刊 2007）

新藥非臨床安全性評估的基本概念

葉嘉新

一、前言——新藥非臨床安全性評估簡介

　　一個試驗中新藥（investigative new drug, IND），在進行人體臨床試驗前，必須至少具有足以支持其作用在人體所宣稱有效性與安全性的科學證明或原理，方得符合現代生物醫學研究的基本倫理要求，如 2001 年的赫爾辛基宣言（Declaration of Helsinki）與優良臨床試驗規範（Good Clinical Practice, GCP）所明示。在此全人類所共同接受的倫理規範下，新藥的非臨床安全性評估（Non-clinical safety assessment），對於法規單位是否核准此依新藥臨床試驗的進行與否，特別是首次進入臨床試驗的新藥，便扮演者舉足輕重的角色。換言之，任何試驗中新藥的臨床試驗，都必須經過謹慎的非臨床安全性評估，了解與評估在新藥臨床試驗「利益與風險天平（Benefit-risk balance）」中的風險端，進而來保障受試者的安全，避免其受到不必要的傷害與危險。

　　所謂新藥非臨床安全性評估，其意涵有二：首先是在實驗的模式中進行新藥的安全性試驗，讓研究人員或法規審查人員，了解該新藥本質上所可能產生的不良作用，如肝毒性、腎毒性、心臟毒性、致畸胎性或致癌性……等；其次，是在動物或實驗室試驗所得到的結果，能推估（Extrapolation）到人體的使用上，以避免或減少新藥在臨床試驗所可能產生的風險與危害。基於此，新藥的非臨床安全性試驗結果，首重在試驗動物模式下的不良作用的發現。藥物不良作用的偵測可分為定性和定量兩部分，定性乃指藥物相關的動物毒性範圍（Spectrum of toxicity），包括一系列的作用或反應：

- 適應（Adaptation）——動物生理功能因為藥物作用而變化，但因重覆投藥而回復原來生理功能，並未有不良作用或反應產生。

■ 功能性毒性（Functional toxicity）——動物生理功能因為藥物作用而產生功能上的不良作用，例如因為藥物肝毒性所引起肝功能指數上升，但未有組織學上的變化。

■ 外觀的可逆性改變（Morphological change, reversible）——因為藥物的作用，動物不只生理功能受到影響，連包括細胞、組織或器官的外觀的也發生變化，但於停藥後的恢復期可回復回來，故為可逆性的改變。

■ 外觀的不可逆性毒性反應（Morphological toxicity, irreversible）——例如細胞壞死（Necrosis）、組織增生或萎縮等細胞、組織或器官的外觀等發生不可逆性變化。

■ 死亡（Death）——動物因為藥物毒性而發生死亡的情形。

　　而定量部分則是指產生動物死亡劑量（Lethal dose, LD）、最大耐受劑量（Maximum tolerance dose, MTD）、藥理作用劑量（Pharmacological effective dose, PED）以及非可見不良作用劑量（No observed adverse effect level, NOAEL）等等，目的是希望能建立該新藥的廣泛劑量範圍的劑量-作用相關性（Dose-effect relationship）。

二、新藥非臨床安全性評估的基本原理

　　新藥非臨床安全性評估，為新藥發展中風險評估（Risk assessment）的重要一環。如圖一所示，若新藥在動物試驗中發現的毒性越多，未來在臨床試驗所產生的人體毒性就越少；相對地，動物毒性發現的越少，未來發生在臨床試驗的人體毒性就越多。因此，動物試驗模式能否真正模擬臨床實際狀況，為新藥非臨床安全性評估成功與否的重大考驗。

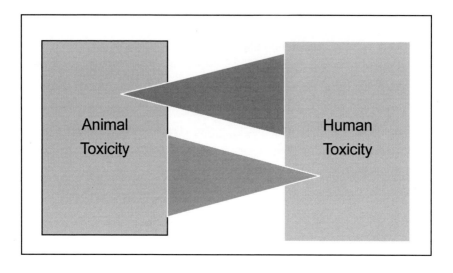

圖一　新藥非臨床安全性評估的基本原理

　　此新藥非臨床安全性評估的基本原理，乃根基於下列三大進行毒性評估的基本觀念：

1. 定性觀點（Qualitative aspect）：

　　　　非臨床試驗所使用的試驗模式越多，越能對特定的藥物不良作用有預測性（Predicitivity）。例如一般生殖毒性試驗僅需以囓齒類動物（最常見為大鼠（Rat））為試驗對象，但對於生殖毒性第二期致畸形胎試驗，除了囓齒類一種動物品系外，法規單位通常會要求另一非囓齒類動物品系，例如最常見之大白兔（Rabbit）的試驗結果，來增加試驗藥物對於致畸形胎作用的非臨床安全性評估。其目的也在於希望增對試驗藥物對於人體致畸形胎不良作用的預測性，以期能避免或減少像 Thalidomide 藥物導致新生兒海豹肢（Seal-limb）的悲劇再發生。

2. 定量觀點（Quantitative aspect）：

　　　　非臨床試驗，顧名思義，亦即其所使用的試驗模式並非臨床治療之病人，而是在實驗室以動物為對象的試驗研究。此試驗模式相較於臨

床試驗，在本質特性與功能上即有不同，亦各有其優點與缺點（詳見下述）。為增加動物試驗的可預測性、補償動物與人類不同品系差異，與僅使用少量隻數的動物要觀察試驗藥物的所有可能毒性，必須提高試驗藥物的測試劑量與作用時間，方能顯現特定、鮮少發生的不良作用，以評估其對人體臨床使用的可能危害。例如對於傳統新藥的長期致癌性試驗，其最高測試劑量通常要求須能達到 MTD——亦即動物產生毒性但不致引發動物死亡的劑量（說明：例如使測試動物導致平均 10%體重減少的劑量，此劑量決定通常以三個月連續投予的重複劑量毒性試驗結果為之），而藥物使用要求測試動物的整個生命週期，如此方能有意義評估致癌性試驗的結果，評估新藥的可能致癌性。

3. 劑量推估（Dose extrapolation）：

在臨床上藥物的使用，通常為固定的用法用量，並以單一絕對的計量單位表示。然而對於人體使用劑量換算於動物劑量，常因動物與人類的生理與藥動特性的不同而有所失真，甚至差距過大。並且試驗藥物的不良作用產生，常常是作用在特定器官或組織上，其試驗藥物的吸收、分佈、代謝與排泄過程，嚴重影響其血中濃度與標的作用器官的濃度。是以意欲從動物試驗結果有意義預測人體使用的安全性，必須詳知試驗藥物在動物與人體藥物動力學作用的結果，以濃度-時間曲線下面積（Area under the curve, AUC）或最大血中濃度（Maximal concentration, Cmax）來換算相當於人體使用劑量。然對於早期臨床試驗，其人體藥物動力學資訊尚未完全建立，得以動物與人體的體表面積換算（Body surface area conversion）方式，來進行動物與人體測試劑量的推估。只有在局部作用的情形下，允許以體重來進行劑量的換算。

三、新藥臨床安全性與非臨床安全性評估的比較

基於動物與人體的差異性，經常有人質疑既已進行新藥的臨床安全性評估，為何還需要非臨床安全性的風險評估，特別是在晚期的新藥發展，其試

驗中新藥已獲得相當之人體安全性臨床試驗資訊，非臨床安全性評估的價值何在？

　　首先，以表一來闡明「非臨床安全性試驗」與「臨床安全性試驗」的本質性差異。在受試對象數目部份，動物測試的數目較少，以致癌性試驗為例，每一測試劑量每一性別通常不超過 60 隻動物，而人體臨床試驗則依臨床試驗期數不同，從數十人到數百人，甚至數千人不等。受試對象年齡部份，試驗動物乃標準地選擇剛剛性成熟的年輕動物，而臨床試驗一般則從 18 歲到 80 歲的受試者皆有可能。對於健康狀態，試驗動物都要求要無任何疾病且適應性良好，而臨床試驗則以病人為主，健康受試者僅為少數例外，因此病人的疾病狀態，對於評估試驗藥物的安全性，增加無法預見的困難。另外，在遺傳背景部份，試驗動物通常要求血統證明，遺傳背景單純，但臨床試驗則因安全性資料的整合，無法強求單一的遺傳背景。在測試劑量部份，動物可盡所能地提高到毒性劑量以其發現特殊毒性，但臨床試驗所得的安全性資訊通常為治療劑量下的結果；劑量時程部分，非臨床安全性試驗以每天一次為原則，臨床試驗則以個別藥物最佳用法用量為考量。

　　在暴露環境部分，動物得以單一、最佳狀態的方式飼養、餵食，並可完全避免併用藥物的困擾，盡量避免干擾因子（Confounding factors）的存在；但人體臨床試驗則因倫理與現實考量，其住宿環境、飲食習慣，在各受試者間均有其差異，甚至可能無法完全避免併用藥物的情況發生，如此便無法評估受試者所發現的毒性，是否與這些因素的變化相關。最後在診斷評估部份，動物試驗得以標準時程，將動物犧牲，進行深度的組織病理學檢驗，但對動物做簡易的問診（例如詢問是否有視覺模糊的不良作用）則有限制。反之，人體臨床試驗的診斷時程因藥物特性有所不同，可以做深度的問診，但除少數特定目的外，鮮少對受試者進行組織切片檢查。

　　簡言之，非臨床試驗安全性評估是測試對象數目少、健康正常且遺傳背景單純的試驗族群，能合理性地「強迫」試驗動物接受較大的暴露劑量，來產生特定不良作用與毒性反應，甚至是死亡，是以其目的與功能在於「探求」試驗藥物「能」產生何種毒性（Define could happens）；相對地，臨床試驗的安全性評估，測試對象為數目大、具異質性的特別標的試驗族群，基於倫

理考量，無法測試如畸胎性等的特殊安全性，是以其目的與功能在於「評估」試驗藥物「將」產生何種毒性（Evaluate will happens），而此安全性評估不因該新藥已核准上市登記而停止，例如第四期的臨床試驗、上市後藥物安全性的調查收集報告（Post safety update report, PSUR），或藥物主動監視（Pharmacovigilance）等，均為新藥上市後的安全性監測。

表一　新藥臨床安全性與非臨床安全性試驗的特性比較

	動物	人體
測試對象		
數目	數目小	差異大
年齡	年輕成熟	所有年齡
健康狀態	健康	通常患有疾病
遺傳背景	同質性	異質性
測試劑量		
程度	治療到毒性劑量	治療劑量
時程	通常一天一次	最佳時程
暴露環境		
居住	單一、最佳狀態	差異大
營養	單一、最佳狀態	差異大
併用藥物	不曾	經常
檢驗或診斷		
時程	標準	差異大
生理檢查	受限制	經常
組織病理學	經常且深度	除例外情形下

綜上，從非臨床安全性試驗與評估的角度來看，相較於臨床安全性評估，具有以下優點：(1)對於直接、特定的新藥不良作用與毒理研究較有幫助；(2)可提供藥理-生理反應的優良試驗模式；以及(3)可協助評估難以在人體進行的安全性指標，例如基因毒性、生殖毒性與致癌性等。相反地，也具有相當的缺點：(1)無法或難以預測個別受試者對藥物反應的特殊體質（Idiosyncrasias）；(2)無法或難以預測小兒用藥（Pediatric medicines）；(3)無法或難以預測複合藥物（Drug combinations）的交互作用；以及(4)對於胎兒毒性（Fetotoxicity）的預測總是一大挑戰。

四、非臨床安全性評估的功能與角色──代總結

經由以上的分析與描述，對於非臨床安全性評估的功能，以及可能扮演的角色，從法規科學的角度，可歸納下列幾點：

■ 作新藥臨床試驗風險評估與風險溝通的工具：

針對新藥臨床試驗的計畫內容、預計治療標的族群的特性、宣稱適應症的診斷與治療需求、臨床試驗的發展計畫以及試驗當地的法規環境，依非臨床安全性試驗的結果，作適切的風險評估與風險溝通，提供臨床試驗研究者與法規單位審查者必要的風險考量，以達到「以受試者保護為核心」的法規規範目的。

■ 可用來支持新藥發展的臨床評估：

非臨床安全性的評估，可提供適切的建議起始與最大臨床使用劑量與用法，協助評估臨床試驗納入與排除條件，以及臨床監測的合理性，以支持新藥臨床試驗的進行。甚者，在臨床試驗中所獲得的安全性資訊與疑慮，亦可運用非臨床安全性評估結果，來進行必要的合理性解釋，或協助臨床試驗研究者進一步的臨床研究規劃，解決新藥臨床發展的安全性疑慮。

■ 告知臨床試驗受試者必要的新藥風險資訊，作好風險管理：

非臨床安全性評估，可分析試驗藥物可能的毒性本質與頻率、程度，可警告臨床研究者與受試者可能的不良作用，避免或減少不必要的

傷害或危險，使該藥物的使用是得其所（說明：例如試驗藥物已知有肝毒性，可盡量避免肝功能不良的病人暴露此藥）。如此風險資訊的提供，方可落實「知情同意（Informed consent）」，甚至是「知情選擇（Informed choice）」的法理要求，減少臨床試驗的倫理爭議與責難。

■ 具備臨床安全性評估所不及的獨特毒性評估：

如前所述，非臨床安全性評估的最大優點，是可專一性地評估試驗藥物所可能發生的基因毒性、致癌性與致畸胎性，此為臨床安全性評估所無法達到的功能，亦為新藥發展中重要的安全性評估工具與地位。

總結而言，瞭解新藥非臨床安全性評估的特性、功能及其可得扮演角色，並將之做好，將有助於新藥開發的時程，增加新藥發展的成功機率；更重要地，將得以確保參與臨床試驗的受試者的安全性，避免或減少其受到不必要的傷害與危險。

（本文曾刊載於醫界聯盟臨床試驗中英文季刊 2007）

臨床前藥理毒理資料要求
與美國探索性臨床試驗指引簡介

陳易宏

一、新藥開發與藥物審查

　　新藥開發與藥物審查在不同的年代有不同的意義，以美國為例：1906年以前，藥品如同當時的其他商品，可以隨意的販賣，不受特別的法規來管制，自 1906 年起始才有出現法律條文，即 Pure Food and Drug Act 來限制藥品的販賣跟使用，不過當時只限制錯誤標示以及不純的藥品的使用，對於不實療效的宣稱卻無禁止。至 1911 年 Sherley amendment 開始禁止不實的療效宣稱，但必須要由政府機構提出證明證實這個藥療效宣稱為不實始可取締。1930 年美國藥物食品管理署（Food and Drug Administration, FDA）正式成立。

　　1937 年美國發生了一個「Sulfanilamide 慘劇」，致使藥品審查出現重大轉變。當時一家藥廠將磺胺藥 Sulfanilamide 溶在 diethylene glycol 中出售，由於 diethylene glycol 會引起神經上的病變，最後造成 107 人死亡，經追查這家藥廠使用 diethylene glycol 前，並沒有做安全性的測試所以造成慘劇，故自 1938 年開始，在美國藥品上市之前必須提供安全性的資料，亦即要證明它的安全性之後，始能上市。

　　此後至 1962 年，美國藥品的審查有重大的轉變，當時通過了一個「Kefauver-Harris」法案，除了要求藥品上市之前證明的安全性之外，也要證明它的有效性，且藥品上市之前要先有一個「New drug application（NDA）」的動作，這個 NDA 要通過政府單位的審核檢查之後才能夠上市。此一法案同時也規定製造廠商需要報告藥品上市後的不良反應，而且當時也建立了受

試者同意書的制度，及藥品優良製造規範（Good Manufacturing Practice, GMP）的制度，所以這法案可說是奠定了近代美國藥品審查架構的基礎，而我國亦隨之運行。

時至今日，一個藥品要如何才能夠上市呢？從法律的層次而言，依據美國「Food, Drug and Cosmetic Act」的規定，申請上市的藥品對其安全性要提供「Adequate data and information」，對有效性要提供「Substantial evidence」，其定義為「Adequate and well-controlled investigation」。法律只做了原則性的決定。但何謂「Adequate and well-controlled investigation」？就要由美國 FDA 做詮釋。依據美國 FDA 的規範，藥品要證明它的有效性，原則上必須提出兩個「Adequate and well-controlled」的研究來當作基礎，有這個基礎美國 FDA 才能夠通過它成為新藥。因為這兩個研究是藥品審查最重要的基礎，所以這兩個研究一般又稱為樞紐試驗（Pivotal studies）。又依據美國 FDA 的規範，這個樞紐試驗要有對照組，且為盲性的試驗，且為隨機指派，且需由統計學上的計算來決定他的樣本大小及病人的數目。

一個藥品不可能在一開始進行人體的臨床試驗時即進行樞紐試驗，因為對於藥品安全性也不清楚，可能產生藥效的劑量也不清楚，而且對投資者而言貿然的進行這麼大型的試驗，投資的風險很太大。所以在美國聯邦管制指令（Code of Federal Regulation, CFR）中（編按：類似我國的行政命令），規定一般臨床試驗在藥品上市前分為三期，其原理是要先建立藥品的基本資料，包括藥品的安全性，例如：不良反應的特徵、人體對此一新藥的容忍度程度，藥物動力學以及藥效學等資料，之後再開始從少數的病人的短期臨床試驗，推行到受試病人數目較多且較長期的試驗。

所以第一期的臨床試驗，就是先要探討藥物的耐受性（Tolerability），即人體可以忍受的劑量範圍、產生不良反應（Adverse reaction）的性質，通常會以單一劑量（Single dose）會多劑量（Multiple dose）來探討這些因素；研究這個藥品的藥物動力學，包括：吸收、分佈、代謝跟排泄；及研究它們的藥效學。第一期臨床試驗的特色是，受試者必須在試驗機構住幾天，也須接受抽血來進行藥物動力學的研究，且所使用的劑量範圍是相當的大，可能是數倍於最後臨床使用的劑量範圍，一般而言，因為第一期是要建立藥品的

基本資料，並無治療的目的，受試者約為 20～80 自願者健康成人，除非用健康的自願者不符倫理，比如抗癌藥進行第一期臨床試驗，才改用病人受試。

在建立藥品的基本資料之後，即可進行第二期臨床試驗初步的探討藥品的療效，為建立起大型臨床試驗的劑量範圍，第二期的臨床試驗常以不同劑量來做進行試驗，第二期受試者的數目約 100～300 人，由於第二期臨床試驗的的病人數目比較少，所以即使顯示出藥效，仍然不能當作藥物核准的基礎，但其結果可以用來協助計算第三期臨床試驗－樞紐試驗的樣本，但不論藥品要進行哪一期的臨床試驗，皆需申請試驗中新藥（Investigational new drug, IND）。

二、試驗中新藥（IND）

試驗中新藥 IND 是指用於臨床試驗的新藥，新藥要進行臨床試驗，必須先申請 IND，在美國藥廠或申請者於進行臨床試驗的前 30 天，必須送一份 IND 的申請至美國 FDA，申請人可為藥廠、學術機構或個別醫師。美國 FDA 收到 IND 後，會組成審查團隊，對送審的 IND 進行審查，審查團隊的成員包括：醫師、藥理學專家及化學專家。美國 FDA 在收到 IND 的 30 天內，會完成審查。若審查結果認為 IND 有所疑慮，會將命其試驗暫停（Clinical hold），導致此新藥的臨床試驗無法進行，除非申請者能將缺失改正；另美國 FDA 於臨床試驗進行的任何時刻，若發現有安全性的疑慮，也可命其試驗暫停。

一般申請 IND 須提供：

1. 臨床前藥理／毒理試驗——以證明用於人體臨床試驗的安全性及其治療的理論依據。
2. 化學製造及管制的資訊——有關藥品成分、成品之製造及安定性的資訊，此外，由化合物的結構也判斷其是否具高度毒性。
3. 臨床試驗計劃書。

三、臨床前藥理／毒理試驗

當候選藥品欲進行人體臨床試驗時，受試者的安全性必須妥善考慮，這必須仰賴足夠的動物試驗數據及適當的臨床試驗的設計，才能保障受試者之安全。

在候選藥品於第一期臨床試驗前，應先藉由動物試驗資料釐清下列幾個問題：

1. 由候選藥品所顯示的毒性特徵（Toxicity spectrum），是否顯示候選藥品用於人體合理安全，有無受試者無法接受之毒性，
2. 是否有足夠的資訊顯示出初次臨床試驗所使用之劑量，
3. 是否已採足夠措施監測臨床試驗的安全性。

當臨床試驗進入第二期及第三期，受試者人數增多，受試期間也增長，對於臨床前藥理毒理資料的要求也隨之增加，至臨床試驗結束申請 NDA 時，則需具備整套的臨床前藥理／毒理試驗資料。

依據我國衛生署所公告之「藥品非臨床試驗安全性規範」與國際法規協合會議（International Conference of Harmonization, ICH）的安全性議題規範（Safety topics guidelines），藥品非臨床試驗安全性試驗包括安全性藥理學試驗、毒理動力和藥物動力學的試驗、單一劑量毒性試驗、重覆劑量毒性試驗、生殖毒性試驗、基因毒性試驗及致癌性試驗、局部耐受性試驗等，這些試驗都需遵照藥品非臨床試驗優良操作規範（Good Laboratory Practice, GLP）的規定進行，且試驗的方法皆已標準化及固定化，分別說明如下：

1. 單一劑量毒性試驗（藥品非臨床試驗安全性規範）

    單一劑量毒性試驗的目的為測試試驗物質經單一劑量給藥後（包含 24 小時內完成的多次給藥），對哺乳類動物之急性毒性影響，通常觀察期以 14 天為準則，其中觀察有無痙攣、死亡或特別症狀，14 天之後動物需進行解剖，肉眼病理檢查。此試驗結果有助於重覆劑量毒性試驗時劑量範圍之選擇，同時可顯示該試驗物質的標的器官與遲發之毒性。

2. 重覆劑量毒性試驗（藥品非臨床試驗安全性規範）

    重覆劑量毒性試驗之目的是測試試驗物質經重覆給藥後對哺乳類動物可能產生之毒性影響，同時測定不產生毒性的最高劑量（No observed adverse effect level, NOAEL)。此試驗至少需要兩種哺乳類動物,包括一種囓齒類及一種非囓齒類動物進行,給藥途徑要和人體臨床使用的給藥途徑相同。ICH 規定:重覆劑量毒性試驗給藥期間的長短需視臨床試驗長短及階段而定。一般而言,重覆劑量毒性試驗給藥期間,需大於臨床試驗人體給藥期間。

3. 生殖毒性試驗(ICH S5A,藥品非臨床試驗安全性規範)

　　生殖毒性試驗可分為三期進行,藉由此三期試驗結果,可了解試驗物質對生殖力、胚胎毒性、引起畸胎之可能性及新生兒及母體授乳等影響。

4. 基因毒性試驗(ICH S2A,藥品非臨床試驗安全性規範)

　　基因毒性試驗之目的為偵測化合物直接或間接引發的基因傷害,並測定其對基因的傷害程度。若試驗物質會導致基因傷害,則該試驗物質可能為人體致癌物或致突變原,可能會導致癌症或遺傳缺陷。一般基因毒性試驗不僅能預測試驗物質的致癌性,且其試驗結果有助於致癌性試驗的結果分析。

5. 致癌性試驗(ICH S1A, ICH S1B, ICH S1C,藥品非臨床試驗安全性規範)

　　執行致癌性試驗的目的在於確認藥品在動物產生癌症的情形,並據此評估其在人類產生癌症的危險性,試驗動物常為大鼠(Rat)或鼷鼠(Mouse),長期致癌性試驗以不同劑量的試驗物質投予試驗動物,投予期間為試驗動物的生命期(Life span)的大部分,觀察其是否增進腫瘤之產生,即試驗物質或藥品之致癌性。

6. 安全性藥理學(ICH S7A, ICH S7B)

　　安全性藥理學試驗係為評估候選藥品對維持生命功能的器官或系統影響所做的試驗,應評估的主要器官系統包括:心血管、中樞和呼吸系統,在候選藥品首次用於人體之前,這些作用即應該被評估。

7. 局部耐受性試驗(藥品非臨床試驗安全性規範)

　　係於動物與人體臨床使用的相同投藥途徑及部位進行投藥,觀察投藥部位的反應,評估其局部容許劑量。

8. 毒理動力和藥物動力的試驗(ICH 3A)

　　候選藥品在動物獲得其吸收、分布、代謝、排除的資訊。

四、非臨床安全性試驗的執行時程

依照 ICH M3 規範「Timing of Pre-clinical Studies in Relation to Clinical Trials」，明訂申請各不同階段臨床試驗時所需送審的臨床前藥理／毒理數據及資料，各種試驗與臨床試驗的時程關係如下：

1. 第一期人體臨床試驗前需執行的試驗有：
   - 安全性藥理學試驗。
   - 毒理動力和藥物動力學的試驗。
   - 單一劑量毒性試驗（需要兩種哺乳類動物）。
   - 重覆劑量毒性試驗（需要各一種囓齒類及非囓齒類動物）。
   - 局部耐受性試驗。
   - 活體外基因毒性試驗。

2. 第二期人體臨床試驗前需執行的試驗有：
   - 重覆劑量毒性試驗期間予以適當延長。
   - 整套基因毒性試驗。

3. 第三期人體臨床試驗前需執行的試驗有：
   - 第一期和第二期生殖毒性試驗。
   - 重覆劑量毒性試驗期間予以適當再延長。

4. NDA 前需執行的試驗有：
   - 第三期生殖毒性試驗。
   - 致癌性試驗。

執行臨床前藥理及毒理試驗，在 IND 階段，可於候選藥品尚未用於人體之前，先預測人體毒性；計算首次人體臨床試驗劑量；並提供資訊以協助人體臨床試驗時，監測適當的生理參數（例如：動物毒性資料顯示，候選藥品具有肝毒性，臨床試驗時即應密切監測肝功能指數 ALT，AST）。在 NDA 階段，有助於評估不易於人體觀察到的不良作用，包括：生殖毒性，致癌性，致突變性。

五、探索性（Exploratory）IND 試驗

2006 年 1 月美國 FDA 公告一份規範「Exploratory IND Studies」，提出探索性 IND 的概念，有別於傳統第一期臨床試驗，探索性 IND 試驗其人體暴露量非常有限，故執行探索性 IND 試驗前，可減少臨床前藥理毒理資料的要求。探索性 IND 試驗具有幾個特徵：

1. 在第一期臨床試驗早期中進行
2. 只有極少數的人參與
3. 沒有治療與診斷的目的（例如：篩檢，微劑量試驗）
4. 在傳統的劑量上升試驗、安全性試驗、耐受性試驗之前進行
5. 試驗的期間很短，例如 7 天內

這種試驗可能有幾個目的：(1)可以探討在動物試驗中所觀察到的作用機轉是否也會在人體中發生（例：受體的結合性質或對於酵素的抑制作用）(2)提供藥物動力學上重要的資訊(3)在一組候選藥品當中，探討那一個對於人體效用較高（可視藥物動力學的因素或藥效學的因素來決定）(4)探討一個藥物的生物分布，可利用不同的顯影技術進行。不論是上述的那一種目的，探索性 IND 試驗，可幫助早期確認可能有治療效果的候選藥品，停止研發較無治療效果的藥物，因而減少人類受試者的參與，也可減少資源的消耗。探索性 IND 試驗只用於少數的病人，且給藥期間很短，劑量最高只用到藥理作用的劑量（通常在劑量藥理作用劑量之下），而不會用到產生毒性的劑量，這種試驗對於人體的風險其實是比傳統第一期臨床試驗低，因此可減少臨床前資料之要求；雖然此試驗可用在各種適應症，但對於嚴重的疾病尤其重要，因為可幫助確認有治療前景的候選藥品，但這個規範所規定原則不適用於生物製劑。

這種試驗臨床前資料的要求，視臨床試驗試用範圍及目的來決定臨床前的要求，以下舉例說明：

第一例子：微劑量試驗藥物動力學或顯影的臨床試驗，試驗使用的都是微劑量，不會引起藥理作用，這種情況對於人體的危險也是相當的有限；在

進行臨床試驗之前，所需臨床前安全試驗要求較少，一個微劑量的試驗的定義是所用的劑量為引起藥理作用的百分之一（此藥理作用是在動物的資料），而且也要小於 100 個微克 ，若為蛋白質藥物則須小於 30 個奈莫耳。

一般而言，美國 FDA 目前接受有詳盡檢測項目的單一劑量毒性試驗，來支持在人體進行的單一劑量試驗，但必須於二種不同動物進行。在此所說微劑量的試驗，則只需要一種哺乳類動物（需有兩種性別）的詳盡的單一劑量毒性試驗資料，要選那種動物來做活體外代謝的資料，則需有活體外藥理物學的資料，證明為何選此種動物。

臨床前試驗要與臨床試驗投與途徑相同，試驗中的動物需要觀察 14 天（單一劑量後 14 天），而且要有期中分析，通常在給藥第 2 天的時候，檢測的項目要包括：體重的變化、臨床的症狀、血清生化學、血液學、組織病理學（需比較高劑量及控制組）。

在動物上進行的試驗要產生些微的毒性，或者要能建立安全係數（Safety margin）去證明在人體用的劑量安全（例如 100 倍還不會產生出毒性）。動物與人的計量換算主要以體表面積做換算，或者可以依據 PK/PD 的模型來做換算。

因為這種微劑量的試驗，通常在人體只需單一的劑量，其暴露量跟環境當中會接觸到的劑量相類似，所以基因毒性試驗也不需要，相同的理由，安全性藥理試驗也不需要。

第二個例子：這種臨床試驗會用到產生藥理作用的劑量以篩選一組候選藥品，因其劑量使用較高，所以臨床前安全性資料的要求也較多，但畢竟劑量不需用到人體產生最大耐受劑量，故臨床前資料要求雖然比前面第一個例子要求多，但比傳統第一期臨床試驗要求少。

這種試驗可能在人體會用到重覆劑量，但一般來說大約 7 天而已。這種情形，動物試驗需兩週的重覆劑量毒性試驗，且在一個最具敏感性的動物種類來進行，而且要伴隨毒理動力學評估；此試驗可用來協助計算人體安全起始劑量與最大劑量，動物毒性試驗通常在大鼠進行，但需於第二種動物進行確認試驗，即以非囓齒類試驗確認囓齒類是否是最敏感的動物，但如果已知道某一種特別的動物種類對於某一類藥物是最合適的，則以這種動物進行試

驗即可〈例如 Insulin 不會在老鼠引起降血糖作用，但在狗會，因此對 Insulin 而言，狗是最適合的動物種類〉。假如藥物在囓齒類動物（雄性、雌性）無性別差異，則第二種動物只要做一種性別即可（一般雄性即可）。

　　動物的數目在確認試驗（第二種動物做的試驗），可使用較少的數目，且可以不用到達產生統計的意義的數目，但動物數目仍須足夠去判斷有毒理學上的意義（例如非囓齒類可以用 4 隻／每一個給藥組），試驗可給予第一種動物所觀察到的 NOAEL，但依體表面積來做劑量換算。給藥的次數至少要跟臨床給藥的次數一樣，投與途徑要跟臨床的投予途徑一樣，檢測的項目也要跟第一個種動物相同；如果於第二種動物試驗顯示囓齒類動物不是最敏感性的物種，則要重做兩週的詳盡單一劑量毒性試驗；此試驗要量測體重、臨床症狀、血清生化學、血液學、組織病理學。與第一種例子微劑量試驗不同的是，此試驗需要用到較高的劑量，而且是重覆性的給藥，所以每一候選藥品在進行候選藥品之前，都要進行安全性藥理的評估。

　　一般而言，要進行這一類探索性 IND 試驗，也要測試藥物的基因毒性。

　　這種臨床前試驗的結果，可用來選擇臨床試驗的起始劑量及最大的劑量。

　　起始劑量要小於最敏感的動物種類兩週毒性試驗之 NOAEL 的 1/50。最高的臨床劑量是在下列四種情況中，選擇比較低的一種：(1)2 週的毒性試驗中所得到的 NOAEL，依體表面積換算的 1/4(2)在 2 週的毒性試驗中，在囓齒類動物的產生得到 1/2 NOAEL AUC 的劑量，或在非囓齒類動物的產生得到 1 倍 NOAEL AUC 的劑量，視何者為低，(3)臨床試驗產生藥理作用反應的劑量，(4)觀察到臨床不良反應的劑量。

　　上述的非臨床試驗皆需符合 GLP，若有充分理由需免除，則需先與美國 FDA 討論。

六、結語

　　探索性 IND 試驗可能有幾個目的：(1)探討在動物試驗中所觀察到的作用機轉是否也會在人體中發生（例：受體的結合性質或對於酵素的抑制作用）(2)提供藥物動力學上重要的資訊(3)在一組候選藥品當中，探討那一個對於人體效用較高(4)探討一個藥物的生物分布，可利用不同的顯影技術進行。不論是上述的那一種目的，探索性 IND 試驗，可早期幫助確認可能有治療效果的候選藥品，停止研發較無治療效果的藥物，因而減少人類受試者的參與，也可減少資源的消耗。因探索性 IND 試驗只用在少數的病人，且給藥期間很短，且試驗所使用的劑量最高只用到藥理作用的劑量（通常在藥理作用劑量之下），而不會用到產生毒性的劑量，這種試驗對於人體的風險其實是比傳統第一期臨床試驗低，因此可減少臨床前資料之要求。美國 FDA 因而公告新的規範，將規則說明得更明確。

　　（本文曾刊載於醫界聯盟臨床試驗中英文季刊 2006）

非臨床安全性試驗和評估的思考邏輯

汪徽五

一、前言

政府已將生物科技與製藥業列為兩兆雙星計畫,鼓勵國內生技製藥產品的開發,許多生技製藥廠商投入新藥的研發行列,各新藥研發團隊都會非常關心如何整合設計出一個合適的新藥非臨床安全性試驗計畫,以便可以充分地說明此新藥的安全性問題。簡而言之,就是需要進行哪些試驗項目、何時該進行試驗、如何做合理的設計、怎麼對試驗結果進行評估,以及上述考量的科學和法規背景為何。

為了回答這個問題,本文將從非臨床安全性評估在新藥研發中的角色談起,說明非臨床安全性評估的一般性要求,介紹相關法規所要求的科學和法規背景,討論非臨床試驗安全性規範在非臨床安全性評估中的作用,進而根據各類新藥的特性來落實問題分析的評估思考邏輯,以這樣一個順序來為國內從事新藥研發團隊提供設計藥物非臨床安全性試驗和評估的思考邏輯。

二、新成分新藥研發過程中非臨床安全性試驗的角色

研發新成分新藥是一個花費大、時間長、高風險性的過程,具有階段性、各專業彼此相關、相互推動的特性。1999 年的國外研究報告顯示,100 個進入臨床試驗的新成分新藥,最後只有 10 至 20 個可以申請新藥查驗登記核准上市,但隨後還有相當比例的新藥會從市場撤架,僅有少數幾個核准上市的新藥有實質的經濟獲益以支持進一步的藥物研究。據估計,研發一個新成分

新藥的經費在已開發國家約為 6 億至 12 億美元間，從尋找新藥候選到上市的研發週期則是為 6 至 12 年。

　　非臨床安全性試驗和評估是這過程的主要關鍵，將決定一個藥物能否進入臨床試驗以及通過上市審查。新藥非臨床安全性試驗的最終目的就是為了減低臨床試驗安全性方面的風險。在研發新成分新藥過程中，非臨床安全性試驗的角色和價值也就是藉由支持臨床試驗這最終目的來得以實現，包括下述三個方面：

　　首先，非臨床安全性試驗在支持新成分新藥的臨床試驗時，並不是在進入 I 期臨床試驗前就需要完成所有相關研究，而是依階段性來分別支持 I、II、III 期臨床試驗，提供如何執行臨床試驗的重要參考，包括在臨床試驗案中的給藥劑量設計（尤其是 I 期臨床試驗的起始劑量）、安全性監控指標和監測時機的確認，以及風險預測和急救措施的執行等方面。

　　其次，若在執行臨床試驗過程中甚至藥品上市後出現重大的非預期安全性問題，且難以預測判斷風險等情況下，可能需要再次執行相關的非臨床安全性試驗（包括作用機轉研究），需要藉由臨床試驗資訊來為非臨床安全性試驗提供評估方向和目標，以期減少臨床試驗和／或臨床應用的風險。

　　第三，在臨床試驗完成後，對試驗藥物的臨床有效性和安全性已有一個基本認知，此時非臨床安全性評估的結果（如致癌性等）可能是決定藥物是否能被核准上市（利弊權衡）的重要依據。

　　藥物研發過程中的非臨床安全性評估是視臨床試驗階段來決定的，這種階段性的安全性試驗互動有利於臨床試驗的核准執行來縮短研發時間，儘早完成較早期篩選階段（如研發及 I/II 期臨床試驗階段），以集中研發資源來將更有希望的新候選成分往前推進，進而增加新藥研發成功的可能性。國外研究顯示一個候選藥物進入臨床試驗後，淘汰率最高的階段為 I 期和 IIa 期，相當於總淘汰率的 75%左右。這與支持臨床試驗的非臨床安全性的階段性評估是直接吻合的。

三、非臨床安全性評估的一般要求

1. 目的

　　　非臨床安全性試驗的目的是藉由觀察生物體對暴露試驗藥物的毒性反應，在非臨床試驗中預見試驗藥物的臨床安全性。藉由不同的毒理試驗設計，根據試驗物質給藥劑量／暴露劑量、給藥途徑、給藥週期、所出現的毒性症狀及特性、標的器官病理學檢查以及評估毒性反應、毒性傷害是否可逆等，對毒性反應進行定性及／或定量暴露，以推算臨床試驗的安全參考劑量和安全界限，進而預測臨床使用藥物時可能出現的人體毒性，並制定臨床監測指標、預防措施。並統整預期適應症、用藥族群等特性進行利弊權衡，以評判試驗藥物是否可進入相應的臨床試驗階段。

　　　在申請查驗登記時，需結合已有的臨床有效性和安全性資訊進行最後的整體評估，作為是否核准上市的參考，並提供臨床安全用藥的資訊，尤其是那些從醫學倫理角度考量無法或難以藉由人體試驗中獲得卻可藉動物試驗獲得的資訊（如基因毒性、生殖毒性、致癌性），以作為限制用藥族群依據，並幫助醫生和患者進行利弊權衡的判斷。

2. 非臨床安全性試驗主要內容和基本要求

　　(1) 主要內容：非臨床安全性評估的基本項目包括安全性藥理、單次給藥毒性（急毒性）、重覆劑量毒性（亞慢毒性、慢毒性）、基因毒性、生殖毒性、致癌性、成癮性、特殊毒性（免疫毒性、過敏性、局部刺激性、溶血性⋯⋯）等，詳細內容可參見衛生署《藥品非臨床試驗安全性規範》及 ICH 法規。

　　(2) 基本要求：

　　　I、　確認不同試驗的目的和意義：不同於臨床試驗安全性評估，非臨床安全性試驗評估是分別採用多種不同的試驗方法來進行個別的測試，每個試驗的目的和意義明顯不同，應根據不同的臨床試驗內容（適應症、用藥族群、給藥途徑、給藥療程、給

藥方法等）來考慮需要進行哪些測試，再根據試驗藥物特性等來考慮如何進行安全性（毒理）試驗。

II、 掌握藥毒理學試驗的整體性：新藥非臨床安全性試驗是新藥研發過程中的一整個重要部份。不能把其中一個毒理試驗與其他藥毒理學和藥動學試驗切割開來，試驗設計時應充分考慮其他藥毒理試驗的結果。例如，為了使一個較長期重覆給藥的毒理試驗得以成功，往往需要參考急毒性、安全性藥理和藥動學研究以及短期重覆給藥試驗結果等來對試驗進行合理設計；在評估方面，毒理研究的結果應該力求與其他藥毒理試驗結果互補說明。例如，慢性毒試驗中相關的生殖器官檢查在某種程度上可以反應試驗物質對動物生殖功能的影響。安全性藥理試驗中所觀察到的不良反應可以與慢性毒性試驗和急毒性試驗結果相互印證。若試驗整體設計和執行的整體性不良，將會直接影響非臨床安全性評估的品質。為了解決這個問題，需要研發負責人加強對非臨床安全性試驗整體性的認識，並在實際執行過程中進行整體掌握。

III、 落實問題的分析：非臨床安全性試驗設計的基本要求是根據試驗藥物的藥理特性、適應症、用藥族群的分布、各項試驗目的和基本要求的差異，來選擇合理的動物模型、給藥劑量、給藥期間及觀察指標。

IV、 遵循非臨床試驗優良操作規範（Good Laboratory Practice for nonclinical Laboratory studies, GLP）：GLP 的目的是保證非臨床安全性試驗結果的真實性、完整性、可靠性和科學性，是安全性評估的基礎和前提。遵循 GLP 對新成分新藥特別重要，因為沒有人體使用經驗，動物安全性試驗結果的可靠性直接影響臨床試驗受試者的安全性。遵循 GLP 的精神應落實在藥品安全性試驗過程（包括試驗設計、試驗藥物、試驗動物、試驗條件、試驗操作等）的要求及結果評估中，並在安全性試驗的技術性資料中作充分表示。目前國內對 GLP 要求與新藥的審

查尚未得到良好的配合，某種程度上將對新藥審查造成了一些的影響。這需要研發者和法規單位共同努力使其更加完善。95年3月13日國內GLP的規範重新修正並公告，相關單位應遵循GLP精神來執行和落實相關的非臨床安全性試驗。

V、著重「非臨床安全性的全程評估」。非臨床安全性評估一般可分為兩個階段來進行。

　　首先，要著重對研究方法（方法、模型）的評估，以判斷其預測臨床安全性的價值大小：有鑒於非臨床藥毒理試驗結果與臨床結果相關性方面的不足，應重視動物模型、評估方法甚至是試驗條件的選擇，也就是執行的科學、合理性，以提高非臨床安全性試驗的價值，儘量減少低相關性和／或非必要性的試驗，以節約寶貴的人力和物力。

　　其次，對試驗結果本身的評估主要在動物試驗結果與藥物的關係。對於試驗結果的評估應圍繞試驗目的（毒性標的器官、安全界限、預測臨床監測指標）來進行。為了客觀評估藥物安全性，應全面探討實驗室檢查結果變化的統計意義與臨床意義的相關性，在此基準上整體判定與分析毒性與藥物的相關性。有統計意義的檢查結果改變不一定有臨床意義，這要結合相關參數臨床參考值範圍和統計意義產生的原因來整體考量；但是沒有出現統計意義也不一定意味著沒有臨床意義，應注意變化趨勢的明顯程度，並結合實驗室參考值範圍等來整體考量，對個別結果進行定性分析並計算群體異常率，常常可以發現其變化的統計和臨床意義。

　　為此，建議結合下述因素進行整體分析：a.注意劑量效應關係；b.參考比較給藥前後、對照組的結果；c.參照試驗動物的歷史資訊、流行病學背景資料和動物飼養條件；d.注意其他毒理學試驗和評估的結果；e.參考動物藥毒理動力學試驗的結果；f.統整分析標的器官毒性相關指標系統；g.組織病理學檢

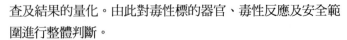

查及結果的量化。由此對毒性標的器官、毒性反應及安全範
圍進行整體判斷。

3. 評估時值得關心的幾個問題

(1) 臨床前試驗結果的利弊權衡：

對於一個新成分新藥而言，非臨床安全性試驗對其是否可進入
臨床試驗及如何確定選擇用藥族群的利弊評估中扮演了非常重要
的作用。臨床前的利弊權衡要很慎重，真正的有效性需藉由臨床試
驗來確定，其實安全性也是如此，只是臨床前試驗的加權比重更
大。建議藉由下述評估來審慎評判：a.與已上市同類藥物比較有效
性和安全性，說明試驗藥物的優勢。b.根據適應症背景決定毒性的
安全界限、性質和早期可預測性。c.動物試驗結果與人體之相關
性，同時注意評判的量化（如藥理動力學暴露量）。

在國外，在臨床前因毒性被否決的化合物，常常是因為嚴重的
全身毒性（如肝毒性、神經毒性、致癌性），特別是無法及早預測、
或根據經驗判斷，與已有的臨床藥物相比毒性更大，安全界限更小。

(2) 動物試驗結果和臨床發現的相關性：

根據國外研究報告（ILSI study HESI Workshop, 1999）顯示，
人體不良反應與動物毒性反應的陽性一致率大約為 71%，也就是
說 71%的人體標的器官毒性可由一種或多種的動物毒理試驗來預
見。另外 29%的人體不良反應，無法藉由動物試驗預測。國外研
究結果還顯示，分別進行囓齒類動物和非囓齒類動物的試驗可明顯
提高動物試驗的預見性。從試驗和評估角度考慮，比較重要的是了
解哪些全身毒性與臨床的一致性，正確判斷結果所呈現的意義和臨
床價值，分析低相關性的原因，並藉由創新改進試驗設計和研究方
法來提高一致性。

(3) 臨床試驗案與非臨床安全性試驗的關係：

臨床試驗案與非臨床安全性試驗評估有著十分密切的關係。非
臨床安全性試驗的設計取決於所擬定臨床試驗案中的基本資訊，如
臨床試驗中的適應症及用藥族群、給藥方式（給藥療程、給藥途徑、

給藥間隔等）。反過來說，臨床前安全性試驗結果（是否出現嚴重的安全性問題及臨床安全性的可預測性和控制）對於臨床適應症、選擇用藥族群、給藥方法等有重要的指導意義。為了避免無法預料的嚴重安全性問題，需要根據毒理試驗的結果來調整預期適應症的範圍或給藥方式。同時，非臨床安全性試驗結果應該合理地呈現在臨床試驗計畫中，如安全性監測指標及時機、急救對策等。預期給藥劑量在臨床試驗中是一個需要探討的可變性要素，對於一個新化合物藥物而言，需要整合非臨床安全性和有效性等結果來評估其設計是否合理（如臨床起始給藥劑量）。

(4) 關於毒理動力學：

毒理動力學是非臨床安全試驗設計的組成之一，在解讀毒理試驗結果以及與臨床資料比較評估對人的風險和安全性上，可提高毒理資料的價值。其重點是解釋毒理試驗結果，亦就是描述在動物造成的全身性暴露與毒理試驗劑量／時程的關係，瞭解毒理試驗中的藥物暴露（包括原形化合物和代謝產物）與毒性結果之間的關係，以定量評估這些結果與臨床安全性之間的關係，並為非臨床長期毒理試驗選擇動物種類和給藥方式提供依據。因此，毒理動力學對毒理試驗本身以及臨床試驗安全性評估都具有相當的重要性，已成為國際上毒理學研究的常規要求（尤其是慢性毒理試驗）。

(5) 仿單中藥毒理資料的取捨：

原則上，仿單的藥毒理資料為臨床資料的補充，應有助於臨床安全、有效地給藥（包括給藥選擇時的利弊權衡）。一般來說，藥理作用（藥效學）資料的取捨應採「較嚴格」原則，以臨床藥理為主，相關的非臨床藥理為輔，嚴格要求藥理作用說明，以避免臨床療效的誤導。而毒理試驗（安全性）資料的取捨則應採「較寬鬆」原則，只要是與臨床用藥安全性有關的資訊都應納入，包括那些無法或目前難以用人體試驗呈現的非臨床毒理試驗（如：致癌、致突變、致畸胎及某些慢毒性等結果）都應納入，有些資訊是針對非日

常用藥狀態可能出現的毒性。必要時也應納入其他對判斷臨床用藥安全性有價值的同類藥物安全性資訊。

四、相關法規要求的科學和法規背景

　　鑑於政府鼓勵國內生技新藥研發，需要法規審查單位制定規範和給予適時輔導，衛生署已參考國外相關法規如國際法規協和會 ICH 的指引，在藥品非臨床試驗安全性規範（民國 89 年第三版）中說明進行藥毒理試驗的實施原則，並在今年更新公告藥品查驗登記審查準則，其中附件三的新藥查驗登記應檢附技術性資料中根據化學藥品研發背景進行分類，列出了各類新藥的藥毒理資料的一般性要求。可以從上列的準則規範中瞭解各類新藥要求檢送的安全性試驗重點和主要內容。但是切莫僅將其當成「作業」去完成，因為每一個新藥都是獨一無二的，都可能需根據各類新藥的特色來進行實際的考量，應該從滿足安全性評估要求的角度來解讀各項要求的科學和法規背景，以便根據各類新藥的特性來合理設計其試驗內容和計畫。

　　新藥非臨床安全性試驗除為了符合新藥查驗登記審查核可的需要，更是為了滿足臨床試驗受試者和臨床患者的使用安全和有效性評估的需要。法規單位審查員的職責是從法規的角度來規範和滿足這些需要。從根本來說，只要是與受試者和患者安全性、有效性有關的問題都值得新藥研發的申請廠商注意，無論在實際的法規、技術要求或試驗規範是否有具體提到或要求，身為藥毒理審查員，會就個別案件的技術性資料進行審查，都有可能因此提出必要的要求。同樣地，若有充分的理由／證據解釋可以不需要進行某些非臨床安全性試驗時，審查員也會相應地減少要求。

五、非臨床試驗安全性規範在非臨床安全性評估中的作用

　　非臨床試驗安全性規範是原則性指導試驗的進行，而非強制性要求，往往只反應法規單位在某一階段對某些共通性問題的基本認知和建議。新藥研發的類型複雜多樣化，每一個試驗藥物又各具特色，因此實際試驗中應根據藥物特性進行個別設計。在充分闡明其合理性的前提下，可採用各種合適的試驗方法和設計理念來執行安全性評估。

　　非臨床試驗安全性規範應該是以解決何時該進行試驗（階段性）、如何進行各項試驗設計和評估以及為什麼要如此進行這些試驗等三方面問題，這也是制定非臨床試驗安全性規範的基本概念，因此廠商應該了解非臨床試驗安全性規範在上述三方面的基本涵義和科學背景，進而正確了解非臨床試驗安全性規範的定位，結合各種新藥實際特性來落實各項試驗的合理時機和最佳試驗方案。

　　當然，從國際法規協和化的角度考量，目前衛生署的非臨床試驗安全性規範需要加速與國外先進國家法規進行接軌。對此，中央衛生主管機關應參考先進國家相關的非臨床試驗安全性規範中具科學、合理和可行的相關內容，就這些相關內容進行試驗規範的更新與修正。

六、根據新藥的特性來落實問題分析的評估思考邏輯

　　坦白地說，我們無法期望在研發的客觀原則、法規和非臨床試驗安全性規範中找到或列出某一種類新藥的既定全套試驗方案，每個種類新藥都應了解非臨床安全性試驗在新藥研發中的角色、階段性，掌握非臨床安全性試驗的目的和基本要求，在相關法規和非臨床試驗安全性規範的科學和法規背景基礎上，結合各類新藥實際特色來落實問題分析。也就是說，要根據各類新藥的生產品管控制資料（理化特性、結構藥效關係、晶型、異構物、製劑特色等）、藥理毒性特性（作用機轉和藥理活性、相關動物毒理試驗結果、非

臨床藥動和藥效學特性等）、臨床特性（已有的同類藥物安全性資訊、臨床適應症和用藥族群、臨床用藥期間等）、國內實際情況（技術、經濟可行性等等）等要素來合理設計非臨床安全性評估內容、試驗階段、執行試驗，並進行相關的安全性評估，為新藥的臨床試驗和應用來提供重要參考。

本文中提出的臨床前安全性評估的思考邏輯是根據新成分新藥的思考邏輯而論述；但也適合部分其他新藥物，如已上市藥品的新給藥途徑、新劑型、新鹽類、複合藥等；因為對這二者的基本目的相同，僅是達到目標的手段不完全相同，對於後者需要在對已上市藥品臨床和非臨床安全性的認知基礎上，藉由銜接性試驗來達到非臨床安全性評估的目的。同理也適合於仿製未輸入國內的國外已上市的新藥，通常需要在把握與已上市藥品成分一致性的基礎上，可藉由文獻回顧和／或結合部分安全性試驗資料來評估其非臨床安全性。

七、結語

新藥的非臨床安全性試驗的整體設計是新藥研發單位的每一位研發主持人須面臨的挑戰，整體的思考邏輯應該符合科學性及法規要求（包括相關法規準則和非臨床試驗安全性規範），並結合國內情況來全面考慮。也就是要結合國內現況，掌握新藥研發和評估的客觀原則，了解法規相關要求的科學和法規背景，落實非臨床試驗安全性規範的基本要求和技術性思考邏輯，並結合各類新藥特性來對每一個藥品進行落實問題的分析，進而達到非臨床安全性評估的目的。

（本文曾刊載於醫界聯盟臨床試驗中英文季刊 2006）

去氧核糖核酸疫苗的非臨床安全性評估

李元鳳

一、背景介紹

本文介紹的去氧核糖核酸疫苗（DNA vaccine；以下簡稱 DNA 疫苗）是指利用細菌 DNA 質體（Plasmid）為載體（Vector）的疫苗。質體 DNA 帶有受哺乳動物啟動子（Promoter）控制的病原或病原相關的基因（即為抗原基因），以及在細菌內複製及選擇質體所需的 DNA 序列。雖然疫苗一般定義為預防傳染病的生物藥品，但 DNA 疫苗也可以有治療傳染病或癌症等其他疾病的用途。在利用 DNA 疫苗作為治療的情況下，DNA 質體活性成分常是人類的基因（例如細胞素），而非源自病原微生物的基因。

一般而言，DNA 疫苗比起傳統疫苗（例如：減毒疫苗、去活化疫苗、次單元疫苗等）具有多種優點，這些優點包括了疫苗 DNA 質體的穩定性較佳、製造過程較易管控、以及相對容易大規模製造等。因此，許多科學文獻記載使用傳染病病原，或病原成份相關的 DNA 質體來預防或治療來自如流行性感冒病毒（Influenza virus）、B 型肝炎病毒（Hepatitis B virus）、人類免疫缺陷病毒（Human immunodeficiency virus）等所引起的疾病。DNA 質體在許多動物模式中也有報導證實可以用來預防病原感染，例如：用在馬的抗西尼羅病毒（West Nile virus）DNA 疫苗，已於 2005 年獲得美國的上市許可。雖然動物使用疫苗的品質與安全性的考量，與人類使用疫苗不同，但動物疫苗的經驗，可對人類疫苗的使用提供寶貴的資訊。

目前以 DNA 疫苗作為預防或治療的研發，雖已有一些進展至第一或二階段臨床試驗，但是，根據數個已經執行完成的試驗結果報導，在動物試驗中經由 DNA 疫苗所得到的免疫反應，常常無法反映在人體中。所以，在不同動

物試驗或臨床試驗中，常常需配合著不同的給予時程、途徑、或給予器材等來提高動物或人體的免疫反應。有些時候DNA疫苗的給予劑量甚至高達數毫克。此外，許多可以增強DNA質體吸收或提高免疫反應的配方、載體、或是給予方法，也常常運用於DNA疫苗。例如以基因槍（Gene gun）或電穿孔（Electroporation）方式給予疫苗、合併給予細胞素基因、或是以腺病毒（Adenovirus）作為載體等方法。然而、上述用來強化DNA疫苗免疫性的各種方法，也可能產生特定的安全性議題，因此需要適當的非臨床安全性試驗來提供臨床試驗的安全性基礎。各個疫苗的安全性評估應個別審慎考量，並將疫苗特徵納入考慮範圍，且反映該疫苗的預定臨床用途。對於用在健康者的預防用疫苗，或用於重大疾病的治療性疫苗，應以不同的風險與效益的標準來評估其安全性。一般來說，現有之臨床使用經驗顯示DNA疫苗是安全及可忍受的，亦即沒有發現監測生理參數的異常改變，或疫苗相關嚴重的不良反應。

二、DNA疫苗安全性的一般考量

　　DNA疫苗免疫性試驗的目的，是用來界定適當的劑量、給予途徑、給予時程、及臨床試驗用的配方，並提供進行臨床試驗的合理性。動物模式中的免疫性試驗評估項目如體液性免疫反應（Humeral mediated immunity，包括抗原專一抗體及中和性抗體的效價）、血清陽轉率（Seroconversion rates）、幾何平均抗體值（Geometric mean antibody titers）、及細胞性免疫反應（Cell mediated immunity，例如細胞素分泌細胞的活化）。此方面的研究最好設計成能同時提供免疫反應持續性（Duration）的資料，在可能的情況下，亦可與攻擊性試驗（Challenge test）合併進行。如果抗原DNA是源自人類相關的基因時（例如細胞素），則應考慮動物模式適當性，也就是所選擇的動物對於人類抗原，能具有相似的免疫反應。如果疫苗將使用於孩童或新生兒，除了應先在成人進行安全性暨免疫性的試驗，且在相關的動物模式，例如出生／幼年的動物，進行免疫性及安全性試驗外，並應將可能誘發免疫耐受性（Immunological tolerance）的狀況列入考慮。

　　如果 DNA 疫苗使用的載體已有文獻研究報告、動物試驗、及／或人體使用經驗時，這些資料可以用來支持安全性的評估。若在研發製程或 DNA 質體上有所更改時，例如改變基因順序或啟動子等，則需評估此改變對疫苗可能造成的影響，可能需要進行進一步的非臨床安全性評估。舉例來說，為了製造疫苗而加入抗生素的抗藥性基因時，由於 DNA 質體中含有其他基因的成份，此時就應考慮此類基因表現的可能性及其可能造成的臨床結果。

　　DNA 疫苗的給予方式不同，在安全的考量上也會不同。將質體 DNA 注入動物體內，只有一小部分的 DNA 分子會進入細胞內，而其中也只有一部分會進入細胞核，所以注入動物體內的 DNA 分子嵌入染色體的機率很低，因此，考量 DNA 嵌入性突變對於細胞生長調節及／或腫瘤形成過程的改變時，DNA 嵌入性突變引起的風險會變得相當低。然而，如果是用替代配方，例如同時給予帶有細胞生長促進因子的基因等，則會增加 DNA 嵌入染色體的機率，所以探討質體 DNA 嵌入宿主細胞染色體的可能性，在 DNA 疫苗的非臨床安全性試驗上仍是一個重要的部分。同樣的，對於已有同樣或相似的 DNA 質體以相同模式給予的資料存在時，可能無需再進行 DNA 嵌入性研究。但是，若 DNA 疫苗配方或給予方法有重大的改變時，特別是會使質體 DNA 進入細胞核的能力增強時，則有需要針對 DNA 嵌入能力進行再評估。

三、DNA 疫苗安全性試驗

　　一般而言，執行重要的非臨床安全性測試（動物毒性試驗），應依據藥品非臨床試驗優良操作規範（Good Laboratory Practice, GLP）的規範進行，且應盡量使用最終臨床配方（Final formulation for clinical use）的疫苗進行測試。當某些新的分析方法尚未完全建立時，則可以依照藥品非臨床試驗優良操作規範的原則來執行。目前規範的安全性試驗項目分別敘述如下：

1. 一般毒性試驗

　　本試驗的主要目的是為了探討毒性型態與嚴重度，並與疫苗產品的相關性進行評估。試驗的設計宜選用適當的動物模式，也就是選擇的動

物可以對抗原產生相關的免疫反應。毒性試驗可與局部耐受性、免疫性及 DNA 的生物分佈（Bio-distribution）合併評估。劑量與投予途徑則盡量與臨床使用相同，但是，投予次數應等於或超過臨床預定的次數。投予區間可縮短（例如 2 至 4 週），或與臨床時程相關的區間。可將免疫反應的動力學、DNA 可能的毒性效應、及相關的 DNA 分佈參數納入投予區間的考慮，以找出 DNA 與毒性的相關性。

　　毒性評估可在急性期及恢復期後實施，例如在最後一次投予後 2 至 3 天，及 14 至 21 天時執行。一般來說，在進行人體試驗前，不必用非人類的靈長類動物進行研究。然而倘若預期的毒性具有物種專一性時，靈長類動物模式及基因轉殖老鼠模式可能對於預測臨床毒性較有相關性。在可能的情況下，非臨床安全性試驗與初期臨床試驗，應使用同一批疫苗產品。

　　試驗評估項目包括每日的臨床觀察、注射部位的反應、食物攝取量、及體重。實驗室參數包括臨床化學與血液學。死後病檢包括適當組織，例如注射部位、脾臟、肝臟、腎臟、腸、腦、骨髓、卵巢或睪丸、肺臟、淋巴結、心臟、及腎上腺等進行巨視與顯微鏡檢查。一般來說，無需進行抗 DNA 抗體（Anti-DNA antibody）的測試，但是可能需要將注射部位、免疫病理學等納入評估。特別是當質體 DNA 是源自人體相關的抗原時，宜進行相關自體抗體（Auto-antibody）的分析。

2. 安全性藥理試驗

　　當疫苗顯示會影響生理功能（例如心血管系統）時，則宜執行安全性藥理試驗。

3. DNA 質體的生物分佈（Bio-distribution）、持久性（Persistence）、與嵌入（Integration）試驗

　　除非對於相同或類似的 DNA 疫苗產品已有相當的經驗，否則應探討 DNA 生物分佈、持久性、及嵌入宿主細胞染色體可能性，尤其是對生殖系統方面的測試。生物分佈與持久性應用靈敏的分析方法，例如的核酸偵測技術來調查，並說明選用該分析法的理由，及建立分析方法的靈敏度與專一性等參數。在各種核酸偵測技術中，定量的聚合酶鏈鎖反

應（PCR）分析法最常使用，也是評估 DNA 的生物分佈及嵌入的一個可靠方法。在適當的時間點（例如：早期約 1 至 7 天，及晚期約 2 至 3 個月）內，DNA 於重要組織中的含量及持久性皆應進行監測。也應調查質體 DNA 所表現抗原的部位與時間性。如果質體 DNA 的表現會持續相當長的時間，則應說明其所造成的影響。

　　現有的 DNA 疫苗生物分佈研究報告顯示，以肌肉、皮下、真皮、或以顆粒媒介等方式注射時，除了注射部位以外，質體 DNA 在其他組織並沒有持久性。目前，歐美法規認為在每十萬個宿主細胞中，持久性超過 60 天的質體 DNA 複製數（Copy number）如果沒有超過 30 時，則可能不需進行進一步的質體 DNA 嵌入性評估。不過，當日後有更多經驗累積時，此項議題需要再次研究。

4. 基因毒性、和致癌性試驗

　　原則上不需執行，但若是疫苗成分中含有全新之疫苗佐劑、賦型劑，或不純物有考量時，則可能需要執行試驗。

5. 生殖毒性

　　如果質體 DNA 嵌入生殖組織，可能會造成生殖細胞的改變，除非有適當的原因，例如臨床適應症或患者族群顯示沒有進行的必要，否則需要對於生殖細胞是否有質體 DNA 的分佈、嵌入及表現等進行測試。如果聚合脢鏈鎖反應結果顯示質體 DNA 沒有分佈在生殖組織的話，則應可合理認為此質體 DNA 不會造成生殖系統改變。

　　生殖毒性的考量，可以參考 DNA 的分佈、嵌入及表現試驗，及一般毒性試驗中組織病理檢驗所提供之資訊。當疫苗給予對象是有懷孕可能，或屆於懷孕年齡層婦女時，則可能要執行胚胎及幼胎發育毒性試驗（Embryo-fetal and perinatal toxicity studies）。執行試驗時，宜使用兩種不同的哺乳類動物，一種為囓齒類（例如：大鼠），另一種為非囓齒類動物（例如：兔子）。投予途徑及方式應盡量與未來人體臨床使用相同。劑量範圍應至少評估至與未來人體臨床使用的最高劑量。

四、結語

　　雖然 DNA 疫苗所產生的免疫反應已漸漸被了解，然而，依據抗原的性質及保護宿主所需的免疫反應類型，DNA 疫苗的價值與優點，仍宜以個案為基礎來討論。本文乃是參考世界衛生組織 WHO 對於 DNA 疫苗的法規指引，介紹目前對於 DNA 疫苗的非臨床部份安全性評估的考量方向。非臨床安全性試驗實施的範圍宜依個案來決定，最好事先與法規機關溝通。相較於其他疫苗，DNA 疫苗的研究雖然較慢，但是一直持續的發展中。DNA 疫苗品質及安全性議題，有賴試驗數據及經驗的累積，在法規上才能有最合理的考量。

　　（本文曾刊載於醫界聯盟臨床試驗中英文季刊 2007）

臨床藥品動力學試驗簡介

蘇莉莉

一、前言

藥品於研發過程中，須完成相關之非臨床與臨床藥品動力學試驗，以支持藥品之療效與安全性，然後才得以核准上市。非臨床藥品動力學試驗大都利用動物體來確認藥品於生物體內的吸收、分佈、代謝與排除的表現，進而預測藥品使用於人體時可能產生的結果。當藥品於動物體內完成試驗，確認其初步的療效與安全性後，可進一步進行人體藥品動力學試驗，以了解藥品於人體中的表現，用以支持藥品於人體中的療效與安全性的評估。本文將概略說明藥品於研發過程中所須進行之臨床藥品動力學試驗(以下簡稱臨床藥動學試驗)、臨床藥動學試驗須完成的時程、與臨床藥動學試驗設計之基本考量重點，以提供國內藥品研發廠商，以及臨床試驗研究人員參考。

二、臨床藥動學試驗

臨床藥動學試驗，不外乎想了解藥品於人體中之吸收、分佈、代謝與排除的狀況，以及此吸收、分佈、代謝、排除的狀況是否會受其他因素所影響，其影響程度如何，是否會干擾藥品預期的療效與安全性等資訊。藉由臨床藥品動力學試驗，將可以了解並進而預測藥品在人體可能發生的變化，繼而得以協助藥品臨床療效與安全性之評估。

臨床藥動學試驗依目的的不同，可概略區分為下列八種。以下逐一說明：

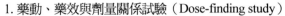

1. 藥動、藥效與劑量關係試驗（Dose-finding study）

　　藥動、藥效與劑量關係試驗，在藥動部份，是於人體投藥後，在不同的時間點採集受試者的血液檢品，檢測不同時間點之血中藥品濃度，進而描繪出藥品於血液中的濃度曲線圖，並推算相關之藥動學參數（C_{max}、T_{max}、$T_{1/2}$、$AUC_{o\rightarrow t}$、$AUC_{o\rightarrow\infty}$、MRT、CL、V_d 等，詳見創刊號新藥研發過程中常見藥品動力學參數的重要性）；投與不同的劑量，可能得到不同的暴露量（C_{max}、$AUC_{o\rightarrow t}$）結果。

　　在藥效部份，一般而言，藥效試驗大都以客觀的生物指標為評估標的，理論上，於人體投與不同的劑量應可得到不同的藥效反應，某生物指標若是無法反映劑量的變化，就可能不是好的藥效指標。整體而言，不同的劑量若能對應不同的暴露量與藥效反應，則可能從彼此對應關係尋找出適合進入臨床試驗的療效劑量；若是劑量與暴露量、藥效間具有良好線性關係，將更有助於預測藥品的療效與安全性。

2. 藥品生體可用率試驗（Bioavailability study）

　　藥品生體可用率試驗，可為單向平行、或雙向交叉試驗。這類試驗與一般藥動學試驗最大的差異，在於生體可用率試驗具有對照組。對照組所使用的藥品若為靜脈注射（Intravenous injection， IV）劑型，稱為絕對生體可用率試驗，因為作為對照之靜脈注射劑型的吸收為百分之百。對照組所使用的藥品若是非靜脈注射劑型，則由於對照藥品本身並非百分之百的吸收，因此稱為相對生體可用率試驗。生體可用率可依據下列的公式予以計算：

$$F\,(\text{Bioavailability}) = \frac{[AUC]_{po}/Dose_{po}}{[AUC]_{x}/Dose_{x}}$$

X：
絕對生體可用率時為 IV
相對生體可用率時為其他劑型
如 solution

　　由絕對生體可用率的結果，可獲知投與藥品被身體所利用的百分比。但是藥品研發過程中，並非所有藥品皆有靜脈注射劑型，這種情況

下，因為溶液劑型吸收百分比較高且吸收快速，所以常採用做為相對生
體可用率試驗之對照品。

3. 藥品生體相等性試驗（Bioequivalence study）

　　為了降低個體間之變異性，藥品生體相等性試驗通常採用雙向交叉
試驗設計；若所執行的是單向平行的試驗設計，則由於考慮個體之變異
性，必須增加樣本數。生體相等性試驗與生體可用率試驗，在試驗設計
上非常相似，兩者都具有對照品；二者最大的差異，在於生體相等性試
驗具有統計上的理論假設。

　　生體相等性試驗需先假設 A 藥與 B 藥有所不同，再利用藥動學參
數（速放劑型如：C_{max}、$AUC_{o \to t}$、$AUC_{o \to \infty}$）進行統計分析，藉由無法
證明 A 藥與 B 藥不同，因而推翻假設，以獲得 A 藥與 B 藥相同之結論。
因此，進行生體相等性試驗之對照藥品，基本上必須與試驗藥品為同成
分、同劑型、同劑量的藥品，二者只有在製造廠或配方上不同；相反的，
生體可用率試驗之對照品就沒有這項限制。

　　生體相等性試驗是以統計分析方法來證實兩藥品的相等性，通常會
先利用藥動學參數之原數值，或取其對數值進行變異數分析（ANOVA），
再計算 90%的信賴區間；以原數值計算時，其信賴區間若介於 0.8～
1.2，或以對數值計算，其信賴區間介於 0.8～1.25，則可以認定兩藥品
具有生體相等性。

　　藥品生體相等性試驗通常是在申請學名藥時，證明兩藥品沒有差異
之用。不過，新藥研發過程中有時也會進行生體相等性試驗，這種情況
通常發生在臨床試驗所使用的配方與上市產品配方不盡相同時，這時必
須透過生體相等性試驗，來銜接臨床試驗結果與上市產品。然而，由於
藥品研發過程中，劑型的選擇常具有不確定性，所以生體相等性概念也
被擴大運用，用以銜接不同劑型及劑量之產品。

4. 食物與藥品交互作用試驗（Food-drug interaction study）

　　口服藥品須進行食物與藥品交互作用試驗，以研究食物對藥品是否
會造成影響，藉此尋找口服藥品最佳投與時間，決定藥品是否應與食物
併服；當認為該藥品不得與食物併服時，亦可藉此試驗決定藥品應於餐

前或餐後多久時間才適合服用。食物與藥品交互作用試驗一般以健康受
試者為對象，分別在空腹與用餐狀態下投與藥品，藉由比較藥動學參
數在不同狀態下之差異，來推知食物對藥動學特性的影響。本試驗可
獨立進行，亦可在執行藥動、藥效與劑量關係試驗時，選擇高劑量組合
併進行。

5. 恆量試驗（Mass balance study）

　　恆量試驗，是用來了解藥品投與體內後，經吸收、分佈、代謝的作
用，最後排除體外的狀況。這類試驗通常會以 ^{14}C 來標定藥品，採集受
試者的尿液與糞便檢品，測定藥品於檢品中的含量，進而推算所吸收藥
品經由尿液與糞便的排除百分比，以了解肝臟與腎臟在藥品排除所扮演
的角色。由於必須確認藥品皆會排除體外，所以尿液或糞便檢體的採集
通常由 4 天至 7 天不等。理想上，試驗完成後，藥品於尿液與糞便檢體
的總回收率，希望可達投與藥品的 80%以上；若有部份藥品無法經由
尿液與糞便回收，則須進一步研究其他排除途徑的可能，及藥品於體內
滯留所造成的影響。

6. 特殊族群試驗（Special population study）

　　特殊族群試驗主要針對性別、人種、老年、幼兒、腎功能不全病患、
肝功能不全病患進行藥動學評估。特殊族群試驗之目的在評估上述變異
因素對藥動學的影響，所以設計上皆應具有對照組，如此才能評估變異
因素之影響。例如試驗對象為腎或肝臟功能不全病患時，試驗中須有腎
或肝臟功能健全的對照組，才可能評估腎或肝功能對藥品的影響。

　　在性別與老年族群部份，老年族群指的是 65 歲以上的族群，這類
族群由於腎臟或心臟功能之衰退，導致藥品之藥動與藥效表現可能與年
輕族群有所差異。老年族群的藥動學評估可與性別差異之評估合併或分
開執行。在人種差異試驗部份，主要是針對居住於不同地區之人種，進
行藥動學差異之比較，這類試驗基本上與一般藥動學試驗並無不同，但
須有對照組才可得知藥品於不同人種上之吸收、分佈、代謝、排除上的
差異。

　　在幼兒族群部分，執行幼兒群體藥動學試驗之主要目的，在使藥品可被標示為可用於幼兒。這類試驗依照幼兒的年齡，可區分為新生兒(出生至 1 個月)、嬰兒 (1 個月至 2 歲)、兒童 (2 至 12 歲) 及青少年 (12 至未滿 16 歲) 之試驗。由於幼兒的肝、腎功能皆未臻成熟，且其脂肪的分佈與藥品清除率亦與成人不同，所以試驗的起始劑量應依據成人藥品全身性暴露量審慎推算，試驗的結果亦將可用以決定藥品在於小兒族群的適用範圍。

　　在腎臟功能不全的病患族群部分，首先應確定腎臟是否為藥品主要排除途徑，以及腎功能不全是否影響藥品之藥動學與藥效學性質，若兩者均成立時，再於此族群進行評估試驗。這類試驗可依腎功能不全之程度進行評估，包括正常腎功能 (肌氨酸酐清除率：$C_{cr}>80$ ml/min，)、輕度(C_{cr} 50-80 ml/min)、中度(C_{cr} 30-50 ml/min)、重度($C_{cr}<30$ ml/min) 腎功能不全、及腎病末期需要透析病患 (ESRD) 等。藥品及其活性代謝物，若是在藥品劑量範圍內，呈現線性且不受時間影響的藥動學性質時，只須執行單一劑量試驗；但若呈現非線性且受時間影響之藥動學特性時，則須執行多劑量試驗。藉由藥品於不同腎功能病患的藥動學比較結果，可了解腎功能對藥品的影響，並決定本藥品於不同腎功能病患的使用劑量。

　　在肝臟功能不全的病患族群部分，當藥品或其活性代謝物明顯經由肝臟代謝或排泄，或藥品主要使用於腎衰竭病患，而有產生代償性代謝或排除作用之可能時，皆須於肝功能不全患者進行藥動學之評估。依照 Child-Pugh 分類標準，肝功能不全可為輕度、中度及重度三種程度。單一劑量的試驗結果若可預測多劑量使用後的結果，則不需進行多劑量試驗；若試驗結果顯示中度肝功能不全病患的藥品排除率並無顯著改變，則藥品可用於輕度及中度肝功能不全病患而無需調整其劑量。若選擇重度肝功能不全患者開始執行試驗，並顯示藥品排除率不受影響，則不需於輕、中度患者進行評估。執行試驗時，若擔心受試者可能因肝功能不全，導致血中濃度增加因而產生毒性時，則需考慮降低試驗投與劑量。

7. 藥品交互作用試驗（Drug-drug interaction study）

　　在確定研究中新藥之代謝途徑後，接著要進行藥品交互作用試驗。藥品交互作用試驗一般分為兩個階段，第一階段先在體外進行初步的篩選試驗，目的在了解研究中新藥對於代謝酵素（如 CYP）之抑制或誘導能力，及新藥與蛋白質結合-置換之能力等訊息。依據體外交互作用試驗的結果，可預測藥品於體內產生交互作用的可能性，進而規劃並執行第二階段之體內交互作用試驗。

　　在新藥研發過程中，體內藥品交互作用試驗之設計大都為多劑量試驗。試驗會比較單一藥品給予與合併藥品給予後之藥動學變化，藉以評估藥品合併使用時，劑量調整之必要性；但是，倘若藥動學的變化無法反映藥效學的改變，則必須另外考量藥效部份的改變（例如 Warfarin）。進行人體內交互作用試驗時，必須在眾多已上市之臨床用藥中，選擇與研究中新藥配對之試驗藥品；適合作為體內交互作用試驗之配對藥品者，包括在體外篩選試驗中具明顯交互作用之藥品，或於臨床治療上常被用於合併治療的藥品。

8. 群體藥品動力學試驗（Population study）

　　群體藥動學試驗與一般藥動學試驗不同處，在於檢品採集較少，且每位受試者的檢品採集時間點亦不盡相同。由於每位受試者之抽血點數顯著減少，對受試者（特別是幼兒及重症患者）而言，負擔與風險相對減少，然而由於血液檢品不完整，因此將需要更多的受試者，而且分析時必須將其他參數，例如性別、體重、年紀、肝腎功能等納入考量，藉由統計分析推估藥品動力學參數與其他參數間之關係。

三、臨床藥品動力學試驗須完成的時程

　　臨床藥動學試驗，並無法明確清楚區隔每個試驗須於何種階段完成，只能依不同研發階段，概略區分為早期與晚期藥動學試驗。

　　早期藥動學試驗之評估目的，包括評估單一劑量及多劑量投與後，藥品於人體中之藥動學特性（含評估線性藥動學特性，與恆量試驗）、生體可用率、及食物-藥品交互作用。晚期藥動學試驗之目的，包括評估主要病患族群藥動學試驗、特殊族群藥動學試驗（含性別、族群、老年、幼兒、腎功能不全病患、肝功能不全病患）、藥品－藥品交互作用試驗（含蛋白質結合交互作用、代謝交互作用、臨床合併藥品交互作用）、生體相等性試驗及群體藥動學試驗。

　　雖然臨床藥動試驗無法以試驗階段進行區隔，但試驗完成的先後仍具有其相關性。例如：多劑量試驗應於單劑量試驗完成後才進行；病患族群藥動學試驗，須先了解藥品於健康受試者之基本藥動學特性後，再行評估；先獲得體外藥品交互作用試驗結果後，再評估體內藥品交互作用等。

四、臨床藥品動力學試驗設計之基本考量重點

　　臨床藥動學試驗設計，依其目的之不同，有不同的考量重點。需考量之重點包括：應採取交叉或平行試驗設計？採血點的設計是否可充分反映藥品於體內的吸收、分佈、排除等狀況？試驗所使用的用法用量，是否足以之支持藥品預期療效？受試者納入及排除條件，是否根據試驗的目的做適度的調整？除藥品交互作用試驗外，是否於藥動學試驗中合併使用他種藥品，以及應如何規範？受試者的樣本數是否可充分代表其藥動學結果，若未能具充分之代表性，是否已符合法規之規範？檢品採集是否符合試驗目的之要求？分析物是否恰當，分析方法是否可正確顯示藥品之藥動結果？檢品處理、運送及保存的方法，是否可維持藥品於檢品中的安定性？藥動學分析參數與數據解析方法，是否確效且可信？受試者同意書是否已充分，且明確告知受試者所欲參與的藥動學試驗相關訊息等？臨床藥動學試驗設計之考量重點眾多難以盡述，列舉以上各點之目的在提供思考之方向。

五、結語

　　臨床藥動學試驗，依目的不同，可分為數種，但不論其目的為何，所有的試驗在藥品研發過程中，皆扮演著協助了解藥品基本特性，進而支持藥品療效與安全性評估之角色。雖然臨床藥動學試驗的完成並無一定之時程，但經由了解各種臨床藥動學試驗之意義與功能，試驗所需進行的先後順序，以及縝密詳實的試驗設計思考方式，將有助於順利達成試驗目的。

　　（本文曾刊載於醫界聯盟臨床試驗中英文季刊 2006）

新成分新藥臨床藥物動力學審查經驗談

蕭嘉玲

一、前言

　　民國 96 年 7 月立法院通過《生技新藥發展條例》，其主要目的在於鼓勵國內生技製藥業的發展，其中關於藥品的部份包括新成分、新療效、新複方，以及新給藥途徑的藥品。在藥品研發這個漫長的過程中，當藥廠費盡心思，篩選到一個具有潛力的新成分新藥，若沒有足夠的藥品研發經驗或是沒能及早與法規單位進行溝通討論，在新藥查驗登記（New drug application, NDA）階段有可能會被要求補充額外的資料，因而延後上市時間，甚至也有可能因為缺乏某些重要資料而導致該新藥查驗登記不被核准，如此一來，將耗損龐大的研發經費、人力與時間。此篇文章主要分享對於新成分新藥臨床藥物動力學資料有關吸收、分佈、代謝、排泄部分的審查經驗，期望對日後國內新藥研發有所助益。

二、臨床藥物動力學審查內容

　　臨床藥物動力學審查的重點主要是藉由了解藥品的吸收、分佈、代謝、排泄的基本性質，進而判斷該藥品必須檢附哪些特殊族群藥物動力學與藥物交互作用試驗的資料，並決定哪些試驗的結果應該撰寫於仿單之中，告知醫療人員與病人該藥品的藥物動力學資訊及特殊情況下藥品的用法用量。

1. 吸收

線性藥動學（Dose proportionality）、生體可用率、不同劑型間的生體相等性試驗結果、食物－藥物交互作用是這部份的審查重點。

(1) 線性藥動學

一個藥品若是具有線性藥動學特性，表示在試驗劑量的範圍之內（應包含臨床建議使用劑量），其藥物動力學的參數與特性是可被預測的，因此可以依據藥品全身性暴露量（Systemic exposure）的改變做出適當的劑量調整建議。另外，也不用特別擔心因為稍微增加藥品劑量而造成藥品全身性暴露量大幅度增加，產生不可預期的療效與安全性方面的反應。不過，這並不代表一個非線性藥動學特性的藥品就會不被核准上市，只是對於這樣的藥品，在臨床使用上，需要比線性藥動學的藥品多注意一些。

通常，線性藥動學的試驗在早期第一期臨床試驗就會在健康受試者進行評估，而且大多與尋找最大耐受劑量的試驗（Maximum tolerated dose, MTD）是同一試驗。評估一個藥品是否具有線性藥動學特性，至少應該使用三個不用劑量（單次投予或是多次投予皆可），而每個劑量組所需要的人數，應該考量個體變異性來決定，一般而言，最少 6 人以上是較為理想的試驗人數。投予藥品後，藥品的血中最高濃度（C_{max}）與濃度－時間曲線下面積（AUC）是否與劑量成比例增加，半衰期（$t_{1/2}$）、分佈體積（V_d）、清除率（CL）是否不隨劑量改變而改變，都是可以用來協助判斷藥品是否具有線性藥動學的方法。以往，評估 C_{max} 或 AUC 與劑量是否有良好的關連性時，廠商多利用線性迴歸的方式，依據 R^2 值是否接近 1 來決定是否呈現線性關係。然而近年來，廠商與美國 FDA 多採用次方模式（Power model; Y（C_{max} 或 AUC）= $\alpha * Dose^{\beta}$）來判斷是否具線性關係，若β值趨近於 1，且β值的 95%信賴區間（Confidence interval）包含 1，則認為此藥品具線性藥動學特性。

(2) 生體可用率

絕對生體可用率（Absolute bioavailability）的數值可幫助了解投予藥品後，有多少百分比的藥品會被身體所利用。若是與不同廠牌或是不同劑型比較的相對生體可用率（Relative bioavailability）數值，則是可以幫助判斷在轉換產品時，是否需要適度的調整劑量。因此，生體可用率的數值或資訊，除非有很好的理由（例如：藥品的脂溶性很高，無法做成針劑以供靜脈注射給藥），否則一般新藥查驗登記是必備的。不過，對審查的角度而言，絕對生體可用率的數值高低並不影響該藥品是否會核准上市，一個絕對生體可用率低的藥品，表示投予的藥品被利用的程度很低，相對於絕對生體可用率高的藥品，表示藥廠需要花較高的成本，製造此藥品才能達到同樣的療效。

一般而言，絕對生體可用率的試驗多於健康受試者進行，人數約為 6-24 人。進行絕對生體可用率的試驗所使用的劑量，最好是選用臨床建議劑量，且為申請上市的劑型為宜，因為這樣所獲得的資訊，才對臨床上使用該藥品真正有幫助。若不是選用臨床建議劑量，則該藥品必須具備線性藥動學特性，如此一來，在線性範圍內的任一劑量所得的絕對生體可用率即具有相當程度的參考價值。

在某些情況下，無法進行或是可以不需要進行絕對生體可用率試驗。對於脂溶性很高的藥品，因為無法做成針劑劑型，因此沒有辦法靜脈注射給藥，就無法進行絕對生體可用率的試驗。對於吸收相當良好、幾乎不被代謝、主要排除途徑為腎臟排除的藥品，可以從尿液回收的數據推估最低的藥品被吸收的百分比，這樣的數據也可以提供了解投予藥品後，於體內被利用的資訊，絕對生體可用率的確切數值相對地就不是那麼重要。

(3) 生體相等性

雖然生體相等性試驗應使用兩個具有藥劑相等性（Pharmaceutical equivalent）之藥品進行比對，但在新藥研發的過程，對於不同劑型的藥品，仍可引用生體相等性的概念進行評估。早期的臨床試

驗，可能使用配方最簡單的溶液劑，中後期的臨床試驗，可能使用與將來申請上市產品的相同劑型（如錠劑），雖然使用的是相同劑型，但是可能因為其他因素（如，安定性或是形狀大小問題等），又會改變藥品配方，換言之，藥品研發過程中，藥品的劑型往往會隨著研發的時程不同而有所變化。對於這樣的變化，原則上都應該有適當的資料（如生體相等性試驗）作為彼此之間的連結。但是，在新藥查驗登記時，若第三期樞紐性臨床試驗（Phase III pivotal study）所使用的藥品與申請上市的藥品並非相同產品（不論是劑型改變或是配方改變），除非改變之處，以學理推測完全不會影響藥品的藥動學特性（例如，改變錠劑的膜衣顏色），並佐以體外溶離試驗結果支持，否則應進行生體相等性試驗評估。若試驗結果顯示，兩產品之間具生體相等性，則表示，申請上市的藥品其臨床有效性與安全性應與第三期樞紐性臨床試驗所得的療效與安全性相同；若試驗結果顯示，兩產品之間不具生體相等性，則廠商應該評估造成不具生體相等性的可能原因，評估是否需要重新設計申請上市的藥品？或是要試著說服法規單位第三期樞紐性臨床試驗所得的結果仍能外推至申請上市的藥品，不過，如果沒有辦法說服法規單位，那麼這樣的缺失就很可能會影響藥品是否能核准上市的決定。

(4) 食物－藥物交互作用

因為，食物會延遲胃排空時間、刺激膽汁分泌、改變腸胃的酸鹼值、增加內臟的血流等，因此凡是會經由口服給藥的藥品，原則上都應該評估食物與藥品間的交互作用情形。國內對於食物－藥物交互作用試驗的食物組成並沒有規範，然而美國 FDA 的「Food-Effect Bioavailability and Fed Bioequivalence Studies」中，詳述這類試驗的試驗設計。原則上，應該於健康受試者進行試驗；劑量的部份，應該選用最高的臨床建議劑量；食物的部份，應該給予高脂（脂肪佔總卡洛里的 50%）高卡路里（約 800-1000 大卡）食物。如果試驗結果顯示，藥品的藥動學參數（AUC_{0-t}, AUC_{0-inf}, C_{max},

t_{max}, $t_{1/2}$）不會因為與食物併服而有統計上顯著的改變（併服食物與空腹的比值以對數值計算，其 90%信賴區間介於 80-125%範圍），則可於仿單內容註明『該藥品可與食物併服』；若試驗結果顯示，食物會統計上有意義地顯著影響藥品的藥動學參數（90%信賴區間的上限或下限超出 80-125%範圍），則廠商應該依據臨床試驗的資料（例如劑量－反應或藥動－藥效反應）說明這樣的藥動學改變是否具臨床意義或是建議該藥品應該空腹服用。

2. 分佈

分佈體積、蛋白質結合率、藥品組織／器官分佈是這部份的審查重點。

(1) 分佈體積

分佈體積並不代表真正的生理意義。藥品的分佈體積，應該是不會因為劑量改變而改變，因此可以用來協助判斷藥品是否具有線性藥動學的特性。其重要性請詳見本書〈新藥研發過程中常見藥物動力學參數的重要性〉一文。

(2) 蛋白質結合率

分析藥品與蛋白質結合比率的方法有 Equilibrium dialysis、Ultrafiltration、Ultracentrifugation 等，法規單位並沒有特別限制或是推薦使用何種方法，因此法規單位可以接受任一方法所得的試驗結果。了解藥品蛋白質結合率的重要性在於，如果該藥品具高蛋白質結合率，其可能會與其他高蛋白質結合率藥品發生蛋白質置換交互作用（Displacement-based interaction），如此一來，就可能需要考慮合併用藥時是否需要調整藥品劑量。另外，疾病（腎臟或肝臟功能不全）也可能會影響體內蛋白質的量，進而可能影響該藥品的蛋白質結合率，若未結合藥品（Free drug）的比率提高，而該藥品的治療濃度範圍狹窄，則可能產生安全性方面的疑慮。

(3) 藥品組織／器官分佈

藥品於各組織或器官的分佈可以用以協助說明藥物蓄積於體內的情形及闡釋產生副作用的可能原因。但是，這樣的試驗通常是

沒有辦法在人體進行，因此，這方面的資料多是來自於動物試驗結果。法規單位並沒有特別要求分析藥品組織／器官分佈的試驗方法，不過，Whole body autoradiography 是常見的試驗方法，倘若僅想特別了解藥品於某一或某幾個組織／器官的分佈狀況，單獨取出這些組織／器官進行濃度分析也是可被接受的試驗方法。

假設在人體試驗發現服用藥品後，受試者照光後產生皮膚光敏感性的副作用，另一方面動物試驗的結果顯示，藥品會分佈到皮膚組織，而且會留滯一段時間，此動物試驗結果，可以合理支持造成該副作用機轉的推測。另外，一些局部作用的藥品（例如眼睛給藥），可能因為無法取得人體藥品局部濃度的資料，這樣的情況下，需要依賴動物藥品分佈／組織試驗的試驗協助審查。

3. 代謝

確認代謝物、代謝途徑的資料是這部份的審查重點。

(1) 確認代謝物

確認藥品經由哪些代謝途徑代謝之前，通常會先確認體內是否有代謝物的產生。因為如果藥品於體內幾乎是以原型藥存在，幾乎偵測不到代謝物濃度，那麼確認藥品代謝途徑的重要性就降低許多。許多方法可以確認體內是否有代謝物的產生，常見的試驗方法是給予放射線標定的藥品，測量總放射線物質及原型藥的血中濃度，若兩物質所得的血中濃度經時變化圖幾乎重疊或所得的藥動參數值相當接近，表示代謝物產生的量很低。若資料顯示，有代謝物的形成，法規單位通常需要知道有哪些代謝物？於體內的含量有多少（可利用 AUC 數值比較）？是否為活性代謝物？其活性為原型藥的多少倍？進而推論該代謝物是否對臨床有效性與安全性的影響。如果，該活性代謝物對臨床有效性與安全性是重要的，一般而言，廠商應該提供該活性代謝物完整的藥物動力學資料以供審查。

(2) 代謝途徑

了解藥品於體內的代謝途徑是相當重要的，一來可以確認藥品被代謝的情況，二來可以藉由這樣的資訊判斷日後產生藥物交互作

用的可能性。一般而言，肝臟是體內主要的代謝器官，審查過程中，常見利用體外肝臟切片（Liver slice）、肝臟微粒體混合液（Liver microsome mixture）等方法來判斷藥品是否經由肝臟代謝？若經由肝臟代謝，是經由 Phase I 代謝及／或與 Phase II 代謝？常見利用基因重組酵素（Recombinant isozyme）確認負責代謝藥品的酵素。

4. 排泄

　　質量平衡（mass-balance）數據、半衰期、清除率是這部份的審查重點。

(1) 質量平衡

　　一般而言，除了局部外用製劑外，其他給藥途徑的藥品除非有很好的理由，皆應該提供質量平衡的資料。大多數的試驗多利用放射線標定的藥品進行，因為使用放射線藥品，基於倫理的考量，通常試驗的人數並不會太多，一般約為 3-6 人，使用的劑量原則上接近或與臨床上建議劑量相同，使用的劑型多為溶液劑。質量平衡的數據可以協助了解，藥品需要多少的時間才能夠被完全地排除於體外。對大部分的藥品而言，常見的質量平衡試驗大約收集 7 天（168 小時），並會分析大部分（如 80%）的放射線物質（含原型藥與代謝物）會在什麼時候被排除。這些數據可以幫助判斷藥品及代謝物是否會有蓄積的情形？血液所得的半衰期是否與尿液所得的半衰期相當？原型藥主要是經由尿液或是糞便排除？是否能與生體可用率的數據互相呼應？

(2) 半衰期／清除率

　　藥品的半衰期與清除率，應該是不會因為劑量改變而改變，因此可以用來協助判斷藥品是否具有線性藥動學的特性。其重要性請詳見本書〈新藥研發過程中常見藥物動力學參數的重要性〉一文。

三、結語

　　新藥研發的過程中了解應該進行哪些試驗以及為什麼需要進行這些試驗是相當重要的，而了解法規單位審查的想法也是同等重要。此文從審查員的角度分享臨床藥物動力學吸收、分佈、代謝、排泄的審查經驗及說明為什麼需要這些資料的原因，期望對國內新藥研發有所助益。另外，吸收、分佈、代謝、排泄的資訊是了解一個藥品的基本功，利用這些基本知識方能應用於設計特殊族群藥物動力學試驗、藥物交互作用試驗及提出合理的藥品用法用量建議。

（本文曾刊載於醫界聯盟臨床試驗中英文季刊 2007）

從藥物動力學觀點談新藥審查之
藥物交互作用

黃千真

一、前言

　　藥物交互作用大致可區分成兩大類：藥物動力學之藥物-藥物交互作用（Pharmacokinetic drug-drug interaction）與藥物藥效學之藥物-藥物交互作用（Pharmacodynamic drug-drug interaction）。顧名思義，藥物動力學之藥物-藥物交互作用是指與藥物的吸收、分佈、代謝、排泄機轉相關的交互作用，而藥物藥效學之藥物-藥物交互作用則是與藥物的療效作用機轉相關的交互作用。由於目前的分子生物學不斷的進步，與藥物動力學相關的新科學知識也將會逐漸地被了解，因此本文僅就目前藥物動力學的發展階段，做藥物交互作用的資訊彙整和審查經驗分享，並作為評估執行臨床藥物交互作用試驗參考之用。有關執行臨床藥物交互作用試驗的時機與方式，在美國 FDA、歐盟 EMEA、加拿大的法規網站中都可以查詢到。

　　藥物動力學之藥物-藥物交互作用的臨床試驗結果，須配合藥物劑量反應關係（Dose-response relationship）或藥物在體內的暴露量和藥物反應關係（Exposure-response relationship），才能判定當合併用藥發生時，是否應該調整劑量，或是應改用其他具有不同藥物力學特性的藥品，以減少交互作用的發生。一般而言，當藥物合併使用時，造成藥物血中濃度增加約 50%以上，則一定會被判定有交互作用發生，也會進一步的考慮劑量調整的問題，並且在仿單中加註相關的用藥建議方式、警語與注意事項。

二、藥物動力學之藥物-藥物交互作用

在新藥的研發過程當中，最基本的是要了解藥品是否會被吸收，是否會分佈到作用部位，是否能從身體中完全的排除。有這些基本藥動資訊後，再進一步的依照藥品在人體的特性，進行有關藥物動力學之藥物-藥物交互作用評估。其評估方式，依照藥物動力學的機轉，大致可以分為四大類別：(1)藥品置換機轉（Displacement-based mechanism），(2)藥品代謝機轉（Metabolism-based mechanism）和(3)藥品運輸子機轉（Transporter-based mechanism），(4)其他。

1. 藥品置換機轉（Displacement-based mechanism）

在血液中與藥品結合的主要蛋白質有白蛋白和 α_1-acid glycoprotein。當藥品與某一特定蛋白質的結合率大於 90%以上，可能會因為有其他藥品競爭結合，而使原有藥品的結合與非結合態的平衡關係被打破，而造成藥品的非結合態在突然間增加，這種現象稱作蛋白質置換交互作用。由於一般認為藥品的非結合態是屬於療效的主要來源，因此當非結合態增加時，可能會導致藥品的效果或毒性增加。但是有關蛋白質置換交互作用具臨床上有意義的例子並不多。不過並不是意味這樣的交互作用不會發生，依據目前文獻（*Clin Pharmacol Ther.* 2002 Mar；71(3)：115-21）指出，若藥品為高抽提的藥品（High-extraction drug），且為治療範圍狹窄的藥品，並經由周邊靜脈注射時，此時全身系統的藥物暴露量才會因蛋白置換效果而增加。有關蛋白質置換交互作用的臨床試驗在歐盟 EMEA 的法規指引（CPMP/ EWP/ 560/ 95）中有說明應執行的條件為何及應注意事項。

2. 藥品代謝機轉（Metabolism-based mechanism）

由於大部份的藥品都是經由 CYP450 酵素系統所代謝，相關的交互作用資訊也被研究的相當完整。因此可藉由已確立 CYP450 酵素系統的體外試驗模式（例如：Isolated hepatocytes, Precision-cut liver preparations, Microsomes, S9（Cytosolic）fraction 等人體組織）所得的結果，除了了解負責藥物代謝的代謝酵素為何，也可用於評估與 CYP450 相關交互作

用是否可能會在人體發生。倘若藥品不會代謝或是不會經由 CYP450 酵素系統代謝，則不需執行與 CYP450 相關的酵素誘導或抑制之臨床試驗。所以，執行代謝方面的交互作用試驗，先決條件是看藥品是否為高度代謝的藥品。舉例來說，若藥品為 CYP3A4 受質（Substrate）且主要經由此酵素代謝時，應特別注意此藥是否會受 CYP3A4 的強抑制劑（例如 Ketoconazole）或強誘導劑（例如 Rifampin）影響此藥品的代謝，然而一旦體外試驗中的結果可推論出不具臨床意義時，則臨床藥物交互作用可以不需執行。此外，若有活性代謝物且對於療效具有意義的貢獻時，其代謝途徑是否會受抑制劑或誘導劑影響也應該要評估。表一列出與 CYP450 酵素系統相關的抑制劑與誘導劑。

在研發過程中，通常透過體外試驗篩檢 CYP 1A2，CYP 2C8/9，CYP 2C19，CYP 2D6，CYP 3A4 等，重要的代謝酵素，來觀察新藥是否會抑制或誘導這些酵素的活性。而這些酵素之所以重要是因為市面上大部分的藥品都經由這些酵素代謝，而其中 CYP3A4 則幾乎佔了一半以上。當體外試驗發現此新藥在臨床上可能會抑制或誘導這些重要酵素的活性而影響經由這些酵素的典型受質（表一）之代謝，則應該執行與這些代謝相關的臨床交互作用試驗。反之，若體外試驗發現此新藥不會抑制任何 CYP450 酵素，則與 CYP450 酵素之相關受質的交互作用試驗可以不執行。

有關是否執行 phase II 代謝酵素（例如：UDP-glucuronosyltransferases 或 acetyltransferases）的臨床交互作用試驗，考量原則和 CYP450 酵素系統相同。但另須考量目前市面是否已經有典型的受質、抑制劑或誘導劑，可做為臨床試驗評估所使用的工具，才可能進一步執行此方面的臨床交互作用試驗來評估體內發生的情形為何。

有關代謝方面的臨床交互作用試驗設計，在美國 FDA 的指引中有詳細說明，本文僅做簡單的整理與說明。應考量包括有：(1)此新藥與其他可能產生交互作用的藥品之基本藥動、藥效特性。例如：若試驗藥品的半衰期很長或是具有活性代謝物，且試驗設計為 Crossover design，那麼 Washout period 則需要夠長的時間來確定完全排除藥品，或是因其藥效參數與臨床反應有切關係時，增加監測藥效參數可以協助判斷交互

表一　與 CYP450 酵素系統相關的受質、抑制劑與誘導劑
（節錄自美國 FDA 法規指引草案：Drug Interaction Studies－Study Design,
Data Analysis, and Implications for Dosing and Labeling, September 2006）

CYP	Substrate	Inhibitor	Inducer
1A2	theophylline, caffeine	fluvoxamine	smokers versus non-smokers
2B6	efavirenz		rifampin
2C8	repaglinide, rosiglitazone	gemfibrozil	rifampin
2C9	warfarin, tolbutamide	fluconazole, amiodarone (use of PM versus EM subjects)	rifampin
2C19	omeprazole, esoprazole, lansoprazole, pantoprazole	omeprazole, fluvoxamine, moclobemide (use of PM versus EM subjects)	rifampin
2D6	desipramine, dextromethorphan, atomoxetine	paroxetine, quinidine, fluoxetine (use of PM versus EM subjects)	none identified
2E1	chlorzoxazone	disulfirum	ethanol
3A4/ 3A5	midazolam, buspirone, felodipine, lovastatin, eletriptan, sildenafil, simvastatin, triazolam	atazanavir, clarithromycin, indinavir, itraconazole, ketoconazole, nefazodone, nelfinavir, ritonavir, saquinavir, telithromycin	rifampin, carbamazepine

作用發生的程度。(2)試驗本身是屬於誘導試驗或是抑制試驗。因為誘導試驗的投藥時間需要較長的時間，才能誘發酵素活性。(3)試驗中所選用的藥物劑量是否為臨床常見劑量，且所測試的藥品是否為治療範圍狹窄的藥品。通常為了測試出最大的交互作用情形，會選用最大核准使用劑量，但若為治療範圍狹窄的藥品，則可能因為安全性考量而選用較低的劑量。

3. 藥品運輸子機轉（Transporter-based mechanism）

　　運輸子（Transporter）的功能，和其分佈所在的組織特性，與細胞的基底面（Basolateral side）、外側（Apical side）有關。當藥品為特定運輸子傳輸時，加入此運輸子的抑制劑，會改變藥品在人體內的分佈與排除。目前常見與藥品運輸有關的運輸子包括有：Organic cation transporter（OCT），Organic anion transporter（OAT），Organic anion transporters polypeptide（OATP），P-glycoprotein（P-gp）等。OCT，OAT 和 P-gp 都是將藥品排出細胞外，減少藥品的吸收進入細胞組織或是增加藥品由排除器官的排除，而 OATP 是將藥品由細胞外運送進入細胞內，增加藥品的代謝。舉例來說，若藥品為 P-gp 的受質，加入 P-gp 的抑制劑（例如 Quinidine）可能會增加藥品在胃腸道的吸收，或腦等組織器官的分佈。這些可能交互作用的發生，都可以由體外試驗模式，先篩過確認藥品是否為這些運輸子的受質，再由藥品的吸收、分佈、代謝和排泄特性了解這些運輸子對於此藥的重要性為何，來推斷可能的交互作用會不會發生，是否需要執行人體試驗來確認其發生的情形。例如：當藥品主要經由在腎臟的 OAT 排除體外，合併使用 OAT 的抑制劑，則交互作用可能會發生。有名的例子就是 OAT 抑制劑 Probenecid 會抑制 OAT 的受質 Penicillin 的腎小管主動分泌。

　　由於目前有關 P-gp 的部分被研究的最多，因此研發中的新藥大多會進行這方面的篩選。而且一旦有需要執行臨床交互作用試驗，典型 P-gp 的受質（例如 Digoxin）和抑制劑（例如 Verapamil）就可以幫助了解交互作用發生的程度。而在 OATP 的部分，相關的交互作用則是在近

幾年被發現。但是由於目前典型的受質和抑制劑都還沒被確立，所以在評估體內的交互作用有一定的困難度。

4. 其他

(1) 臨床合併藥物交互作用

研發中新藥的建議使用方法必須與某一藥品併用時，應執行兩者的臨床交互作用試驗，以了解兩藥併用後的藥物血中濃度的變化，是否還落在安全的使用範圍之內，或是否需要調整劑量使用。此時，臨床交互作用試驗的設計，則應與建議的使用方法相同，才能預期實際併用後的發生情形。如果試驗的對象為病人時，則此臨床試驗的結果將會更具代表意義。

(2) 吸收方面的交互作用

大部分的口服藥品有時會因為改變腸胃道的酸鹼值，而造成吸收減少或增加。這些藥品大多在溶離試驗時，就可以看出藥品是否會對 pH 值改變而有不同的溶解情形。因此，在併用會改變腸胃道的酸鹼值的藥品時，例如： 制酸劑或氫離子阻斷劑，可能造成弱酸性藥品在胃中的吸收減少，或弱鹼性藥品在胃中的吸收增加，因而導致爬升至最高血中濃度的時間會延長或縮短。

三、交互作用試驗設計

交互作用試驗設計包括：Crossover 或是 Parallel design。若想要減少個體間差異，Crossover design 是合適的方法。試驗的受試者通常是健康人，除非當健康人所得的臨床資訊不具代表性，或基於倫理考量不宜在健康人身上進行試驗，才會改收納病人作為試驗對象。然而，某些生活習慣也可能會改變健康人體內酵素的活性，例如： 抽菸會誘導 CYP1A2，因此在收納受試者時也應考量此方面的影響，或列入排除條件之中。

投與途徑的選擇，應考量目前已上市的劑型，是否為臨床常用的投與方式，以及臨床的試驗目的。例如： 當藥品有口服與 IV 劑型，而口服方式為

臨床上常用的投藥方式時，選用口服的投與途徑是恰當的。但若想進一步得知藥品在腸胃道吸收或進入全身系統前的清除率影響的情形，此時兩種劑型同時比較是必要的。至於人數的選定，則需依照治療濃度範圍、濃度-反應關係，和藥動學參數的變異程度，來決定最低可預測交互作用之人數。而監測的藥動參數，通常是藥品濃度曲線下面積（AUC）、血中藥物最高濃度（C_{max}）、清除率（CL）和藥品半衰期（$T_{1/2}$）。這些參數經統計分析後的資訊，可用來判斷交互作用的發生情形。若是多次劑量臨床試驗需先判斷是否達穩定狀態時，則應加測 C_{min} 值。倘若藥動參數尚不足以了解交互作用發生的程度時，應加測藥效參數以協助了解。統計方法中，最常見被用來判斷兩藥之間是否有交互作用的參數是，有加與未加另一交互作用藥品的相對比值及 90%信賴區間，而其判斷的標準則大多是利用 80-125%這個公認的標準區間來做為判斷的指標。然而，當 90%信賴區間超出 80-125%時，有時也不見得會成為臨床上有意義的交互作用，還必須依照試驗所得之增加或減少的比例、是否為治療範圍狹窄的藥品，以及劑量反應關係，綜合判斷是否需要調整劑量。

四、結語

執行這些臨床試驗的意義，在於受試者可以在妥善的醫療照顧之下，測量出最大的交互作用發生情形，來幫助預測未來上市後使用在廣大的族群身上時，合併用藥是否會發生明顯的交互作用，以減少無法挽救的副作用發生。然而，除了運用上述相關要素評估交互作用發生的情形外，還應考量病人的疾病特性，來協助評估併用藥品的風險。

（本文曾刊載於醫界聯盟臨床試驗中英文季刊 2007）

新藥研發過程中常見藥物動力學參數的重要性

蕭嘉玲

一、前言

　　藥物篩選的過程中，除了確認該成分是否具有良好的物化特性、藥理活性外，該成分是否具有適當的藥物動力學特性也相當重要。雖然，一個具有良好物化特性、藥理活性的成分，倘若其藥物動力學特性不佳，並不表示一定需要放棄這個具有潛力的成分。然而，當有多個藥理活性相當的成分存在時，選擇一個具有適當藥物動力學特性的成分作為後續研發的標的，相對而言，會有較高的成功機會，或可省略許多額外的麻煩。

　　藥物的研發過程需要很長的時間以及高額的投資。因為是個高風險與高成本的投資，因此，每個試驗都應有其合理與明確的試驗目的。藥物動力學試驗也不例外。想知道為什麼需要進行藥物動力學試驗，以及該進行什麼樣的藥物動力學試驗之前，首先應該先了解藥動參數所代表的意義與重要性，以及每個藥物動力學試驗的意義與重要性。然而，在試驗的設計與進行前，應先了解法規單位的相關法規，這樣一來，符合法規要求的試驗設計所得到的試驗結果，在藥品查驗登記時，才真正具有價值。

二、常見藥物動力學參數

　　藥物動力學是研究藥物投與後在體內變化的一門學問。其目的主要在於了解藥物於體內之吸收（$\underline{A}$bsorption）、分佈（$\underline{D}$istribution）、代謝（$\underline{M}$etabolism）、排泄（$\underline{E}$xcretion）等特性，即是 ADME。或許有人聽過藥物動力學是指 ADMET，這裡的 T 指的是毒理動力學（$\underline{T}$oxicokinetics）。毒理動力學是在非臨床毒理試驗中產生藥物動力學的數據，以評估毒理試驗中動物全身性暴露量，進而協助解讀毒理試驗的結果，及其與臨床安全之相關性。在毒理動力學中，常使用曲線下面積（AUC）或最高濃度（C_{max}），來評估體內暴露量（Systemic exposure）。

　　有許多的實驗方法、數據解析方法、藥物動力學參數，可以用來了解與解析一個藥物的 ADME 特性。但是新藥研發並不是一般的學術研究，新藥研發講究的是利用快速、省力、省錢的方法達到的最終目的，即是證明一個藥品在人體使用後，具有相當的療效與可接受的安全特性。因此，雖然在藥物動力學的領域，存在相當多且有意義的藥物動力學參數，但是在藥物研發中所應用的藥物動力學參數，遠不及教科書裡或文獻上發表的多。筆者以下將列舉幾個重要的藥物動力學／藥效學參數，並說明其重要性。

吸收速率（含 C_{max} 與 t_{max}）

分佈體積（Vd）

清除率（CL）

產生療效的藥物濃度範圍

生體可用率（F）

原型藥排除於尿液的比率

血液／血漿濃度比值（C_b/C_p）

蛋白質結合率

半衰期（$t_{1/2}$）

產生毒性的濃度

C_{max} 與 t_{max} 主要是用來評估一個藥品的吸收速率，與下述的幾個藥物動力學參數相較，其於藥品研發的重要性雖然較低（因為容易受到劑型與給藥途徑的影響），但卻不可或缺。從 t_{max} 的長短，可以了解一個藥品是否可被快速吸收，而在特定的時間內產生某些程度的療效。劑型或給藥途徑變更時，利用 C_{max}、AUC、t_{max} 這三個參數，即可概略比較劑型給藥途徑變更對一個藥品藥物動力學特性的影響程度。

藥物動力學中的分佈體積（Vd）這個參數，並不是指藥物於體內真實的分佈體積，而是一個擬似、推估的分佈體積，它並不具有真正的生理意義，但是卻可以用來幫助推估穩定期的血中濃度，尤其可用來推算穩定期的最高（C_{max}）與最低濃度（C_{trough}）。舉例而言，如果一個藥品的分佈體積很大，表示，藥品可分佈至組織內，具有這種特性的藥品，一般而言，並不容易以血液透析將藥品清除，因此，於研發過程中，應該考慮如果服用過量藥品時，是否有適當的急救方法？或者是否需要調整末期腎臟功能不全透析病患的用法用量。

絕大部分的藥品主要以多重劑量（Multiple dose）給藥，當給予多重劑量後，藥品於體內會達成進出平衡的動態平衡狀況，其關係性如下列三項方程式所示：

Rate In = Rate Out .... 【1】

Availability · Dosing Rate = Clearance · Average Concentration .... 【2】

F · Dose/τ = CL · Target Concentration... 【3】

由方程式【3】，可以清楚了解，清除率（CL）、產生療效的藥物濃度範圍、生體可用率（F）這三個參數可用以決定一個藥物的給藥頻率（τ）。另外，劑型或給藥途徑的變更可能會影響 F 值，此時仍可利用方程式【3】來協助判斷新劑型或新給藥途徑的新藥是否需要調整每日投與劑量與給藥頻率。法規單位亦可以利用這樣的觀念判斷申請廠商所宣稱的給藥頻率是否合理。

　　全身性清除率是腎臟清除率與非腎臟清除率的總合（見方程式【4】）。從質量恆定試驗（Mass balance study），我們可以了解原型藥從尿液排除的比率，得知腎臟清除率的值，進而間接推測非腎臟清除率（$CL_{non-renal}$）的值，通常假設 $CL_{non-renal}$ 即為肝臟清除率（$CL_{hepatic}$）。我們一般所指的 CL 是由血漿檢體所測得的血漿清除率值，並非全血清除率值（CL_{blood}），因此，若可得知肝臟血漿清除率（$CL_{plasma \cdot hepatic}$）與血液／血漿濃度比值（$C_b/C_p$），則可由下列方程式【5】推知肝臟全血清除率（$CL_{blood \cdot hepatic}$）。依據方程式【6】，利用肝臟清除率與肝臟血流量（Q_{organ}，約 1500 ml/min/70 kg），可推知藥品於肝臟的抽提率（Extraction ratio, ER）。若藥品可於腸胃道完全崩散溶離與吸收，且僅於肝臟代謝，則該藥品最大之生體可用率即可以方程式【7】推得。若 F_{max} 的值很小，表示更改劑型或變更用法用量都很難提升該藥品的生體可用率，此時應思考是否需要繼續研發一個低生體可用率的藥品。在非臨床試驗的研發階段，就應在不同動物品系之間不斷進行這樣的推論，因為，一般而言，人體的結果與動物的結果不會偏差太遠。

$$CL = CL_{renal} + CL_{non-renal} = CL_{renal} + CL_{hepatic} + CL_{other} \quad \text{【4】}$$

$$C_b/C_p = CL_{plasma \cdot hepatic}/CL_{blood \cdot hepatic} \quad \text{【5】}$$

$$CL_{organ} = Q_{organ} \cdot ER \quad \text{【6】}$$

$$F_{max} = 1 - ER \quad \text{【7】}$$

　　以肝臟抽提率而言，可以方程式【8】表示。fu 與 CL_{int} 分別表示未與蛋白質結合的藥物比例與肝臟代謝酵素的活性。

$$CL_{hepatic} = Q \cdot ER = Q \cdot \frac{fu \cdot CL_{int}}{Q + fu \cdot CL_{int}} \quad \text{【8】}$$

　　抽提率高的藥品（ER > 0.7），表示肝臟代謝酵素活性高，CL_{int} 值遠大於肝臟血流量（Q），此時 $CL_{hepatic}$ 約為肝臟血流量，對於這類的藥品，其清

除率僅受肝臟血流量變化的影響，也就是說，會影響肝臟血流量的藥品，極有可能會影響這個藥品的清除率，而產生某些程度的藥物交互作用。然而，低抽提率的藥品，其肝臟代謝酵素的活性低，亦即 $Q \gg CL_{int}$，則此時的肝臟清除率約為 $fu \cdot CL_{int}$，蛋白質結合率的變化，或是肝臟代謝酵素活性的變化，都有可能會影響這個藥品的清除率。某些疾病，例如腎臟病變或肝臟病變，都有可能會影響體內蛋白質的總量，進而可能影響藥品的蛋白質結合率，對於具有這樣特性的藥品，進行後期藥品研發時，應該要注意這些特殊族群的用藥。另外，蛋白質結合率與腎臟清除率參數也可用於評估藥品於腎臟清除的機轉。若 $CL_{renal} \ll fu \cdot GFR$（腎絲球清除率，約為 120 ml/min），推論藥品可能於腎小管被重吸收回體內循環；若 $CL_{renal} \gg fu \cdot GFR$，則推論藥品於腎小管主動分泌或是於腎小管有代謝的情況。利用這些資料，可進而判斷是否需要特別評估這部分的藥物交互作用。

半衰期可預測投與單一劑量的藥品之後，需要多少時間，藥品才可完全地排除於體外，以及多重劑量投與後，需要多長的時間會達到穩定期（Steady-state）。這也就是為什麼在生體可用率／生體相等性試驗基準中，規定，若採集血液檢品測量藥物動力學參數，應至少持續至到達最高血中濃度後三倍以上的藥品排除半衰期。因為，理論上，三個半衰期過後，約僅餘 12.5%的藥量殘留於體內，87.5%的藥量應已排除於體外，此時所得的血中濃度經時變化曲線（Concentration-time profile）才足以代表完整的 profile。若要進行多重劑量試驗，理論上，7 個半衰期過後，藥品應可達穩定期，因此，半衰期的資訊，也可以用來幫助藥物動力學試驗的設計。一般而言，藥品的半衰期與其療效應具有一定程度的關聯性，例如，藥品半衰期若僅有 3-6 小時，其療效可能只能維持最多 12 小時，但藥品若宣稱可 24 小時給藥一次，通常至少有兩種可能，一種可能就是，這樣的宣稱是錯誤的，因為，從半衰期推論，該藥品的藥效應無法維持有效濃度長達 24 小時；但，若有臨床試驗支持該藥品的確可維持 24 小時的療效，很明顯地，這樣的結果與半衰期推論相牴觸，這樣的情況，應該要考慮，可能有活性代謝物的存在，而且，這個或這些活性代謝物對於臨床療效是有相當貢獻的，因此，這個時候就需要評估藥品的活性代謝物及其藥物動力學特性。結合半衰期與產生療

效與毒性的濃度的資料，則可以決定一個適當的給藥間隔。半衰期短的藥品，會比半衰期長的藥品快達到穩定期，但若要維持於一個濃度範圍之內，則需要比半衰期長的藥品有較短的給藥間隔，否則血中濃度較有可能會低於治療濃度範圍之下。因此於藥物研發時，發現藥品具有較短的半衰期，應該要考量較短的給藥間隔是否會降低臨床上病人醫囑性？需不需要利用劑型的變化，進而延長藥品的半衰期，延長給藥間隔，減少服藥次數。相反地，藥品具有較長的半衰期，應該考量，現行決定的給藥間隔，於多重劑量投與之後，穩定期的濃度是否會超過安全濃度範圍？

三、藥物動力學試驗的重要性

　　動物藥物動力學所使用的動物種類，原則上應與藥理毒理試驗所使用的動物是相同的，因為動物藥物動力學試驗數據主要的功能即是協助闡釋藥理毒理試驗所觀察到的結果，如果試驗的動物不同，就喪失了評估動物藥物動力學的主要目的。另外，動物藥物動力學試驗的結果（包含吸收、分佈、代謝、排泄所有試驗的結果），需與人體藥物動力學特性做一比較，以利篩選出較適當的動物模式，使得動物試驗所觀察到的藥理毒理特性可適當地預測臨床上的表現。於動物所進行的分佈試驗，一般而言，大多使用 Whole body autoradiography 技術，評估放射性標定的藥品於動物組織、器官的分佈狀況。因為，無法於人體進行這類的試驗，因此，常需要借助這個分佈試驗的結果，推估藥品於人體組織、器官的可能分佈。

　　與動物藥物動力學試驗相同，人體臨床藥物動力學試驗主要的目的也是在協助解釋臨床試驗所觀察到的療效或安全性試驗的結果。另外，因為有效性與安全性的試驗花費相當昂貴，因此，人體臨床藥物動力學試驗變成了替代性的試驗，例如，評估合併用藥可能的交互作用，或於特殊族群（老年人、孩童、肝臟功能不全病患、腎臟功能不全病患）所進行的臨床藥物動力學試驗，其結果可用以建議是否需要針對這些不同的狀況，調整該藥品的用法用量。

四、結語

　　在藥物研發過程中，藥物動力學扮演著支持性的角色。藥物動力學的資訊可用來(1)協助藥物篩選的選擇、(2)解釋藥理毒理試驗的結果、(3)協助選擇適當的動物模式、(4)協助第一次使用於人體（First time in human）及其他早期的臨床試驗的試驗設計、(5)協助用法用量的決定、(6)提供藥物交互作用的資訊、(7)提供特殊族群用藥的建議、(8)說明劑型或給藥途徑變更的合理性等。

（本文曾刊載於醫界聯盟臨床試驗中英文季刊 2006）

特殊族群藥動學試驗

蘇莉莉

一、前言

　　新藥於研發過程中，需完成系列性的臨床試驗，臨床試驗可依試驗評估目的概分為，療效與安全性臨床試驗，及臨床藥動學試驗。而臨床藥動學試驗又可依完成的時程的早晚，區分為早期臨床藥動學試驗與晚期臨床藥動學試驗，當完成早期藥動學試驗，確認了藥物於人體中吸收、分布、代謝與排泄的特性後，而且確認藥品對治療族群的有效與安全的使用劑量時，則需進一步研究本藥品在特殊族群中是否有不一樣的表現，進而決定藥品是否需依不同的族群特性，進行劑量上的調整。本文將針對常見之特殊族群，小兒、年老、腎臟功能不全、肝功能不全族群進行藥動學試驗相關的目的、執行條件、設計與結果評估進行討論，提供國內藥品研發廠商以及臨床試驗研究人員參考。

二、試驗目的、執行條件與設計

1. 小兒族群

　　小兒隨腸胃、皮膚、肌肉、脂肪的生長發育會改變藥品的吸收，而小兒生長過程中，身體的血漿蛋白、組織結合的改變，也會影響藥品的分佈。雖然藥品於小兒體內的代謝途徑可能與成人相同，但形成代謝物的速率卻可能不相同，亦會產生代謝上的差異，而小兒排泄器官的成熟性，會影響藥品於小兒的全身性暴露量，因此藥品於小兒族群的吸收、

分佈、代謝、排泄與成人的表現,基本上是不盡相同。而當小兒的疾病發展與療效評估與成人相似時,欲將藥品於成人有效性資料外插至小兒族群,即需執行小兒藥動學試驗,以提供小兒族群適切的給藥建議。但若小兒族群的濃度與反應相關性可能與成人不同時,則需另外執行小兒族群的藥動藥效學試驗。當小兒族群的劑量－反應關係與成人非常相似時,即可將成人的數值外插應用於小兒族群。

　　小兒族群試驗依照小兒的年齡,可區分為新生兒(出生至 1 個月)、嬰兒(1 個月至 2 歲)、兒童(2 至 12 歲)及青少年(12 至未滿 16 歲)之試驗,16 歲以上者,認定其藥動學與成人類似。當藥品於成人呈現線性藥動學性質時,單一劑量試驗即足以評估小兒族群的藥動學,但若藥品在成人呈現非線性的吸收、分佈及排除,且藥品的作用隨給藥期間而改變時,應考慮於小兒族群進行多劑量試驗,以便研究藥品於血中濃度達穩定狀態(Steady state)時的表現。小兒試驗的起始劑量需考慮族群的年齡、體型、藥品治療指數、成人藥動學數據,起始劑量應根據成人體重、體表面積、劑量及全身暴露量推算得來。小兒族群藥動學試驗因有安全性的特別考量,所以必須留意採血量與採血次數,應儘量利用微量藥物分析方法及少次採血技術,將採血量及次數減到最低。若非侵入性(Non-invasive)的採集檢品與藥品血中濃度具有相關性時,應採用非侵入性的檢品採集如尿液、唾液。因安全與倫理上的考量,小兒族群藥動學試驗並未規定需有健康小兒為對照組,所得結果可以與成人進行比對。

2. 年老族群

　　與年輕健康族群相較,藥品於年老族群可能會有不同的藥品反應,並可藉由藥品於年老族群體內的吸收、分布、代謝、排泄的改變,或血中濃度與藥品反應的改變,可偵測得其差異。年老族群的藥品藥物動力學與藥效學的改變,與年齡並無直接的關係,而是因為年老族群的年齡層,其肝臟、腎臟或心臟功能之衰退,導致藥品之藥動與藥效表現可能與年輕族群有所差異。藉著執行年老族群的藥物動力學或藥效學試驗,來了解年輕與年老族群的差異,用以選擇合適的劑量來治療年老族群。

　　年老族群指的是 65 歲以上的老年人族群，通常對於不只是發生於老年人的治療藥品的臨床試驗，年老病患會納入至少 100 名，而一般較不常見的疾病，其臨床試驗納入年老患者會較少，然而可利用第二期或第三期臨床試驗進行篩檢，比較老年人與其他年齡層穩定態的最低血中濃度（C_{trough}）的差異，了解血中濃度與年齡的相關性，與年老族群藥動學試驗執行的必要性，亦可進一步預測藥動學試驗的結果。

　　年老族群的藥動學試驗，可於健康的老年人或年老病患執行，通常為 65 歲以上的族群，若藥品使用的族群為年紀較大的族群時，試驗應納入 75 歲以上年紀較大的受試者，且不設收納年齡上限。試驗人數至少 8 人，一般常見為 10-24 人，單一劑量給藥，對照組為健康年輕的受試者，比較年老與年輕受試者投藥後血中濃度的差異，利用藥物動力學參數做統計上有意義的比較，比較後的結果若為統計上有意義的差異，則需執行多劑量的藥動學試驗，比較穩定態的藥動學結果，人數的多寡則以可滿足統計上的有意義的比較為標準。

3. 肝功能不全族群

　　肝臟為代謝藥品的重要器官，當肝臟功能下降時，藥品被代謝的程度降低，相形之下，藥品於體內的暴露量隨即增加，相對療效與毒性增加、安全性下降。因此，當藥品或其活性代謝物的代謝與排除以肝臟為主時，即需執行此族群的藥動學試驗，以確認藥品在肝功能的改變時，於體內所產生的變化。但是，並非所有的藥品皆需在此族群執行藥動學試驗，當藥品投與於肝功能不全患者時，藥品的藥動學性質也不會有明顯改變，本族群的藥動學試驗是可免除不需執行的。例如：完全由腎臟以原型排除的藥品、小於 20%的藥品經肝臟代謝且安全治療範圍很大的藥品、或氣態或揮發性藥品而且其藥品的活性代謝物主要經由肺臟排除、或單次使用的藥品（如、檢驗試劑）。但是，如果藥品或活性代謝物的治療範圍狹窄、或會使用於腎衰竭病患的藥品，因肝、腎的代償性作用，即便肝臟代謝或排除藥品小於 20%，亦須與此族群執行藥動學試驗。另外，藥品的代謝不明，或無相關資料顯示肝臟排除比例時，皆需執行藥動學試驗。

　　測量肝功能可利用膽紅素、白蛋白、prothrombin time、antipyrine、indocyanine green、monoethylglycinexylidide、及半乳糖等連續性變數來測定。但目前公認且最常用的肝功能評估法為 Child-Pugh 分類法，以認定肝功能不全的程度，基本上可區分為輕度（Child-Pugh A）、中度（Child-Pugh B）、重度（Child-Pugh C）三級。肝功能不全的藥動學試驗需包含對照組以利比對，對照組的受試者不一定須為年輕健康的志願者，可為肝功能正常的患者，且年齡、體重、性別等可能變數，應儘可能與肝功能不全組相似。試驗組可依肝功能不全程度分輕、中、重度三級，每級試驗人數至少 8 人，可評估數據應至少 6 人，對照組亦相同。當藥品及其活性代謝物呈線性且不受時間影響時，或單一劑量的藥動學結果可正確推算出多劑量的藥動學性質時，則可進行單一劑量給藥的藥動學試驗，但若藥品及其活性代謝物呈現非線性或受時間所影響時，則需執行多次劑量給藥的藥動學試驗，但如果受試者會因肝功能不全而致使血中濃度增加，產生毒性上的顧慮時，可降低本試驗的給予劑量。

4. 腎功能不全族群

　　腎臟為藥品於體內排除的重要器官，當腎功能不全時，可能會降低藥品或其代謝物在腎臟的排除，影響藥品的吸收、肝臟的代謝、血漿蛋白結合度、與藥品的分佈，致使腎功能不全患者對藥品的用法用量，可能需有別於腎功能正常的患者。當藥品或其活性代謝物的治療指數狹窄、具有高肝臟清除率或顯著血漿蛋白質結合率、主要經由腎臟代謝或排除、或藥品或其活性代謝物的藥動學性質會受腎功能不全所影響的藥品，皆需執行腎功不全患者的藥動學試驗。但是，若藥品或其活性代謝物的治療指數寬廣，且主要排除途徑為肝臟代謝或膽道排泄、或氣態揮發性藥品且藥品或其活性代謝物主要經由肺臟排除、或單次使用的藥品，因腎功能不全不會明顯影響藥品的藥動學性質，可不需執行腎功能不全患者的藥動學試驗。

　　腎功能測量方法，目前最廣泛以肌氨酸酐清除率（Creatinine clearance, CLcr）為區分標準，正常腎功能者 CLcr＞80 ml/min、腎功能不全可區分為輕、中、重度三級 CLcr 分別為 50-80 ml/min、30-50 ml/min、＜30 ml/min，而腎病末期需要透析病患（ESRD）的 CLcr 通常＜10 ml/min。腎功能不全的藥動學試驗除需有不同程度的腎功能不全組外，亦需有對照組，而對照組的受試者必需為腎功能正常的患者，但不一定要年輕的健康自願者，對照組的年齡、體重與性別亦須儘可能與腎功能不全組相似，以降低可能的變因，而受試者的人數需足以量測藥動學的改變以作為劑量調整的依據即可。

　　腎功能不全的藥動學試驗通常分兩階段，第一階段先執行正常腎功能與重度腎功能不全的患者，若藥品的藥動學性質不受腎功不全所影響且不需調整劑量，即可不需執行其他試驗，但若第一階段試驗的結果顯示，藥品的藥動學性質會受腎功能不全所影響時，則需執行第二階段含輕、中度腎功能不全患者之試驗。決定執行單劑量或多劑量試驗的標準與肝功能不全試驗標準相同，惟因腎功能並不顯著影響藥品於血液中的最高濃度，所以執行單一劑量試驗時，不同腎功能不全患者都應投與相同劑量，而在多劑量試驗中，為降低藥品或其代謝物於體內蓄積所引發的危險，可使用較低的劑量或較少的給藥次數進行試驗，亦不限定不同程度的腎功能不全患者需投與相同的劑量，試驗中用法用量的調整，是以達到預期的藥物血中濃度為標的。

三、試驗結果評估

　　不論於哪一族群的藥動學試驗評估，基本上是利用分析血中或尿中藥品濃度來預測藥品及其活性代謝物的藥動學參數，所評估參數通常為濃度曲線下面積（Area under curve, AUC）、最高血中濃度（Maximal concentration, C_{max}）、擬似清除率（Apparent clearance, CL/F）、腎及非腎清除率（Renal clearance and non-renal clearance, CL_R 及 CL_{NR}）、擬似分佈體積（Volume of distribution, V_{dz} or V_{dss}）及半衰期（Terminal half-life, $t_{1/2}$）。但當藥品與蛋白質的結合度會受藥品濃度所影響，且藥品及其代謝物與蛋白質結合率較高（>80%）時，則需計算藥品的未結合態濃度，而參數可以藥品的非結合態

來表示（如：$CL_u/F=Dose/AUC_u$；u 代表未結合態藥品）。參數的評估可選用非室性模式（Non-compartment）或室性模式（Compartment）的方式來進行。

當試驗中包含對照組時，可利用統計檢定的 90%信賴區間，來檢視藥品的藥動學參數是否受年齡與肝、腎功能等變因所影響，若試驗組與對照組 90%信賴區間 AUC 在[80%，125%]之間、C_{max} 在[70%，143%]之間，則可認為暴露量的變化於無影響範圍，因此用法用量不需因年齡與肝、腎功能等變因進行調整，但若檢定後結果超出無影響範圍，且於試驗組的藥動學結果有明顯的影響（如、降低或增加兩倍以上），則必須進行用法用量上的調整。劑量的調整可利用非結合態藥品或活性代謝物的清除率（CL_u/F）、劑量標準化（Dose-normalized）的血中濃度曲線下面積（AUC_u/D）與最高血中濃度（$C_{max \cdot u}/D$），將肝、腎功能不全與藥動學參數以連續函數回歸分析方式，建立數學模式，預期達肝、腎功能正常患者相似的藥品及其活性代謝物的未結合態血中濃度，所需採用的劑量與給藥間隔。

四、結語

特殊族群因發育未臻完全、肝、腎功能退化或不全，以致藥品於特殊族群的用法用量可能需有別於一般正常族群，而特殊族群的藥動學試驗可確認藥品於特殊族群的安全有效劑量。由於族群特性的差異性，藥動學試驗的設計與評估亦有所差異，藉由了解特殊族群藥動學試驗的基本概念、試驗設計與評估方式，將有助於藥動學試驗於特殊族群的執行。

（本文曾刊載於醫界聯盟臨床試驗中英文季刊 2007）

第二部份　統計與臨床

（Statistical and Clinical Section）

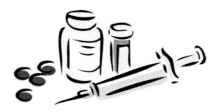

臨床試驗療效評估之統計基本觀念

王 玫

一、前言

　　新藥發展過程依階段性的需求,臨床試驗可分為三期。第一期臨床試驗為新化合物在經過非臨床化學定性,藥理機轉及動物試驗療效、毒性、安全等確認後首次用於人的經驗,受試者通常為健康的成人。主要目的為探討此新化合物用於人體的安全性。因此最高容忍劑量(Maximum tolerable dose, MTD),及在該安全劑量下新化合物單一劑量、重覆劑量在人體吸收、分佈、代謝及排泄(Absorption, distribution, metabolism, and elimination, ADME)的情形,與其他藥物間的交互作用,受食物及其他因素的影響等藥物動力學及藥效學的表現係第一期臨床試驗的主要研究範疇。第二期臨床試驗則是著重療效的認定。在此期的臨床試驗新化合物開始用於病人。主要目的有二:其一為識別出能由此新化合物獲得裨益的病人群體,進而探討此新化合物的適應症。其二對於第一期臨床試驗所得的劑量範圍、途徑及用法證實其有效性,並估計其用於病人的療效,俾能於第三期臨床試驗做進一步的確認。此期臨床試驗目標雖比第一期明確,但亦屬探索性(Exploratory),劑量療效反應(Dose-response reaction)為通常採用的試驗設計。第三期臨床試驗則由於之前的試驗已顯示新化合物用於某些病人群體的療效,因此受試者數目將予以大量擴增,通常為具對照組(服用安慰劑或其他有效藥)的試驗。其主要目的不僅考慮新化合物用於病人的療效,也考慮其安全性。由於此期臨床試驗通常被用為申請核准上市關鍵性的樞紐試驗(Pivotal trial),對研究設計的嚴謹度及統計模式應用的適切性,負責審核的法規單位皆有相當的要求。

第一期臨床試驗，由於必須在各個時間點分別採血及做各方面的臨床觀察及安全監控，一般受試者皆必須住院。因此飲食及生活習慣亦有嚴格的管控，儘量將研究目的以外之外在干擾因素降至最低。由於找尋最高容忍劑量為主要的目標，劑量累增（Dose escalation）為通常採用的研究設計。起始點劑量通常源自動物毒性試驗的結果（如動物 10% 致死劑量 LD_{10} 的 1/10），而容忍劑量的定義則為任何時間點發生劑量限制毒性（Dose limited toxicity, DLT）皆不高於某個既定機率（如 1/3）的劑量。本期臨床試驗由於研究設計簡單，受試者數目有限（通常不高於 20 人），各劑量下毒性及療效結果的呈現通常限於敘述性統計（Descriptive statistics）。

至於第二、三期臨床試驗主要研究對象為病人，適應症之療效確認及廣泛用於病人的安全性為主要探討的問題。尤以第三期臨床試驗，一般廠商在藥效安全上皆有相當地把握，因此將試驗人數經適當地計算推導以達足夠的檢定力（power），避免漏失真正具有療效的新化合物；另一方面受試者人數加多，某些潛在的安全性問題亦較易浮現。由於第二、三期臨床試驗受試者人數加多，研究設計上要求較為嚴謹，許多統計相關的問題值得探討，茲分別討論如下：

二、主要試驗指標（Primary endpoint）

主要試驗指標通常為療效指標。一般而言，一個經過嚴謹設計的臨床試驗其所用的主要指標往往被用於藥品上市後仿單上所宣稱的適應症（Indication）。主要療效指標需與宣稱的療效有直接的關聯，但在某些特殊情形下，直接療效指標評估有實質上的困難時，可改採替代性指標（Surrogate endpoint），唯須有充足的文獻或長期的流行病學追蹤研究証實其與直接療效指標的關聯性。

主要試驗指標通常只能有一個，如果超過一個，假若在任何指標統計檢定結果有意義，即宣稱該藥有效的情況下，將使錯誤地接受一個無效藥的機率，即假說檢定的第一類誤差（Type I error）擴增；對於此項多重主要試驗

指標（Multiple primary endpoints）的問題，統計上解決的辦法為將法規單位所容忍的第一類誤差最大值（如美國 FDA 定為 0.05）分散到各個主要試驗指標統計檢定中，使得總結各個檢定結果，錯誤地接受無效藥的總機率仍維持在規定的容忍範圍（如 0.05），這就是所謂的多重調整（Multiplicity adjustment）。另外在某些情況下，雖具單一的主要試驗指標，統計檢定仍須做多重調整，例如試驗測量的時間點有多個，卻未指定主要試驗指標的時間點，而在不同的時間點分別與對照組比較；或者雖指定單一時間點為主要試驗指標的時間點，試驗用藥卻有多個劑量分別與對照組相比等，皆造成重覆檢定的問題。

三、試驗設計（Study design）

1. 隨機分派

　　試驗設計首要考慮的是隨機分派的問題。代表分派組別的隨機碼（Random code）通常由電腦產生，且必須在試驗開始執行前完成。試驗進行時試驗執行者將符合條件的受試者依據進入試驗時間的先後順序給予流水編碼，其對應的隨機碼即將病人分派至不同的治療組。隨機分派的主要目的為使試驗訴求療效以外的其他影響療效因子在試驗各組的分佈相當。常用的隨機分派方法有簡單隨機分派（Simple randomization）、塊狀排列隨機分派（Permuted block randomization）、分層隨機分派（Stratified randomization）及最小差異法（Minimization method）隨機分派等。

　　簡單隨機分派顧名思義最為方便，有時不須借助電腦（如丟銅板）即可完成；惟最大的缺點是各治療組的人數無法完全相等，當各治療組試驗人數相差太多時，可能造成詮釋推論上的困難。

　　塊狀排列隨機分派將總受試者分成數塊（Block），每一塊受試者數目相等，但不得為二；當各治療組別受試者數目要求完全相等時，每一塊中受試者數目則應被總治療組數除盡。至於受試者接受的治療組別，

則在塊內依數學排列法（Permutation）可有多種不同的順序組合。例如有 A、B 二治療組，每一塊中受試者數目可為 4（4 可被 2 除盡），則受試者接受治療組別順序可有 AABB、ABAB、ABBA、BBAA、BABA、BAAB 等 6 種順序組合。

　　分層隨機分派根據一個或少數幾個重要影響療效因子來分層，通常層數不可太多，對於小樣本的臨床試驗格外重要。至於在每一層下，則可執行簡單隨機分派或塊狀排列隨機分派，分配受試者至不同的治療組別。

　　最小差異法「機動隨機分派（Dynamic randomization）」為針對影響療效因子眾多，受試者人數亦多而設計的較複雜先進的隨機分派方法。它不似其他方法，受試者被分配到各治療組的機率為機動性而非固定，機率大小視幾個重要影響療效共變數（Covariate）在各治療組中分佈不平均程度而定，分佈最不平均將優先調整，亦就是說此項隨機分派係將重要共變數在各治療組分佈的差異減至最低，如偏差銅板法（Biased coin method）及基礎點調整分派法（Baseline adaptive randomization method）皆屬於此類分派法。由於此項隨機分派將視每位進入試驗的受試者基礎點重要共變數的實際值，來機動調整進入各治療組的機率，因此一個對談式中央電腦系統實有其必要。

　　以上隨機分派法長久以來一直被廣泛地運用，臨床研究者可根據試驗目標，訴求的療效或受試者的特質選擇正確適當的方法。

2. 盲性作業

　　盲性作業方式亦是試驗設計中重要的一環。一般而言，採取雙盲作業（Double blinding）最能避免評估偏差；惟在某些客觀環境不容許下（例如試藥用藥的外觀、味道無法做到完全相同，試驗設計為用藥與外科手術的比較，及其他倫理上的考量等），則無法執行雙盲作業。在此種情形下，適當地選擇其他盲性作業方式，仍可避免評估偏差。舉例來說，某些試驗的主要試驗指標的評估完全由實驗室儀器客觀來測量，那麼執行開放式作業（Open label）是可以容忍的；又如主要試驗指標根據受試者日記卡（Diary card）的記錄，則執行單盲作業（受試者盲）

仍可被接受；又如試驗評估為電腦斷層攝影、核子共振攝影或胃鏡檢查等，則可採取評估者盲性（Blinded reader）的作業方式。至於不同治療組別藥物劑型不同時，可採取雙盲、雙虛擬（Double-blind, double-dummy）設計，分別有試驗用藥及對照藥的安慰劑，亦可以解決雙盲作業執行上的困難。

3. 平行設計與交叉設計

當試驗的治療組別多於一組時，一般採取的試驗設計可為平行設計（Parallel design）或交叉設計（Crossover design）。採平行設計時，每位受試者僅能接受一種治療，也就是說各治療組間彼此互為獨立。由於統計模式的應用上無需做許多的假設即可成立，許多傳統方法皆能適用，因而被較廣泛地使用。

交叉設計則每位受試者可以在不同的時段（Period）接受不同的治療，惟兩個治療時段間必須有沖洗期（Wash-out period），以避免繼續效應（Carryover effect）。隨機分派主要分派治療順序（Sequence）而非治療組別。此項設計由於每位受試者為自己的對照者，療效的評估可避免許多無法調整的療效影響因子（如體質、遺傳基因等）的干擾，準確性提高。另外由於變異性（Variability）降低，僅需要較少的樣本數即具足夠的檢定力（Power），不僅較節省經費，且同一時段接受較差療效人數減少，就倫理考量上亦較易被接受。惟交叉設計在實際應用上卻有許多限制，例如此種設計僅適用於慢性及較穩定性疾病，反之如果不同時段基礎值（Baseline）不同時則不適用。同時單一治療療效一定要在該治療時段內完全顯現，否則會有評估偏差；沖洗期也要足夠的長以避免繼續效應等；每位受試者在每一時段皆須有觀察值，否則無法列入分析；另外由於係屬相依樣本（Dependent sample），統計檢定需考慮觀察值間的關聯性（Correlation），也因為統計模式應用上趨於複雜，許多已發展的傳統方法皆不能適用。尤其當治療組別與時段別具交互作用（Interaction）亦即具繼續效應時，資料分析只能採用第一時段觀察值，如此將多時段的交叉設計在結果分析時改為單一時段平行設計，將不再擁有原先交叉設計的優點；而統計檢定力亦因樣本數不足而降低，將使

錯誤地將有效藥宣稱為無效的機率提高。因此，研究者在選擇交叉設計前應有周詳的考慮。

4. 試驗假說

　　試驗主要假說（Primary hypothesis）針對試驗目標而設定，可區分為優勢試驗（Superior trial）、不劣勢試驗（Non-inferior trial）及相等性試驗（Equivalence trial）等三種。優勢試驗為新藥發展過程最常使用試驗設計，對照藥通常為安慰劑。由於一般統計模式皆針對此項假說而發展，許多傳統統計檢定方法皆能適用。

　　當某些疾病，已有標準治療法，也證實相當有效，且該疾病具生命威脅（如心臟衰竭）或為感染症可能造成不可逆 Iirreversible）的後遺症時，在倫理考量上則須採用標準治療法為對照組，因此除非該藥先前試驗具突破性結果，此種試驗假說皆為不劣勢試驗或相等性試驗。不劣勢試驗假說檢定須顯示在可容忍的誤差下（如 0.05）試驗用藥（T）劣於標準治療（S）不會超過既定的界限δ（單尾 97.5%信賴區間 T-S>-δ），δ為正數。而相等性試驗則須顯示試驗用藥與標準治療的差不會超過界限 δ（雙尾95%信賴區-δ<T-S<δ）。而 δ 必須在試驗開始前即已決定。至於 δ 的選擇主要根據先前標準治療與安慰劑比較優勢試驗的療效Δ，另外臨床學理上的根據及統計上的可行性亦需列入考量。一般而言，δ 至少為Δ的 1/2 或更小。

5. 樣本數估算

　　新藥發展第一、二期臨床試驗由於皆屬探測性試驗，沒有檢定力的考量，對於樣本數沒有特別要求，只要足以顯示試驗結果即可。而進入關鍵性的第三期，尤其是樞紐性試驗時，廠商通常希望真正有效藥被檢定為有效的機率（檢定力）要高，因此樣本數的估計格外重要。一般試驗樣本數的計算大都以主要試驗指標的療效為計算的根據，須具備的參數包括使用的統計檢定值（Test statistic）、第一類誤差（α）、第二類誤差（β）、預期的療效Δ（優勢試驗）或既定的界限 δ（不劣勢試驗／相等性試驗）、變異數（Variance）及預期的中途退出率（Drop out rate）等。除此之外，交叉設計還須知道同一個體多個觀察值間的相關係數（Intra-individual coefficient of correlation）。至於主要試驗指標如採存活

分析，由於有設限（Censoring）的問題，樣本數的估計趨於複雜，Freemant
等人、Lachin 等人及 Collett 皆發展相關的統計方法來估計，坊間亦有
許多統計套裝軟體如 nQUERY、S-PLUS 等可資運用。

四、資料分析

臨床試驗資料的分析以減少評估偏差及避免統計檢定第一類誤差的擴
增為主要的考量。因此，療效及安全分析群體（Efficacy/safety population）
的定義及選擇、缺失資料（Missing data）或超出值（Outlier）的處置、試驗指
標基礎值的測量與校正、統計模式的應用及重覆檢定時有意義水準（Significance
level）的調整等皆是資料分析應考慮的要素。

療效及安全分析群體在試驗開始前即應於計劃書中說明並定義之。常用
的療效／安全分析群體包括意圖治療（Intent-to-treat, ITT）分析群體及依計
劃書（Per Protocol, PP）分析群體。ITT 分析群體的定義為所有具試驗資格
且經隨機分派的受試者均列入分析，然而未服用任何一劑試驗用藥或在隨機
分派後未具任何記錄者通常被排除於 ITT 分析之外。PP 群體則為 ITT 的次
群體（Subset），除了 ITT 的定義外，另包括對試驗用藥的順服性（Compliance）
必須超過最低標準（如 75%），且治療前後皆須具有主要試驗指標的測量，
必須沒有重大違反計劃書的情形等。一般而言，ITT 分析群體因將所有接受
分派的受試者，無論其中途因故退出、接受錯誤的治療組別、或有其他違反
計劃書事件等皆依原先的分派納入分析，如此可避免健康受試者效應（Healthy
subject effect）所造成的評估偏差，係屬於較保守的分析方式。因此一般優
勢試驗，法規單位皆要求以 ITT 為主要分析群體，即考慮到其保守性；ITT
分析有效，實際有效性應為更高。至於不劣勢／相等性試驗，納入分析的受
試者應正確地接受分派的治療組別，且接受各有效藥的劑量及時間應足以顯
示該治療的療效，因此採用 ITT 分析反而不夠保守，通常此類試驗皆分別以
ITT 及 PP 來分析，如果分析結果在主要療效指標差距大於容忍限度（如
10%），試驗研究者應加以解釋並討論。

　　資料分析時缺失資料的處理方式應預先於計劃書中詳盡地說明。缺失資料通常發生於ITT分析中，而填補缺失資料一般可採最後觀察值前推法（Last Observation Carrying Forward, LOCF）或其他數學轉嫁法（Mathematical imputation）等。但如缺失資料所佔的比例太高，除原先計劃書中描述的處理方式外，應嘗試用其他的處理方式來比較；當不同處理方式有不同的分析結果時，應於試驗結果報告中提出討論。

　　分辨超出值通常須由臨床醫師及統計分析者一致的認定，且由臨床醫師決定採取的措施。同樣地，不同措施如有不同的分析結果，研究者亦應提出討論。

　　雖然隨機分派儘量做到不同治療組別基礎值的分佈相當，惟在資料分析仍應考慮基礎值的調整，且基礎值的測量亦應於隨機分派前完成。

　　至於統計模式的選擇，由於涵蓋範圍太廣，且坊間針對基礎統計及特殊的統計模式皆有許多工具書可供參考，本章節就不再贅言。而多重檢定造成第一類誤差擴增的問題於本文主要試驗指標章節，業已提出相關解決辦法，本章節亦不再重述。

五、結語

　　臨床試驗在整個新藥發展過程最具關鍵性，而統計則是臨床試驗的最佳導航。具有正確的臨床試驗統計觀念，適當地選擇療效指標、試驗設計及資料分析方法，將可減少摸索過程時間、經費的浪費，加速新藥的通過審查，對生技產業而言將最具經濟效益。對公共衛生主管機關而言，能將一個真正有效藥提早上市，不啻為一項德政，對一般大眾的生命健康的維護，更是最大的福音。

　　（本文曾刊載於醫界聯盟臨床試驗中英文季刊 2006）

臨床試驗之樣本數估算

吳建華

一、前言

　　世界各醫學先進國家，為確保上市藥品之安全性與有效性，均規定應有足夠之藥理試驗、安全性試驗、及人體臨床試驗等資料，於證明該藥品之安全性及有效性後才許可藥品上市。臨床試驗是藥品發展的過程中最重要也是最困難的步驟，法規單位將根據這些臨床試驗結果，決定是否核准該藥品的上市。然而臨床試驗樣本數的大小，是一個很重要的考量，樣本數的大小可能影響藥物評估的精確性。少量的樣本數，限制了許多臨床試驗的可信度，其結果無法證明藥物的療效，而失去可信度及公信力。但是大量的要求臨床藥物研究的樣本數，不但造成不必要的資源浪費，還可能延誤新藥上市的時間。若能透過嚴謹的科學統計理論和方法，並且依據檢定力（Power），計算所需之樣本數大小，不但提升臨床試驗的可信度與公信力，其結果將能為藥政單位在核准藥品上市過程中，提供一個重要的參考依據。

二、統計方法與樣本數

　　為了證實藥物的療效及安全性，藥物研究的過程和發展必須耗費漫長的時間與龐大的金錢。而為了提升臨床試驗的執行成效減少不必要之人力物力浪費，法規單位會制定臨床藥物得以核准之評估標準，提供給業界參考。然而，許多科學與統計方面的問題也隨之接踵而來，例如：

　　(1)如何定義一個適當控制條件的臨床藥物試驗。(2)如何定義療效。(3)為何需要兩個以上的試驗做研究。(4)一個單一的大樣本是否能給臨床試驗提供一個有價值的依據(5)假如大樣本足以提供依據，則如何決定樣本數。其中樣本數大小之決定，對於臨床試驗的可信度，佔有相當重要的地位。

　　試驗設計中的一項重要問題是如何確定樣本數。一般而言，總樣本數中的各組樣本數均相等，但是也可能因研究者要求，將各組樣本數按一定比例來估計總樣本數（例如 2：1）。以下以常用的統計方法：檢定兩樣本 T 分配（Two-sample t-test），來說明計算樣本數的基本概念：

　　(1)先設定兩組之間的 Effect size（δ）：Effect Ssze（δ）是由專業人士依據已知之臨床知識或專業經驗所設定。δ 值越小，所需的樣本數越大。(2)確定所做的統計推論中，允許犯型 I 誤差的機率（α）。α 是當雙方母體參數值之差距實際上並沒有超過 δ，但根據當下的臨床試驗的結果，卻做出錯誤結論（以為差距大於 δ）的機率。我們希望犯下此錯誤的機率越小越好，但是 α 值越小，所需樣本數越大。在確定 Effect size（δ）時，還要注意是單尾檢定的 α，或是雙尾檢定的 α。在不同大小的 α 條件下，雙尾檢定要比單尾檢定需要更大的樣本數。(3)提出所期望的檢定力，以 $1-\beta$ 表示，β 為允許犯型 II 誤差的機率。檢定力就是推斷結論不犯型 II 誤差的機率，也就是當雙方母體參數之 Effect size 確實達到 δ 以上時，在規定的 α 顯著水準上，能正確地作出正確的推斷結論的機率。在實驗設計中常把檢定力定在 80%以上，檢定力越低，所需的樣本數越少。一般而言，檢定力不宜低於 80%，否則可能得到出乎意料的結果。

　　因臨床試驗的目地不同，所使用的統計檢定量也跟著改變。臨床試驗最見的統計檢定量為：(1)Two-sample t-test（T 檢定）：當反應變數為連續變數時使用；(2)Chi-square test（卡方檢定）：當反應變數為非連續變數時使用；(3)Log-Rank test：當我們探討的主題為存活分析時使用。我們可以利用 T 檢定、F 檢定和卡方檢定，在期望的檢定力和固定的型 I 誤下，算出理想的樣本數。透過適當的假設檢定和樣本的精確計算，使所得到的樣本數不但可以具有代表性，而且也可以減少不必要的資源耗費，讓試驗具有可靠性、準確性和經濟效益，達到樣本與經濟的平衡點。如想進一部了解樣本數之計算公

式與模擬，可以參考以下參考文獻，或使用 STPLAN，SOLO，SPSS SamplePower，PASS 6.0，nQuery Advisor 等統計軟體進行實際操作：

1. Borenstein, M., Rothstein, H., Cohen, J., Schoefeld, D., Berlin, J., and Lakatos, E. (2001) "Power and Precision", Englewood, NJ: Biostat Inc.

2. Chow, S. C., Shao, J. and Wang, H. (2003) "Sample size calculations in clinical research" New York, NY: Marcel Dekker, Inc.

3. Cohen, J. (1987) "Statistical power and analysis" 2nd, Hillsdale, NJ: Lawrence Erlbaum Associates, Inc.

4. Desu, M. M., and Raghavarao, D. (1990) "Sample size methodology" New York, NY: Academic Press.

5. Elashoff, J. D. (2000) "nQuery release 4.0 users guide" Boston: statistical solutions.

6. Freiman, J. A., Chalmers, T.C., Smith, H. Jr. et al. (1978) "The importance of beta, the type II error and sample size in the design and interpretation of the randomized control trial: survey of 'negative' trials", New England Journal of Medicine, 299, 690-694.

7. Hintze, J. L. (2000) "PASS user's guide: PASS 2000 power analysis and sample size for windows" New York.

三、結語

　　臨床試驗研究中，無論是試驗組還是對照組，都需要一定數量的受試對象。這是因為以同一種試驗處理不同的受試對象時，所表現出來的試驗效應是可能存在變異的。僅憑一次試驗觀測結果，或單個受試者所呈現的試驗效應，說明不了什麼問題。必須透過一定數量的觀測，才能真實地顯示結果的客觀規律性，而試驗對象之數目，統計學上稱之為樣本數。

　　早期很少注意研究設計、假設、檢定統計量和樣本數計算之間的差異，然而這些差異在臨床試驗上卻會影響結果的可信度。樣本數的計算可根據精

確分析（Precision analysis）、檢定力分析（Power analysis）、機率假設或其他統計方法推論得到。利用更適當的統計方法和假設檢定降低實驗誤差，並且增加可信度。因此，樣本數的計算在臨床試驗上扮演重要角色。

（本文曾刊載於醫界聯盟臨床試驗中英文季刊 2006）

計劃書統計部分常見缺失

王 玫

一、前言

　　臨床試驗依試驗藥物研發的不同階段，常有不同的統計考量。一般而言，第一期以安全性為主的臨床試驗，或第二期屬早期探索性試驗，在研究設計及統計方法上較不嚴格要求。而屬第二期較晚期階段的試驗，其試驗結果極有可能作為第三期試驗設計或劑量選擇的依據，以及第三期療效確認性試驗，則宜有嚴謹的設計及適當的統計分析方法，以避免執行偏差（Operational bias）或評估偏差（Evaluation bias）。

　　本文將針對查驗中心試驗計畫書審查時，統計部分考慮的重點，舉例說明歷年來常見的缺失。

二、計畫書審查統計部分常見缺失

1. 主要評估指標

　　主要評估指標一般為療效指標，常見的缺失包括未針對試驗主要目標來訂定、定義不清楚、評估測量方法造成評估偏差、不適當地使用替代性指標（Surrogate endpoint）、問卷量表（Questionnaire）未經過確效認定（Validation）、以及多重主要評估指標等。

　　主要評估指標與試驗主要目標不符的情形，常見於主持人自行撰寫之臨床試驗計畫書。例如試驗主要目標為探討憂鬱症病患中樞神經血清素轉運體（Serotonin transporter）與一般健康人有否不同，主要評估指

標卻定義為血清素轉運體與憂鬱症認知功能量表分數的關聯。推究其原因，主要是研究者不知道臨床試驗與一般探索性研究試驗（Exploratory research trial）不同，亦不了解主要評估指標在臨床試驗所扮演的關鍵性角色，任意選擇研究目的之一為其主要評估指標所致。

主要評估指標定義不清楚的情形，常見於具多個訪視時間點的指標，以及連續變項（Continuous variable）指標。例如主要評估指標定義為坐姿舒張壓相對於基礎值的變化，卻未清楚定義係測量血壓值變化的百分比，還是血壓值變化的絕對值，亦未明確定義那一個訪視時間點相對於基準值的變化。

評估測量方法的不適當，可能造成療效評估的偏差。例如主要評估指標為觀察期間發生癲癇之總次數。由於受試者停留於試驗的時間越長，則可能被觀察到的癲癇次數越多；因此，兩個治療組別療效結果的差異，也許純粹因為兩組受試者觀察時間不同的影響，與接受的治療無關。此即為測量方法的不適當導致療效評估偏差的實例。

並非所有臨床試驗皆不宜選用替代性指標為主要評估指標。惟療效確認性試驗（Confirmatory study），使用之替代性指標必須是已被大家認定且廣為接受，且經流行病學追蹤研究或臨床試驗証實其與臨床療效指標之關聯性。例如「坐姿舒張壓（Sitting diastolic blood pressure）」的變化用於高血壓治療臨床試驗，「骨密度（Bone Mass Density, BMD）」指標用於停經後婦女骨質疏鬆症預防之臨床試驗等。反之，癌症治療之確認性試驗，若以替代性指標「腫瘤反應率（Tumor response rate）」為主要評估指標，則較不具臨床有用性。

以問卷量表為主要評估指標，主要的缺失多發生於需要受試者自行填寫的問卷量表，雖然原文版量表已有文獻證明其效度（Validity）與信度（Reliability），而中文版量表卻未經確效認定。更而甚者，廠商送交計劃書審查時，未附中文版量表亦時而有之。

療效確認性試驗具多重主要評估指標，而未考慮多重檢定（Multiple tests）可能造成型一誤差（Type 1 error）擴增的缺失，近年較為少見，惟仍零星發生。

2. 試驗設計

試驗設計常見的缺失包括病人分派方法的不適當、未採用盲性作業（Blinded procedure）、未採用同步（Concurrent）對照試驗、及不當使用交叉設計（Crossover design）等。

病人分派方法的不適當，通常發生於具控制組之試驗設計。或未採用隨機分派方式，將病人分派至不同的治療組別；或試驗包括不同的時段如篩選期、導入期、及治療期等，隨機分派的時間點卻選擇於篩選期開始前；另外，試驗的樣本數不大，且具重要之預後因子，卻未能以重要預後因子來分層，執行分層隨機分派；及執行多中心臨床試驗，隨機碼卻由各單位分別產生，造成病人選擇偏差等。

基本上，雙盲試驗最符合科學原則。惟在單一治療組的臨床試驗，或某些有效藥對照試驗，由於治療組別間服藥時間、用藥途徑（口服或靜脈注射）或給藥頻率不同等原因，造成技術上無法執行雙盲時，採用其他盲性作業方式，卻未能避免試驗執行過程及詮釋結果時的偏差亦常造成缺失。例如開放式設計，若主要評估指標為較具主觀性的指標，則未採用評估者盲性（Evaluator blind）作業，或未能由中央電腦系統於受試者進入試驗後再執行隨機分派，都將造成評估或執行偏差。

同步安慰劑對照臨床試驗，最能排除機會因素，亦最能確認療效。惟某些疾病具生命威脅性，不治療易產生不可逆的後果，若該適應症已有標準治療方法，則執行同步有效藥對照試驗，應較符合倫理原則，惟對照藥及其劑量選取是否適當，將是考量的重點。 除非該適應症迄今無標準治療方法，或在特殊情況及早期非確認性試驗，宜儘量避免採用歷史對照組（Historical control）；採用歷史對照組，如果之前試驗與現今試驗設計不同，或病人族群不同，或治療時間長短不同，則易造成療效評估偏差。

一般試驗多為平行設計（Parallel design），每位受試者只接受一種治療藥物。但某些情況下會使用交叉設計，受試者在同一試驗的不同時段，分別接受不同的治療藥物。此設計的優點是受試者自己為自己的對照組，可以排除治療組別以外其他不必要的干擾因子，使測量的精確度

提高，變異量減低，因此可以較少的樣本數達到相同的檢定力（Power）。惟並非任何試驗皆可使用交叉設計，若試驗藥品宣稱的適應症非為穩定且可逆之慢性疾病；或試驗藥品療效不能於單一時段呈現；或試驗沖洗期（Wash-out period）因倫理緣故不宜太長，以致可能有殘餘效應（Carry-over effects）、或療效評估僅需要採用第一個時段的資料時，選擇交叉設計則不適當。

3. 樣本數的估計

第一期臨床試驗一般並不要求樣本數的估計，惟查驗登記用藥物動力學試驗，不符合國內法規最低人數要求（至少 12 人），癌症試驗採 3+3 試驗設計，未說明最多會收納多少受試者，或最多收納受試者人數未能以最保守的估計等，都將構成補件缺失。癌症早期療效試驗，採用 Simon 二階段設計（Simon two-stage design），通常亦須從事樣本數的估計。惟用於樣本數估計的參數例如「無效反應率（P_0）」、「目標反應率（P_1）」，如果未提供文獻根據，或選用的參數不具臨床合理性，亦會要求補件說明。第二期試驗如果主要目的在瞭解劑量反應關係及決定最低有效劑量，樣本數的決定若未提供足夠檢定力檢測劑量與反應是否正相關（斜率>0），通常會建議修改。而第三期療效確認性臨床試驗，一般須針對試驗樣本數的決定有所辯明。故未根據主要療效指標參數值來估算樣本數；所使用的參數值未具有文獻根據；用於估算樣本數的統計假說未根據試驗目的與臨床假說訂定；統計假說所檢測的療效大小（Effect size）很難達到或未具臨床意義（Clinical significance）；用於估計之統計方法不適當；及沒有足夠檢定力來偵測所宣稱的療效等皆構成補件缺失。

4. 不劣性／相等性試驗（Non-inferiority/ Equivalence trial）

採用同步有效藥對照試驗設計，若對照藥為被認定的標準療法，一般多採行不劣性／相等性試驗設計。此類設計常見的缺失包括採用較優性試驗（Superiority trial）假說檢定來確認不劣性或相等性、未於計畫書中預先定義不劣性或相等性的臨界值（Margin）等。至於所選取臨界值的合理性，廠商如未能提供二篇以上之前有效對照藥品與安慰劑比較

之療效證據、或預設的臨界值未能保留有效對照藥療效大小百分之五十以上、或未能確認療效顯著優於安慰劑、或保留之療效不具臨床有用性等，亦常構成補件缺失。

5. 期間分析（Interim analysis）

　　長期性、針對生命威脅性適應症之臨床試驗，較多採「群集逐次設計（Group sequential design）」，並執行期間分析。執行期間分析可能是為療效或安全的緣故。一般而言，如僅為安全性監視，結果並不會導致提早停止試驗，則無需於計畫書中載明停止試驗原則。若期間分析可導致提早停止試驗，則通常因療效的緣故停止試驗的條件會比因安全的緣故來得嚴苛。常見的缺失包括短期（一個月以內）試驗卻欲從事期間分析、未能於計畫書預先訂定期間分析的方法及提早停止試驗原則、未組成「獨立資料監視委員會（Independent Data Monitoring Committee, IDMC）」以執行期間分析、整體雙尾型一誤差（Overall type I error，α）未能維持於 0.05 或以下、及根據期間分析結果將從事法規單位無法接受之「調整設計（Adaptive design）」等，將分別說明如下：

　　短期試驗卻欲從事期間分析，多見於對臨床試驗尚不熟悉的廠商或研究者，他們不了解符合科學性的評估對臨床試驗療效安全認定的重要性，總希望試驗進行一半能先看結果，最好能適時的調整試驗設計及分析方法，以確保試驗成功，實在是一個相當嚴重的錯誤。

　　一般而言，期間分析提早停止試驗原則如採用 Pocock（1977）或 O'Brian-Fleming（1979）等的方法，應於計畫書中預先載明期間分析的時間及次數，並據此定義提早停止試驗的邊界點（Boundary）。但若停止試驗原則採用 Lan-DeMets（1994）之α消耗函數（α spending function），則可以不預先設定時間及次數，但應於計畫書中清楚訂定所選取的α消耗函數。

　　期間分析如須從事去盲分析（Unblinded analysis），不可由廠商自行來分析，宜交由「獨立資料監視委員會」來執行。「獨立資料監視委員會」原則上由獨立於廠商及試驗主持人之外部臨床及統計專家所組成，除監視試驗的安全性外，並執行期間分析。而每一次期間分析，委

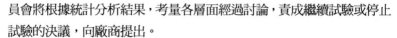

員會將根據統計分析結果，考量各層面經過討論，責成繼續試驗或停止試驗的決議，向廠商提出。

　　而期間分析若允許因療效太好而提前停止試驗，則每多做一次期間分析，即增加發生型一誤差的機會，因此若未提前停止試驗，最後分析（Final analysis）執行檢定時，可容忍之雙尾型一誤差必須經過調整低於 0.05，以確保整體雙尾型一誤差不超過 0.05。但若試驗設計，期間分析結果可因療效太差（Futility）而提前停止試驗時，則療效太差邊界點（Futility boundary）的設定，一般皆不列入整體型一誤差調整的考量。

　　廠商如果將根據期間分析結果，對決定樣本數的參數值假設有所調整，以重新估計樣本數；或根據分析結果，決定是否更改試驗設計由原較優性試驗更改為不劣性試驗，原則上須於計畫書中預先載明調整設計的計畫並諮詢法規單位。由於調整設計迄今仍為頗具爭議性問題，廠商於計劃階段宜訂有標準操作程序（Standard Operation Procedures；SOP），法規單位將審慎評估其適當性及是否造成執行上、療效評估的偏差，如有疑慮將予以否決。

6. 療效及安全分析群體

　　計畫書中未能清楚地定義各分析群體如意圖治療群體(Intent-to-treat, ITT population)， 依計畫書群體（Per-Protocol, PP population）等所涵蓋之受試者範圍，往往是計畫書補件的重要原因。另外，第三期確認性試驗，未能於計畫書中明確定義主要療效分析群體、或主要療效分析群體選擇不適當、或未執行敏感度分析（Sensitivity analysis），亦是構成補件的因素。

　　一般而言，對於主要療效的確認，宜以較保守的分析群體為主要療效分析群體。例如：安慰劑對照的較優性試驗，以 ITT 為主要療效分析群體較為適當。反之，有效藥對照之不劣性／相等性試驗，以 ITT 群體分析則不保守，雖然 PP 群體亦會造成某些偏差（例如列入分析者，通常為療效安全反應較佳者），由於此群體的受試者，皆能順服計畫書的要求，接受相當劑量的藥物足以表現療效，且無重大違反計畫書事件，是屬於高品質的受試者群體，故用於比較兩個有效藥物的不劣性與相等

性，應為較適當的分析群體。但亦有例外的情形，例如某些試驗設計，或針對某些適應症的臨床試驗，往往有很高的中途退出率（例如高於30%），如果能列入 PP 分析的群體，對整個試驗的受試者而言，不具有代表性，如此以 PP 為主要療效分析群體就不適當。

　　確認性試驗，除執行主要療效分析外，宜另外以其他分析群體執行「敏感度分析」，若發現與主要療效分析群體結果相差甚遠，則需進一步提出合理說明及解釋。

7. 缺失資料處理方法

　　療效評估指標，尤其是主要療效評估指標，宜於計畫書中明確定義缺失資料的處理方法。常見的缺失包括針對研究設計，主要評估指標所定義的處理方法不適當；針對主要療效的確認，所定義的處理方法不是較保守的處理方法；及未執行敏感度分析等。

　　例如主要療效評估指標為試驗終點糖化血色素（HbA1C）相對於基礎值的改變值，主要療效分析群體定義為 ITT 群體，若缺失資料採用不插補（No imputation）的方式處理，則試驗終點無主要療效評估值的受試者，皆無法納入主要療效分析，如此並不符合 ITT 原則，故為不適當的處理方法。

　　又如針對 B 型肝炎治療之安慰劑對照試驗，主要療效指標定義為治療 48 週（試驗終點）e 抗原血清轉換成功率，缺失資料的處理方法則為無論之前是否發生血清 e 抗原轉換，如果無 48 週主要療效評估值，一律定義為失敗。此種處理方法無論兩組缺失資料的比率是否相當，對試驗組而言都較為不利，故為較保守的方法。

　　療效確認性試驗，除了定義主要療效指標缺失資料的處理方法外，宜執行不同處理方法的敏感性分析，以確認療效，若有不同結果，亦應提出說明及解釋。

8. 統計分析方法

　　統計分析方法常見的缺失包括未依據試驗主要目的與臨床之研究假說來設定主要統計假說（Primary statistical hypothesis）、整體型一誤差未能維持於單尾（One-sided）0.025 或以下，雙尾（Two-sided）0.05

或以下、主要療效分析未調整基礎值及重要共變數、主要療效統計分析方法不適當、未提供主要療效指標點估計值與信賴區間、以及次要療效指標結果放入仿單卻未列入整體型一誤差考量等。將逐一說明如下：

　　試驗主要假說不正確，通常發生於有效藥對照試驗。試驗主要目的為試驗用藥與對照藥的療效相當，以証明試驗用藥的療效。主要統計假說卻執行較優性假說檢定，檢定結果若顯示治療組間沒有顯著差別，則宣稱試驗藥物具療效，實在是非常錯誤的觀念。

　　療效確認性試驗，單尾有意義的水準設定在 5%，為時常發生的缺失。另外，多個主要療效指標、或主要療效指標在多個時間點重覆檢定、多個劑量執行多重比較（Multiple comparison）、及群集逐次設計執行多次期間分析等，未考慮型一誤差的擴增而做適當地調整，使得整體型一誤差雙尾未能維持於 0.05 或以下，亦構成補件的缺失。

　　雖然隨機分派若執行得好，原則上治療組別間基礎值的分佈會達到平衡。惟療效評估係針對每位受試者改善的情形，因此除非特別考量，應針對每位受試者的基礎值有所調整，必要時亦應探討基礎值與治療組別間之交互作用。另外對於影響療效的重要因子，尤其是隨機分派的分層因子（Stratified factor），亦應考慮放入療效分析統計模式中加以調整。惟計畫書中應預先載明欲放入主要療效分析的調整因子，及療效的確認係根據「調整」或「未調整」的分析結果。

　　主要療效分析方法不適當，造成療效估計的偏差，所得的結果將被視為無效，故為相當嚴重的缺失。例如相依樣本以獨立樣本統計分析模式分析，即可能造成分析結果的偏差。又如受追蹤時間影響及有追蹤不完全造成設限（Censoring）情形的二分法療效指標（Binary outcome），如單純以二分法指標的統計分析模式分析，亦無法呈現真正的療效結果。

　　主要療效分析只提供假說檢定結果，未能提供參數值的點估計及95%信賴區間為不可忽略的缺失。主要由於療效大小在新藥的臨床有用性及效益危險評估（Risk benefit assessment）上非常重要的緣故。

　　而近數年來，越來越多的廠商欲將某些重要的次要療效指標統計分析結果，放入上市產品的仿單中。對於這樣的訴求，法規單位並不反對，

惟應將此等可能列入仿單中的次要療效指標併入整體型一誤差的考量。一般採用的策略是先針對主要療效指標從事假說檢定，只有在主要療效指標達到統計顯著療效後，始從事次要療效指標分析。惟所有次要療效指標分析，整體型一誤差雙尾仍應維持於 0.05 或以下。

三、結語

　　新藥的發展是一個漫長的路程，臨床試驗更在其間扮演關鍵性的角色。由於臨床試驗耗時耗力，且須運用龐大的金錢與資源，廠商在試驗設計過程，宜小心謹慎，避免執行與評估偏差。一個設計適當、符合科學評估原則的試驗，在探索性試驗階段，將提供正確的訊息，以作為進一步發展的依據，而在確認性試驗階段，亦確保得到療效與安全的無偏估計。如此，不僅有效地運用各項資源，且加速新藥通過法規單位的審查，對生技產業而言將最具經濟效益。

　　（本文曾刊載於醫界聯盟臨床試驗中英文季刊 2006）

缺失資料在臨床試驗之基本觀與統計觀

歐士田　江虹瑾

一、前言

在臨床實驗的過程中，缺失資料（Missing data）可能導致分析偏誤（Bias），尤其是當資料遺漏的個數很多時，試驗結果的解釋會產生偏差問題。然而 ICH-E9（臨床試驗的統計原則）只談及此問題的部分，目前並無法規章程針對缺失資料的主題提供完整的說明。

缺失資料可能來源有很多，這對於全程參與的受試者或特定的項目都會有影響。發生缺失資料的可能原因（例如：研究過程中，病人拒絕繼續參與，治療失敗或成功，副作用，或病人搬家），不全然都和研究的治療藥物或方法相關。許多狀況下都可能會產生不完整資料，例如：可能只有基準線（Baseline）之測量值，或遺漏一個或數個追蹤評估（Follow-up），即使整個試驗已完成，仍無法收集到某些資料。

缺失資料違背 ITT（Intent-to-treat）原則：不管病人實際接受的治療法為何，所有病人的測量結果將依照原計劃書所分派的治療方法進行分析。然而，整體資料分析（Full set analysis）的基本要求之一，針對未記錄的資料進行插補（Imputation）。事實上，甚至 PP（Per-Protocol）的分析中也可能用到某種插補法。至於插補的方法，則取決於缺失資料的總數和類型，而插補過程對臨床試驗最終結論也有決定性的影響。

缺失資料影響療效之大小及療效的存在性的可能因素與(1)缺失資料、處理（Treatment）分派、試驗結果之間的關聯性與(2)量化的療效測量型態（例如：絕對和相對的測量）有關。影響試驗結論的偏誤類型決定於試驗目的是要證明不同組之間的差異，還是要展現藥物之等效性或非劣

性。值得注意的是：缺失資料的插補策略，其本身也可能是產生偏誤的來源。

二、缺失資料對資料分析與解釋之影響

如果缺失資料的處理方式是將任何含有資料遺漏的受試者排除在分析之外，則下列問題將會影響試驗結果的詮釋。首先，受試者人數與療效結果的差異程度會影響臨床試驗的檢定力（Power）；受試者人數越多及療效結果的差異程度越小，則臨床試驗的檢定力越高。同理，越多遺漏值的發生，可供分析利用的有效樣本就越少，因此檢定力也就越低。除此之外，沒有完成試驗的受試者較有可能產生極端的試驗結果（治療失敗而導致退出、治療反應良好導致失去追蹤評估）。這些極端資料的缺失會低估試驗結果的變異數，因而縮短療效的信賴區間及錯誤提升檢定力，產生不實的結論。其次，面對缺失資料時，最主要考量在於其所導致的偏誤，且此偏誤可能影響如下項目：(1)療效估計的準確與否；(2)處理組間的可比較性；(3)關於研究母體的樣本代表性。

雖然統計檢定力的降低主要和遺漏值的數量有關，但是療效評估偏誤的風險則與遺漏值、處理和試驗結果之間的關係息息相關。原則上，假如遺漏值只和處理有關（某處理組比另一個處理組更容易產生遺漏值），但與無法觀察到之量測值的真正值無關（與好的試驗結果相比較，較差的試驗結果未必有較多遺漏值），則此遺漏值將不會導致試驗偏差。反之，如果無法量測的觀察值和試驗結果的真實值有關（例如在無法觀察測量到的試驗結果中，療效差的比例較高），即使遺漏值和處理無關（即遺漏值發生在各處理組的可能性都相同），也將導致偏誤。如果遺漏資料與處理的種類及無法觀察到的試驗結果變數皆有關，遺漏值將會導致偏誤（例如：因為某處理組之療效不佳，使得遺漏值發生在該組的可能性高）。

　　在大多數的情況下，很難或者不可能去確認遺漏值和無法觀察到的試驗結果變數之間是否有關聯。因此，合理的作法是採用較保守的方式，將遺漏值視為偏誤的可能來源。

三、遺漏資料的處理

　　在臨床試驗的設計和執行過程中，應盡可能減少缺失資料的發生。但是不管如何努力，仍是會產生一些遺漏值。實質上，缺失資料的處理方式對於研究的結論可能會有重大影響。以下介紹常見缺失資料之處理方式：

1. 完整個案分析法（Complete case analysis）

　　一種處理不完整資料的方便法，是從分析的資料中將含有遺漏值之個案移除，只用含有完整資料的個案進行統計分析。一般而言，完整個案分析法無法當作資料分析的主要分析方法，儘管在某些狀況下，使用此方法可能是合適，例如：在探索的研究過程中，特別是藥物發展的初始階段；在確認性試驗中，作為次要的分析以支持結論的穩定性。完整個案分析法不但違反 ITT 原則，更重要的是易受到偏誤影響，因此不能做為確認性試驗的主要分析。

2. 遺漏資料的插補

　　統計上處理遺失值的問題時，最常使用的方法就是插補法，其基本概念為遺漏值一旦出現時，找尋一個合理數值取代之。由於每種插補法各有其限制之處，不能任意使用。因為遺漏值對不同類型的變數（如單次觀察變數或從重複觀察變數）之可能影響不同，所以在插補的過程中，不只要考慮主要變數，也要考慮次要變數、安全性變數、基準線變數和共變數等。在某些情況下，後面的幾個變數可能比主要變數更重要，因為排除未記錄的個案資料之分析法可能導致偏誤和檢定力之降低，特別是干擾變數（Confounding variables）存在的情況。臨床試驗的統計分析一般都會對未登記的值進行插補。目前已有許多插補遺漏值的方法，但是尚未有適用於所有情況的標準插補法。

　　針對處理在一個時間點之後療效中斷的資料情況，一種最被廣泛使用的方法是 Last Observation Carried Forward（LOCF），此分析利用最後觀察到的值，填補下一個時點的遺漏值，即採用最後一次測量反應值作為自己本身的終點，不一定要遵循既定的研究時間點。如果測量值隨時間的變化而相對地呈現不變的趨勢，則 LOCF 法被接受的可能性高。相對的，一旦隨時間的變化，臨床試驗之測量值無法呈現相對不變的趨勢，例如：在試驗期間內，阿茲海默氏症（Alzheimer）病人的狀況會隨時間的變化而惡化，則此種方法較不可被接受。在考慮每一個處理組的遺漏次數的比例及時機的情況下，有時 LOCF 可能可以提供一個較為保守的做法。例如，就憂鬱症而言，試驗期間有時病情會有自發性的改善，病人在實驗組由於安全原因會傾向於更早及較高頻率的退出，此時 LOCF 法可能是保守的方法。LOCF 法是否為一個合理的插補法端視於處理組間在退出的比例與時機、隨時間改變的自發性變化趨勢和退出原因等三方面的差異而定。處理組間在任一方面的差異越大，LOCF 法的適用性越低。

　　另一種更保守的插補法是以最佳或最差的資料進行插補，即指定最差的可能試驗結果值給因負向反應（治療失敗）而退出的受試者，指定最好的可能試驗結果值給因正向反應（治癒）的退出的受試者。這些方法用於評估療效的下限，以便做為試驗結果穩定性的證明。

　　另一種插補缺失資料的簡單方法是，用來自其他訊息來源的數值，取代無法觀測到的測量值。可能的來源包括來自受試者本身或具有相似基準線特徵的其他受試者的資訊、來自經驗模型所預測的值、歷史資料等等。由於大多數的插補方法以所估計的資料中心值插補無法觀測到的測量值，並忽略其不確定性，因而導致標準誤下降的偏誤風險。這個風險可藉由以最大概似法為基礎的一些方法及多重插補法避開。正如多重插補法一樣，最大概似法常被用於遺漏值的插補。最大概似法是透過一個反覆的過程去配適模型（例如：最大化期望值演算法 Expectation-maximisation algorithm）。

　　然而，缺失資料的存在對於某些統計方法影響不大，例如混合效應模型（Mixed-effect model）適用於許多情況。例如：在試驗期間內，反覆測量試驗結果，以及測量時間被當作隨機變數，此時混合效應模型可以所估計之斜率說明每一個病人的反應。當試驗結果是某事件發生所需時間（Time to event）時，可以採用將設限資料列入考量的存活模型。然而，以上這些方法均假設處理和缺失資料之間沒有任何相關性，但此假設一般上無法成立。

四、缺失資料的機制和相對的處理

　　缺失資料的機制可分為完全隨機缺失（Missing complete at random, MCAR）、隨機缺失（Missing at random, MAR）和非隨機缺失（Non missing at random, Non-MAR），前二種機制下的缺失資料是可忽略，第三種機制下的缺失資料為不可忽略。就遺漏資料的隨機性程度而言，MCAR 之隨機性最高，MAR 之隨機性次高，而 Non-MAR 之隨機性最低。隨機性越高的缺失資料對資料分析及試驗結論的影響性越低，所造成的傷害越小。故若能在試驗計劃書階段或資料解盲之前，事先判定缺失資料的可能機制，將有助於提昇試驗資料的品質。以減重的試驗研究為例，若受試者退出的原因和減重有關，即和個案特定變數有關，則此缺失資料的機制為隨機缺失；若受試者退出的原因和減重無關（例如，病人搬家），則此缺失資料的機制為完全隨機缺失；若缺失的資料是因為受試者沒有減輕體重，使得資料有所偏誤，則此缺失資料的機制為非隨機缺失。缺失資料的機制為何，將影響分析方法的選擇，例如：LOCF 要求缺失資料的機制為完全隨機缺失，而複雜模型（Complex models）只要求缺失資料為隨機缺失。

　　下列為在完整個案分析法、LOCF、多重插補和混合效應模型四種分析方法下，而缺失資料機制為 MCAR、MAR 或 Non-MAR 時，偏誤（Bias）和標準誤（Standard error）的關係。完整個案分析法之下，若缺失資料為MCAR，則平均療效的估計是不偏的，但若為其他兩種機制，則對於療效的

估計會產生偏誤。至於標準誤方面，因為刪除有遺漏值之個案，使樣本數減小，在 MCAR 缺失之機制下為最高。不管在哪種機制之下，LOCF 法對於療效的評估皆有偏誤，但在缺失資料為 MCAR 時，因為有偏差之估計與低估之標準誤，所以經由 LOCF 插捕後，所得到的標準誤是最小的。至於多重插補和混合效應模型無論缺失資料為何種機制，對療效的估計皆為不偏估計，而標準誤在三個機制下差不多。所以完整個案分析法要求缺失資料機制為 MAR，LOCF 法要求缺失資料機制為 MCAR，而多重插補和混合效應模型所要求缺失資料機制則 MCAR 或 MAR 均可。

五、缺失資料處理的一般原則

雖然目前對於處理遺漏值問題並沒有一個普遍被接受的方法論，但當處理遺漏值時，仍應考慮以下一些準則。

1. 盡量避免缺失資料

遺漏值的存在造成統計分析上的重重困難，遺漏值數量越多，困難度越高。因此，盡可能避免發生無法觀測的情況是極其重要的觀念。試驗人員不僅可藉由試驗設計的技巧來達成此重要觀念，同時在不論病人是否能夠完全遵循計畫書下，加強資料的收集，並鼓勵回收退出試驗之病人的資料。在試驗過程中，若能事先預估遺漏值的可能數量，則對試驗的掌控性是十分有幫助，目前對於試驗所能接受最大遺漏值數量並沒有具體的規定。遺漏值的數量受到許多因素的影響：(1)試驗結果變數的性質。當試驗結果變數是死亡率（例如：心血管的試驗）時，比起那些難以評估或要求病人積極參與或者需要藉助複雜的診斷方法的試驗結果變數，其遺漏值的出現率應該較低。(2)臨床試驗時間的長短：試驗時間越長，遺漏值出現的可能性越大。(3)遺漏值常出現於造成受試者因病情困擾而無法遵照試驗計劃書的疾病（例如精神錯亂）。(4)治療形式（例如，外科與藥物治療）之不同，缺失資料的情況隨之改變。

2. 試驗計劃書之設計與相關事項的事先定義

　　沒有普遍適用於處理遺漏值的方法，況且不同的插補方法可能會造成不同的結果，因此在試驗計劃書的統計部分，事先明確說明試驗所需相關統計考量是很重要的。該部份包含所選擇插補方法之詳細描述和證明為何此方法是最理想的，有何依據。同時，強烈建議試驗計劃書能夠提供所期望及可接受的遺漏資料總數量之估計，理由如下：首先，因為遺漏資料總數量可能會影響樣本大小之計算。其次，因為隨著遺漏值的數量增加，插補方法的可靠度越來越低。最終的報告書裡必須包含預期的和實際的遺漏值數量之間的差距大小，並探討事先定義的分析方法是否仍具有可行力。確認所選擇的統計插補方法是趨向保守的，且不能偏袒於研究方向的假說（不論是有意或無意）。例如：在處理不劣性試驗（Non-inferiority trial）之遺漏資料時，插補方法應該儘量避免產生低估處理組之間的差異，而低估差異大小之後果會產生假性的不劣性結論。同理，在處理優效性試驗（Superiority trial）之遺漏資料時，插補方法應該避免產生高估處理組間的差異，而高估差異大小之後果會產生假性的優效性結論。由於在試驗進行之前無法預測某些問題之故，因此在撰寫試驗計劃書修之時或試驗結束時的盲性資料審查階段，修改研究計劃書之統計規劃的處理遺漏值的策略部分是可能或可行的。注意到是否有任何訊息關於處理組之間遺漏值的比例差異和出現遺漏值的時間差異，這些都可能是有助於降低試驗偏差的有用資訊。除此之外，分析造成不均衡遺漏資料之所有相關因素，和有遺漏值與無遺漏值的病人是否有不同的基準線特徵。

3. 敏感性分析（Sensitivity analysis）

　　敏感性分析用來說明不同的遺漏資料處理方法對試驗結論的影響程度，此分析有助於證明所選擇的方法是否最佳，因此敏感性分析可提供試驗主要分析的額外支持。執行敏感性分析的一些簡單方式為：

(1) 比較兩種分析結果，其中一種分析假設兩組所有的遺漏值都以最好的試驗結果取代，而另一種分析假設兩組所有的遺漏值都以最差可能試驗結果取代。

(2) 比較兩種分析結果，其中一種分析假設控制組的遺漏值以盡可能最好的試驗結果取代，而實驗組的遺漏值盡以盡可能最差的試驗結果取代，另一種分析則反其道而行。

(3) 比較整體資料分析（Full set analysis）和 PP（Per-Protocol）分析的結果。

　　不論(1)～(3)，若所比較的兩種分析結果所得試驗結論相似，則表示該插補方法的穩定性及可靠性高。

六、小結

　　舉凡插補過程中所列假設應儘可能以敏感性分析來評估其效應。在計劃書或統計分析計畫中應該事先計畫和描述敏感性分析，且如果有修改，在研究報告內必須紀錄並加以說明修改的正當理由。如果敏感性分析的結果前後一致，且對療效的評估相似，則有一定程度的保證此遺失資訊對整個研究結論的效應不大，甚至沒有影響。在這種情況下，試驗結論是可靠的，且遺漏值不會造成嚴重的問題。相反地，如果敏感性分析前後得到不一致的結果，那就必須討論其對試驗結果的影響。在某些情況下，當缺失資料可能是產生偏誤的來源時，就可能危及試驗結論的正確性。

（本文曾刊載於醫界聯盟臨床試驗中英文季刊 2007）

癌症藥物臨床試驗常用之 時間變數評估指標簡介

王蕙雯　　廖宗志

一、前言

　　存活分析（Survival analysis）是各種癌症臨床試驗裡常見的統計分析方法，使用存活分析的評估指標都是時間變數（Time to event），隨著癌症藥物研發的臨床試驗越來越多，用到這些評估指標的機會也愈來愈多。然而時間變數代表什麼意義？存活分析中特有的 Censoring 又代表什麼意義？本文以非統計的角度，剖析這些時間變數評估指標的特色，希望能增加從事臨床試驗領域非統計人士對這些指標的認識。

二、何謂時間變數評估指標（Time to event endpoint）？

　　存活分析是處理時間變數的統計方法，一般常會被「存活」二字表面意義誤導，以為存活分析只處理與存活（死亡）有關的資料，其實存活分析是處理從觀察開始至「事件（Event）」發生所需「時間長度」的資料（多少天？多少個月？多少年？……等）。單就統計分析的資料處理層面而言，事件本身不是存活分析重點（癌症臨床試驗想研究的事件可以是死亡、腫瘤惡化、腫瘤復發或提早退出試驗）；事件發生的原因也不是重點；如何定義「時間長度」（即所謂的 Time to event 或 Survival time）的起點與終點才是最重要的，綜觀臨床試驗整體而言，則需考慮事件本身所代表的臨床意義。一般臨

床試驗設計，常將觀察時間起點定為進入試驗或隨機分派當天，而終點則是觀察到事件發生的時間點。不同研發階段的臨床試驗欲研究的事件不同，因此分別定義出不同的時間變數評估指標，下表為癌症臨床試驗常用的時間變數評估指標。

評估指標	事件（不管任何原因）
Overall survival（OS）	死亡
Progression-free survival（PFS）	腫瘤惡化或死亡
Time to progression（TTP）	腫瘤惡化
Disease-free survival（DFS）	腫瘤復發或死亡
Time to treatment failure（TTF）	提早退出試驗

三、常用時間變數評估指標的意義

1. Overall survival（OS）

第三期癌症臨床試驗最常用的評估指標為 Overall survival（OS），這個評估指標將死亡定為事件，目的是觀察受試者從進入臨床試驗到死亡的時間。延長病患生命是癌症治療的首要目標，故此評估指標被認為最具代表臨床療效意義。法規單位通常要求以 OS 作為新藥上市療效確認臨床試驗（Confirmatory trial）之主要評估指標。由於 OS 觀察的事件是受試者死亡，收集的資料是受試者進入臨床試驗到死亡的時間，相較於需經過儀器、實驗室測量或專家評估判斷之評估指標，紀錄死亡日期是比較容易取得且無主觀空間，因此 OS 評估指標最大優點是客觀不易產生測量偏差，對於某些必須採取開放性（Open label）設計的癌症臨床試驗特別有用。OS 的缺點是觀測時間必須夠長，試驗人數必須夠多，才觀測的到足夠的死亡事件，也才具有足夠的檢定力。以 OS 為主要評估指標之臨床試驗通常是很大的投資，如果沒有較小規模的探索性或第

二期臨床試驗顯示藥物具有一定之療效，一般而言廠商不會輕易進入以 OS 作為評估指標的療效確認性臨床試驗。

2. Progression-free survival（PFS）及 Disease-free survival（DFS）

比起以 OS 為主要評估指標之大規模臨床試驗，將事件定為「腫瘤惡化」發生之研究設計，則是規模較小的臨床試驗，觀察腫瘤惡化的所需的時間較觀察死亡來得短，所需之受試者樣本數也較少。然而「腫瘤惡化」是否發生必須經由人為判讀，因此不如觀察「死亡」來的客觀，故此類試驗大都採雙盲設計，且嚴格定義判斷腫瘤惡化的標準，如 RECIST 規範（RECIST：http://ctep.cancer.gov/forms/TherasseRECISTJNCI.pdf）。最好集中統一判讀腫瘤是否惡化，以免發生個別試驗中心之判讀偏差。這類以發生「腫瘤惡化」為觀察事件的評估指標常用的有 Progression-free survival（PFS）和 Time to progression（TTP），這兩個評估指標定義稍有不同（見上表），PFS 定義的事件包括「腫瘤惡化」和「死亡」，以 PFS 為評估指標的臨床試驗，觀察受試者從進入試驗到腫瘤發生惡化或死亡的時間長度，受試者只要「腫瘤惡化」或「死亡」二者其一先發生，則達到研究的終點，此一觀察時間長度即是試驗所要收集分析的數據；而 TTP 定義的事件僅有「腫瘤惡化」，不包括「死亡」，若受試者尚未發生「腫瘤惡化」就已先「死亡」，則此位受試者再也觀察不到「腫瘤惡化」，他所提供的資料是不完整的 TTP 時間資料，統計上稱為設限「Censoring」，詳見下節介紹。

3. Disease-free survival（DFS）

時間變數評估指標除上述三種外，還有 Disease-free survival（DFS），這個指標所定義之事件為「腫瘤復發或死亡」，選用時機常是在治療後大部分受試者可以達到完全緩解（Complete response）之疾病，因此「復發時間」具有臨床療效代表之意義。

4. Time to treatment failure（TTF）

Time to treatment failure（TTF）這個指標所定義之事件為「退出試驗」，由於退出試驗的原因可能包含療效、毒性、安全性……等，不單單展現藥物療效，故不建議用於療效確認性試驗。

四、何謂「設限（Censoring）」？

以時間變數為評估指標的臨床試驗裡，都會看到「Censoring」這個字，中文譯為「設限」，不論是英文的「Censoring」或中文的「設限」都很難望文生義。「Censoring」代表的意義是，受試者在事件發生前就已觀察不到（可能是提早離開試驗或試驗結束時事件尚未發生），以致該名受試者無法取得進入試驗至事件發生時的時間長度數據資料，而該受試者所能取得的時間長度資料被限制在事件發生前。相較於試驗期間可以觀察到事件發生、可以收集到進入試驗至事件發生時間長度的數據資料，這種不完整的時間長度數據資料就稱為設限資料。可能產生設限資料的原因有提早退出試驗、失去聯絡、死亡（假使死亡不是觀察事件）……等，臨床試驗計畫書需詳細定義設限條件。發生設限（如提早退出試驗、失去聯絡）的受試者，雖然尚未觀測到事件發生，但從進入試驗到發生設限的時間長度即為該受試者僅能收集到的時間長度數據，此時間長度稱為設限時間（Censoring time）。例如要觀察的事件為死亡，若受試者進入試驗 20 天尚未死亡就退出試驗，那他發生死亡的時間（即存活時間）顯然大於 20 天，試驗期間記錄到的 20 天則為此受試者提供的設限時間。雖然無法觀察到他實際的存活時間，但這樣的資料也提供了一個資訊：存活時間大於 20 天。比起直接刪除這種不完整資料，把設限時間納入統計分析能提供更多的資訊，推論的結果也更能貼近事實，因此存活分析將設限概念帶入計算模式中，而設限概念也可說是存活分析裡針對遺失值（Missing data）的處理方法。

下圖舉例說明設限的情況，假設某一臨床試驗由 2000 年 1 月 1 日開始進行試驗，至 2003 年 12 月 31 日結束試驗，評估指標為 OS，觀察的事件為死亡，第一、四位受試者進入試驗後一段時間發生死亡（D=Dead），則這兩位受試者均觀測到完整的存活時間，而第二、三位受試者未發生死亡即失去聯絡（L=Lost to follow-up），第五位受試者在試驗結束時仍未發生死亡（W=Withdrawn alive），則這三位受試者在試驗裡觀察到的時間就是設限時間。

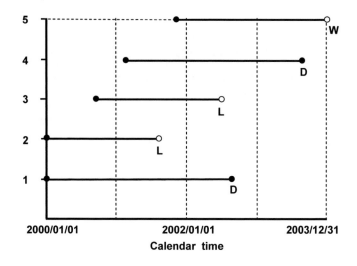

五、時間變數的優點

　　時間變數看似複雜，所用之存活分析亦是困難，然而時間變數比起一般
變數的優點在於時間變數可看到時間的變化。舉例來說，若觀察兩組治療組
OS 之臨床試驗，OS 可以看出兩組治療組存活曲線的表現，這個曲線隱含時
間的意義，可以觀察到存活率（或死亡率）隨時間之改變情況。進行時間變
數統計檢定時（如 Log-rank test），並非檢定固定一個時間點時兩組存活率之
差別，而是檢定兩條存活曲線之差別。當然，建立出存活時間模式（Survival
function）後，即可求出單一時間點之存活率（或死亡率），如要做固定一個
時間點兩組存活率之檢定亦可。因此，以時間變數為評估指標之臨床試驗包
含更多的資訊，所得之結論也較具說服力。

六、結語

　　時間變數評估指標當然不只本文所提之五種，還有研究腫瘤呈某一狀態持續的時間，如維持 Complete response、Partial response 或 Stable 的時間，隨著疾病狀況之不同、有興趣研究的事件不同或與疾病關聯性之最新研究都可能提出不同之評估指標。然而欲研究的「事件」是否具有臨床價值則需專業的臨床醫師判斷，因此統計人必須與臨床醫師密切配合，方能設計出具科學理論與臨床價值之試驗。

　　（本文曾刊載於醫界聯盟臨床試驗中英文季刊 2006）

癌症藥物第三期臨床試驗簡介

林勇良

一、前言

　　當今癌症已成醫學之重要課題，由於癌症種類繁多，例如鼻咽癌、乳癌、肺癌、胃癌及腎癌等，不同的適應症，第三期（Phase III）臨床試驗的設計會有不同考量，包括所選取之療效指標、納入條件、治療時間、評估方法等，均可能因擬治療之病患及癌症種類而有所不同。因此，執行與審核臨床試驗，有不同之要點必須注意。本文乃筆者根據當今先進國家法規及藥品臨床試驗之內容予以整理，希望對有志從事癌症藥物臨床試驗之人士有所助益。

二、試驗目的

　　一般而言，癌症用藥第三期臨床試驗之試驗目的常為確立第二期臨床試驗之抗癌活性，包括其對此癌症之療效及安全性。就試驗目的而言，抗癌用藥之試驗目的與其他用藥並無不同。然為達到此試驗目的，其運用之手段可能與其他試驗不同。例如為達到證實療效之目的，選取之指標常比其他試驗更客觀，更具臨床意義，臨床試驗執行的時間，常較其他種類臨床試驗更長，評估方法雖大同小異，卻更注重與時間之關係，因此雖然試驗目的類似，其實際上之要求卻較嚴謹。

三、療效指標

　　抗癌用藥第三期臨床試驗之療效指標，常為客觀之指標，包括 Progression-free/recurrence-free/Relapse-free survival 或 Overall survival 等。另外，腫瘤反應率及病患生活品質亦常作為輔助之指標。因為癌症藥物臨床試驗常須證明病患接受治療後有較長之存活期，有異於高血壓等臨床試驗證明可降低某臨床相關項目改善即可，因此對指標之選取，較為嚴格。一般而言，Overall survival 因較 Progression-free/Recurrence-free/Relapse-free survival 更客觀，比較不易受到試驗醫師或廠商主觀認定不同的影響。例如後者之認定，可因試驗數據判讀者的不同，而使 Progression-free/Recurrence-free/Relapse-free survival 產生不同的判讀結果。因此，為避免主觀因素影響試驗結果判讀，癌症藥物臨床試驗在選取療效指標時，常須作上述之考量。

　　選擇療效指標時，應注意其與臨床之相關性，特別須注意與時間之關聯性。詳言之，如果是以腫瘤反應率為主要療效指標，必須有其他證據輔助支持其臨床意義。因為腫瘤反應率所提供之證據，僅是某一時間點對藥物有反應之病患比例，並未將病患存活時間列入比較之對象，所提供之證據強度比起存活而言較弱。例如，於臨床試驗中，若證明試驗藥物較傳統治療，於一年時有較高之腫瘤反應率，然過了一年之評估點，兩組病患皆快速死亡，則一年時之較佳腫瘤反應率，有何意義？而且，腫瘤反應率較為主觀，容易因不同之判讀而有不同之結果，因此，指標之選取，須客觀、具臨床相關性且具時間關聯性。

四、安全性評估

　　抗癌藥物一般而言毒性較大，因此臨床試驗對藥物安全性的要求也相對較高，包括急性毒性之評估，亞急性、慢性、累積毒性之評估，藥物交互作用之評估等，都必須注意。倘若毒性太大，將導致病患無法承受治療之副作用，使此藥無法用於治療病患。在評估毒性資料時，須特別注意已於人類發

生之副作用，例如第一期及第二期之副作用、其嚴重程度與劑量之關係、是否副作用為可逆反應、是否毒性大於可能之療效等重點，以判斷臨床試驗之合理性。

五、對照組選擇

抗癌藥物臨床試驗一般而言不採用安慰劑對照，因為讓癌症病患接受無療效之安慰劑有道德上之顧慮。因此，臨床試驗常採用當今之標準治療，例如已上市之被核准用於這類癌症之藥物。若無標準治療可供選擇，則常以文獻上常用之治療方法當作對照組，這類治療方法雖然尚未取得用於治療該癌症之適應症，然由於已經有許多的醫學研究證實有部分療效，因此可以作為對照組。但是，因為治療癌症常常需要數種藥物合併投予，且常有多種治療方法，選擇對照組時，應選擇較為醫師們普遍接受之 Regimen，而非任意選擇一種療效不佳之 Regimen。若無法確立何者為合適之治療，可諮詢法規單位，徵詢其意見。

六、納入條件

抗癌藥物第三期臨床試驗一般須於納入條件明定預治療之疾病特徵，此特徵應符合醫學界對此一癌症診斷標準，而且必須載明預收納病患之疾病嚴重程度。抗癌藥物之臨床試驗之受試者，通常選擇無法以標準治療治療之病患，因為若有標準治療不給予，而讓病患參加臨床試驗，接受療效未確定之藥物，有道德上之顧慮。因此，一般而言，癌症臨床試驗會載明收納無法治療之病患，或是經標準治療無反應者。除此之外，納入條件必須載明預收納病患之身體狀況，及重要器官肝、腎、心臟及呼吸系統功能之要求。前者可為 WHO performance status 或是其他常用之量表，器官功能部分則須列出各種器官可接受之最低功能標準。例如，一般會將肝功能規定為：至少 GOT

及 GPT 小於或等於 3 倍正常值之下；腎功能則為要求血清 Creatinine 小於或等於 1.5 倍正常值之下；血液系統之要求為白血球須大於或等於 1.5 × 10^9/L、血色素大於或等於 9 g/L、血小板大於或等於 100×10^9。因為癌症藥物毒性較大，若無相當程度之器官功能，病患恐怕無法承受治療之副作用。

七、療效評估

　　癌症藥物臨床試驗療效之評估，須依據選用之療效指標，採用不同之評估方法。例如：若選擇 Survival 為療效指標，則常用之評估方法為 Time to event 之統計方法；若為腫瘤反應，則使用 rate 之統計方法。而且，療效評估時，腫瘤反應一般以 RECIST 或 WHO criteria 為之，若是採取症狀改善或是生活品質為療效指標，亦須採取已經證實信度與效度之量表，以增加療效評估之可信度。

八、劑量調整

　　癌症臨床試驗常須有完善之劑量調整計畫，因為癌症藥物毒性大，治療期間發生嚴重白血球低下、血小板降低、貧血、神經病變等嚴重副作用之可能性高，所以臨床試驗一般必須載明，當發生何種程度毒性反應時，劑量要如何調整，以保護病患不會發生無法回覆之毒性反應。劑量調整計畫通常須依照毒性及時間長短有不同之規定，毒性越大、時間越長，所需降低之劑量就越多，等待病患恢復的時間也越長。

九、停止治療

癌症藥物臨床試驗會載明，何種情況下病患會暫時停止接受藥物治療。主要理由是當病患發生了例如 Grade 4 白血球低下、Grade 3 及 Grade 4 肝功能異常、Grade 4 血小板低下等重要不良反應時，若再給予癌症藥物，可能會使病患暴露於嚴重不良反應風險中。為了讓病患有機會從副作用中恢復，臨床試驗用藥暫時停止給予為標準做法，待預定之指標恢復到預先設定之標準後，再繼續給予藥物。

十、臨床試驗應提供之資料

癌症藥物臨床試驗與其他藥物第三期臨床試驗類似，試驗結束後須提供足以回答下列問題之數據，包括藥物在此癌症病患之療效、累積毒性、未預期副作用、與現行標準療法之療效與安全性之比較，以支持取得上市核可。

十一、結語

癌症臨床試驗在當今臨床試驗所佔重要性越來越大，各國藥廠莫不將大筆人力物力投注於此類臨床試驗上，因此執行一符合科學要求以回答關鍵問題之臨床試驗，為從事癌症藥物臨床試驗者最重要之目標。簡而言之，符合科學之癌症藥物臨床試驗，必須選取客觀療效指標、納入合適受試者、排除有安全顧慮受試者、選取合適對照組、選取有效與安全之劑量及採用正確分析方法之臨床試驗，唯有如此，產生之證據，方足以證明此藥治療該癌症之正當性。

（本文曾刊載於醫界聯盟臨床試驗中英文季刊 2006）

新藥研發所需注意的肝毒性問題

廖宗志

一、前言

　　肝細胞傷害是藥物造成肝毒性的主要機轉之一，判斷有無肝細胞傷害最簡單的方法是：檢驗細胞內酵素（Aminotransferase，以 ALT 作代表）是否從肝細胞內滲漏至血液。另外，造成肝毒性的表現尚有膽汁滯留（Cholestasis）。這類的傷害通常是可逆的，同時也較不會導致死亡，不過也有例外如 Benoxaprofen。但若是發生肝細胞傷害同時合併膽紅素（Total bilirubin）上升，則代表藥物可能已對肝臟產生嚴重毒性。肝毒性問題是上市藥物下架的最主要原因。因此，如何在上市前，評估藥物是否具有明顯嚴重肝毒性（Severe drug induce liver injury），是保障用藥安全的重大議題。本文擬就這個議題提出探討，另本文對明顯嚴重肝毒性藥物的定義為：服用藥物後造成死亡或需肝移植的機會大於一萬分之一。

二、篩檢新藥是否具明顯嚴重肝毒性的方法

　　由於藥物是否有明顯嚴重肝毒性是新藥研發成不成功的關鍵之一。因此，法規單位或是廠商莫不努力尋找，在臨床試驗階段可篩檢出藥物是否有明顯嚴重肝毒性的方法。藥物引起肝傷害的病理切片，具多樣性且少有專一性。因此，病理切片檢查對於判斷藥物是否具肝毒性幫助不大。所幸，近幾年來新藥臨床試驗蓬勃發展，整理累積的經驗發現：可以在臨床試驗階段篩檢，藉由綜合臨床症狀、實驗室數據變化、有無喝酒、是否感染 A，B，

C 肝炎、有無自體免疫疾病、有無右心衰竭等資料，來判斷藥物是否具肝毒性。

　　一般而言，總受試者（含對照組及試驗組）人數規模在 1,000 人至 3,000 人左右的新藥研發臨床試驗，只能發現劇毒類的肝毒性藥物。劇毒類的肝毒性藥物，通常只要劑量夠大，對每個人都會產生肝傷害。這類的化學物質，往往在動物試驗時就會被發現其肝毒性，因此很少有機會進入臨床試驗。但是，那些只會在特定人士產生明顯嚴重肝毒性且不具劑量反應關析的藥物，就很難在動物試驗時被發現其肝毒性。因此，有很大的機會進入臨床試驗。所以，如何從臨床試驗資料中，分析出藥物是否具明顯嚴重肝毒性，就事關重大。

　　臨床試驗常可發現受試者有輕微的肝功能異常（大於正常上限，但小於 3 倍），這對藥物是否具有明顯嚴重肝毒性的判斷幫助不大。因為，高度肝毒性及低度肝毒性藥物都會可能引起輕微的肝功能異常。較具篩檢意義的指標是：肝功能異常大於 3 倍、有無合併其他實驗室數值異常（如膽紅素上升）、發燒、皮疹（Skin rash）、嗜伊性（Eeosinophilia）白血球上升等等。

　　常用於篩檢藥物是否有明顯嚴重肝毒性的實驗室數值異常有：1.試驗組受試者血液中 ALT 上升超過 3 或 5 倍以上的比率。2.試驗組受試者血液中 ALT 上升超過 10 或 20 倍以上的比率。3.ALT 和總膽紅素是否合併上升。這 3 項指標的意義敘述如下：一般而言，若藥物上市後會出現明顯嚴重肝毒性，則在臨床試驗階段，試驗組幾乎都會出現 ALT 上升超過 3 倍正常值上限的比率比對照組高。但若干藥物不具明顯嚴重肝毒性藥物，也可能會在臨床試驗階段，出現此現象。因此，這項指標具有高敏感度但特異度低。第二項指標如同第一項指標也是敏感度高，但同樣若干不具明顯嚴重肝毒性藥物，也可能會在臨床試驗階段出現，試驗組受試者血液中 ALT 上升超過 10 或 20 倍以上的比率比對照組高。因此，此指標特異度也不高，但比第一項指標好。第三項指標則最具篩檢意義，因為這代表肝細胞受損相當嚴重，以致喪失處理膽紅素的能力。出現這樣警訊的受試者，死亡率可高達 10-15 ％。因此，在新藥臨床試驗中，最重要的觀察指標就是：相對於對照組，試驗組是否有較高的比例出現 ALT 上升大於 3 倍、膽紅素≧2 倍，且沒有其它可解

釋此現象的疾病（如 A、B、C 型肝炎，酒精性肝炎等）。在臨床試驗中出現一個符合第三項指標定義的個案，即需十分注意試驗藥物是否屬明顯嚴重肝毒性藥物；若出現二個案例，則試驗藥物屬明顯嚴重肝毒性藥物的機率就十分高。

　　另外，可以利用下述方法簡單計算，研究試驗藥物是否屬明顯嚴重肝毒性藥物（造成死亡或需肝移植的機會大於 1/10,000）所需之總受試人數。從以往經驗知道出現 ALT 上升大於 3 倍、膽紅素≥ 2 倍的受試者，有 10%的機率會導致死亡或需肝移植。因此，若試驗藥物出現 ALT 上升大於 3 倍、膽紅素≥2 倍的機率高於千分之一，則可懷疑試驗藥物屬明顯嚴重肝毒性藥物。依統計學原理，如果服用試驗藥物的受試者人數大於 3,000 人，且未發現任何一位受試者出現 ALT 上升大於 3 倍、膽紅素≥ 2 倍的異常，那麼試驗藥物屬明顯嚴重肝毒性藥物的機率就在 5％以下。

　　綜合上述可知，法規單位或是廠商有方法從臨床試驗的資料中，評估試驗藥物是否具有明顯嚴重的肝毒性。首先，集中所有臨床試驗個案的資料。再來列出：1.ALT 上升大於 3、5、10 及 20 倍的比率。2.膽紅素上升大於 1.5、2 倍的比率。3.ALT 上升大於 3 倍、膽紅素上升大於 2 倍的個案。4.可能因肝毒性中斷治療或死亡的個案。接著比較試驗組與對照組在 1、2 項比率的差異。若 1、2 項的比率顯示試驗藥物明顯比對照組高，那就要懷疑試驗藥物是否具有明顯嚴重肝毒性。此時，需仔細分析所有臨床試驗個案的資料，看是否有無符合 3、4 項定義的個案。若有，則每個個案都應拿出來逐一檢視，評估肝功能異常變化與時間的關係、危險因子、疾病史、有無其他臨床症狀等。另外，就算是無符合 3、4 項定義的個案，也要考慮總受試者的人數是否足夠。若試驗藥物在 1、2 項的比率明顯偏高，則曾服用試驗藥物之總受試者人數，至少需 3,000 人（視不同個案情況，有時需比 3,000 人更多）才能判斷試驗藥物是否具有明顯嚴重肝毒性。當然只要出現任何一個符合 3、4 項定義的個案，都是嚴重的警訊，都要懷疑試驗藥物是否具有明顯嚴重肝毒性，並深入探究出現此異常之真正原因。

三、以 Ximelagatran 為例

Ximelagatran（商品名 Exanta®）原可望成為瑞典英國合資制藥企業阿斯利康公司（Astra Zeneca）的明星產品：世界上第一個取代 Wafarin 的口服抗凝血抑制劑。但由於 Exanta® 在臨床試驗中出現受試者肝臟嚴重傷害的案例，因此本藥品一直未獲得美國 FDA 核准，也導致阿斯利康公司最後停止 Exanta® 的開發工作。

Exanta® 在研發的過程中，總共執行了 82 個臨床試驗（含 70 個 Phase I trials、5 個 Pivotal trials），總受試人數為 30,698 人，其中 17,593 人曾至少服用過一次 Ximelagatran、5,024 人至少服用半年、3,509 人至少服用 1 年。在 Exanta® 平均用藥期間為 8 天、適應症為預防膝關節置換術後靜脈栓塞形成的短期臨床試驗發現：雖然高劑量組（36 mg bid）ALT 升高的機率比低劑量組（24 mg bid）或 warfarin 組高（2.1 % 比 1.4 %、1.3-1.5 %），但無論那一組都未有因肝毒性致死病例。可是，在長期服用 Exanta®（6,931 人、劑量 20-60 mg、使用中位數 370 天）的臨床試驗卻發現：使用超過 35 天後，ALT 上升超過 3 倍上限的受試者，試驗組明顯超過對照組（6-13 % 比 0-2 %、平均 7.6 % 比 1.1 %），顯現 Exanta® 可能具肝毒性。另外，服用 Exanta 後肝功能異常出現的模式相似，大部分 ALT 上升出現在第 2 至第 6 個月間，多數案例（95%）無論是停藥或繼續服藥，肝功能都會回復正常。再者，18 位曾因肝功能異常而停藥的受試者，再次服用 Exanta® 後，其中 2 人肝功能又再度異常。還有一個有趣的發現，亞洲人服用 Exanta® 後，似乎比較不會引起肝功能異常（p=0.0038）。分析 ALT 上升大於上限 3 倍、膽紅素上升大於等於上限 2 倍，這一個更有意義的指標發現：在 Exanta® 組這個異常出現的比率為 0.53 %（37/6,948）、在對照組為 0.08 %（5/6,230）。意即約 200 名服用 Exanta® 的病患，會有 1 名出現 ALT 上升大於上限的 3 倍、膽紅素上升大於上限的 2 倍的危險訊號。依此推測，長期服用 Exanta® 後，每 2000 人可能會有 1 人出現嚴重到可能致死或需移植的肝傷害。據此可知 Exanta® 肝毒性太大，不可能長期使用於預防血栓形成。至於 Exanta® 短期使用於膝關節置換術後預防靜脈栓塞形成是否適當？雖然 Exanta® 的肝毒性主要出現在用藥

1 個月後，但從臨床試驗仍可看出一些值得注意的線索。例如：短期服用高劑量組 ALT 升高大於上限 3 倍的機率比低劑量組或 Warfarin 組高；在長期服用 Exanta®出現 ALT 上升大於上限 3 倍、膽紅素上升大於上限 2 倍的 37 名病患中，有 6 人在第 1 個月即出 ALT 大於 3 倍上限。因此，短期使用Exanta®是否不具明顯嚴重肝毒性，需要更多的臨床試驗資料來檢驗。

四、結語

　　雖然我們對藥物造成肝毒性的機轉，所知仍然有限。但從以往臨床試驗及藥品上市後安全監測的經驗，已發現到一些警訊，如：ALT 上升大於 3 倍以上的比率、膽紅素上升大於 1.5 倍以上的比率、ALT 上升大於 3 倍且膽紅素上升大於 2 倍的個案、可能因肝毒性中斷治療或死亡的個案等。這些警訊，對於判斷研發中的新藥是否有明顯嚴重肝毒性，極具參考價值。

　　（本文曾刊載於醫界聯盟臨床試驗中英文季刊 2007）

抗憂鬱藥品之臨床考量重點

林志六

一、前言

　　本考量重點之原始製作目的，在提供醫藥品查驗中心醫事審查員審查抗憂鬱類藥品之查驗登記案或臨床試驗計劃時之參考，本來只是做為內部教育訓練之用。但是審查者之內心想法，無可避免的將投射到案件之核准與否，實質上會影響到申請者權益，因此，對外界揭露深藏內心之審查尺度，以及審查時所關注之重點，對於維護申請者權益，避免審查者專斷，達成行政透明化，誠屬重要且必要之措施。這點可從行政透明度高之歐美國家投注大量人力物力，將各種審查標準或參考要點明文化，並公諸於世，可獲得印證。

　　以下將以抗憂鬱藥品為例，解說查驗中心審查申請案時，如何著手展開審查，評估資料時會關注哪些問題，以及整體之思考流程。

二、基本態度
——須先了解藥理毒理藥動及現行療法等資訊

　　首先，審查員會先了解該藥品之擬治療疾病有哪些現行療法，以及其效用和安全性重點如何。接下來須看看該藥品之藥理學和毒理學提供了哪些治療理論依據，和動物試驗所曾經呈現的毒性反應和哪些器官可能最容易發生毒性。另外，還要看看藥動學資料是否能合理解釋與擬治療疾病之關係（例如：若藥品作用部位在腦部細胞，則能否穿透腦血管屏障，以及腦部濃度是否足夠，將會是審查的重點），以及藥物投與方式、間隔是否合理（例如半

衰期只有 1 小時，卻每日服用一次，需了解其理由）。總之，重點在於審查時必須同時具備全面觀以及微觀，不僅在個別審查重點需深入檢驗數據之意義，還須以全面觀串聯藥品研發階段所有資訊，相互印證以確實獲得藥物性質之全貌。

　　以重鬱症藥品之審查為例，經過搜尋文獻及教科書並徵詢臨床醫師，歸納出目前常用之重鬱症治療藥品主要有三類：三環抗憂鬱劑（TCA）、選擇性血清素回收抑制劑（SSRI）、血清素及正腎上腺素回收抑制劑（SNRI）。其他較次要的藥品還有四環抗憂鬱劑、MAOI 類、Serotonin inhibitor 等。由於不同藥理機轉的藥品可能有相異的療效及副作用，審查重點可能不完全相同，因此必須先釐清該藥品之藥理分類，並進一步了解其所屬類別之特別效應（Class effect），尤其是同類別之重要不良反應，須特別注意。

三、樞紐試驗之設計要求

　　試驗設計之良莠會影響試驗結論之信度及效度，尤其是第三期確認性試驗更需要慎重檢驗其試驗設計產生偏差之可能性。以抗憂鬱劑之臨床試驗為例，由於具有較明顯的安慰劑效應（Placebo effect），而且試驗結果之一致性也可能較差，因此樞紐試驗之設計除了隨機雙盲等基本要求外，最好能包括下列幾項，以減少偏差：

1. 三軸設計（3-arm）。急性期治療最好採用三軸設計，除了試驗組、安慰劑組外，最好以常用之已上市抗憂鬱劑作為有效對照組。維持性治療（Maintenance therapy）一般採用常用之已上市抗憂鬱劑為對照組。
2. 試驗期間。以治療急性期症狀為目的之試驗，治療期一般訂為六週，若藥品達到治療效果的速度較快，則可以適度縮短，以維護安慰劑組之權益。以觀察復發率為目的之維持性治療一般以治療六個月為原則。

　　一般而言，不同藥品及適應症之試驗設計會有不同之考量，部分相關資訊可以在美國 FDA 及歐盟 EMEA 之網站找到，另外，我國衛生署在民國

91 年之前也曾委請專家學者撰寫過一些基準，也具有參考價值。至於沒有國內外法規單位指引可以參考的試驗，則可根據目前同類臨床試驗之執行現況（可從 ClinicalTrials.gov 上去搜尋，再加以整理歸納），綜合各專科醫學界對於疾病診斷、治療、處置之指引，以及著名期刊所刊載文獻和教科書之內容，自行認定合理之標準。重點在於自行認定之標準必須透過同儕專業討論（醫事審查員會議），以及接受外部檢驗（包括發表於專業醫學會，及舉辦研討會等），避免流於專斷。

下表為現行常用之抗憂鬱劑，仿單上所記載之樞紐試驗的設計摘要：

	Acute treatment	Maintenance therapy
Fluoxetine（Prozac）	6-week Placebo-controlled HAMD-total score change Responder (HAMD improved ≧50%) Remission (HAMD≦8)	Firstly, 12-week treatment to HAMD≦7 in the last 3 weeks Then 38-week maintenance treatment Relapse rate (MDD symptoms for 2-week, HAMD≧17 for 3-week)
Paroxetine（Paxil）	12-week Placebo-controlled,flexible dose HAMD-total score change HAMD-depression mood item CGI-S	Firstly, 8-week treatment to HAMD<8 1-year maintenance treatment. Relapse rate
Mirtazapine（Remeron）	6-week Placebo-controlled, dose titration HAMD-21 HAMD-depression mood item CGI-S MADRS HAMD-anxiety/somatization item HAMD-sleep disturbance item	Firstly, 8-12-week treatment to HAMD17≦8 and CGI-I 1-2 40-week maintenance treatment Relapse rate

	6-week x4 (2 fixed multi-dose, 2 titration) 4-week x1 (High dose) Placebo-controlled Succeed in at least 2 of 3 measures: 　　HAMD-total 　　HAMD-depression mood item 　　CGI-S	Firstly, 8-week treatment to HAMD≦10 and CGI-S≦3 26-week maintenance treatment Relapse rate (either: 1.MDD symptoms and CGI-S≧4; 2. CGI-S≧4 for 2 consecutive visits; 3. Withdrawal patient with CGI-S≧4)
Venlafaxine（Effexor）		
Duloxetine	9-week x2 8-week x1 Placebo-controlled HAMD-17 Remission (HAMD≦7) Response (HAMD improved ≧50%) MADRS CGI-S HAMD-somatic-general item Pain by VAS QLD-S (Quality of Life Scale)	Firstly, 12-week treatment to HAMD≦9 and CGI-S≦2 26-week maintenance treatment Relapse rate (CGI-S increased 2 and MDD symptoms reappearance for 2 consecutive visits) Time to relapse

四、常用之療效評估指標：

　　療效指標實質上亦屬於試驗設計之一部分，評估方法基本上和前述並無不同。但由於確認性試驗之重要性，審查員必須深入了解各種療效指標所代表之臨床意義，如此才能確實評估試驗數值所呈現之意義。抗鬱症藥品之樞紐試驗中，最常用的主要療效指標為 HAMD-17，而為了更清楚了解 HAMD-17 分數改變量之臨床意義，一般會加上 Responder rate（通常定 HAMD-17 score 改善 50％為 responder）及 remission rate（通常定為 HAMD-17 score≦7）作為次要療效指標。其他常用的指標有 MADRS（Montgomery &

Asberg Depression Rating Scale）、CGI-S（Clinical Global Impression-Severity）、
PGI-I（Patient Global Impression-Improvement）、QLD-S（Quality of Life Scale）
等。另外，針對藥品之特性，可能會加入特別之評估工具，例如 HAMA
（Hamilton Anxiety Rating Scale）、SSI（Somatic Symptom Inventory Scale）。
常見之療效評估指標，請參考下表：

HAMD-17	1. Depressed mood 0-4, 2. Feeling guilt 0-4, 3. Suicide 0-4, 4. Insomnia early 0-2, 5. Insomnia middle 0-2, 6. Insomnia late 0-2, 7. Work or activity 0-4, 8. Retardation 0-4, 9. Agitation 0-4, 10. anxiety-psychi 0-4, 11. Anxiety-somatic 0-4, 12. Somatic symptom/GI 0-2, 13. Somatic symptoms/general 0-2, 14. Genital symptoms 0-2, 15. Hypochondriasis 0-4, 16. Loss of weight 0-2, 17. Insight 0-2	Primary efficacy endpoints Total score 52 Mild: 8-13 Moderate: 14-18 Severe: 19-22 Very severe: ≧23
Response	50% improvement of HAMD score	Secondary efficacy endpoints
Remission	HAMD≦7 (or 8 in some studies)	Secondary efficacy endpoints
MADRS	10 items, 0-6 for each item 0 for not at all depressed to 60 for severely depressed	Secondary efficacy endpoints
CGI-S	1 for normal to 7 points for extremely depressed	Secondary efficacy endpoints
PGI-I	1 for very much better to 7 points for very much worse	Secondary efficacy endpoints
SSI	28 items, 1 for not at all to 5 points for a great deal for each item Originally 26-item, 2 items are added by Eli Lilly: pain in joints (item-27) and neck pain (item-28)	For Somatic symptoms assessment
QLDS	34 yes/no questions	For Quality of life evaluation

五、療效評估之注意要點

評估療效時，至少應注意下列幾點：

首先應先了解，該藥品整個發展流程中，總共作了哪些臨床試驗（包含各期的臨床試驗），各個試驗的目的是什麼，試驗結果如何。最好能列一清單，作概括性的整理，不能只注意樞紐試驗的結果。

其次需考量樞紐試驗之設計（隨機、盲性、對照組之選擇、療效評估指標）是否符合科學要求？試驗對象之診斷、嚴重度是否與未來臨床治療對象一致，是否足以代表未來使用族群？治療方法（劑量、投與方式）是否與仿單上記載之使用方法一致？試驗期間是否合理？

評估療效指標之結果時，不能只看主要療效指標有無統計意義（例如 p 值是否小於 0.05），必須同時看該數值之變化是否具有臨床意義，即 Effect size 是否足夠。例如治療前後 HAMD-17 score 改變量與安慰劑組相差 3 分（Least square mean change），必須評估該分數是否具有臨床意義。看 Effect size 時，必需同時評估組內差距（即同組內治療前後之差異值），及組間差異（尤其是治療組之治療前後改變量和安慰劑組之治療前後改變量之差）。同時，還要考量各組之基礎值是否相近，基礎值若差異太大，將不易評估改變量之意義。其次，次要療效指標的結果也要評估，看是否和主要療效評估之結果一致。另外，與該藥品所宣稱之優點有關之指標更要詳細評估，因為涉及仿單上是否能記載該項優點，例如某藥宣稱有減少 Somatic pain 之優點，則需特別看所選定相關指標之臨床意義及試驗結果。

若該藥品臨床使用時可能隨病情調整劑量，則必須有劑量反應關係（Dose response）之資料。該資料一般可以從第二期臨床試驗（劑量探索試驗）中獲知，但有時會出現在第三期臨床試驗。

評估療效時，建議思考下列幾個問題：

1. 這藥品究竟有沒有合理療效（急性治療及維持性治療）？有哪些資料支持其有效性？

2. 最低有效劑量為何？是否有劑量反應關係？如何增加劑量？多久增加一次？最大劑量多少？維持性治療之治療劑量為何？

3. 使用多久可以出現治療效果？最大效果何時出現？效果是否能持續？長期使用，效果會不會變差（Tolerance）？停藥時有沒有反彈現象（Rebound）？

4. 若宣稱某項優點，是否有資料佐證？

5. 與有效對照藥相較，治療效果如何？（此點一般以數字進行比較，因為統計上通常無差異）

六、安全性評估之注意要點

安全性評估一般可以區分為兩層次來討論，第一層次為耐受性之問題，第二層次為重大的安全性問題。

由於中樞神經作用的關係，抗憂鬱劑常出現噁心、嘔吐、口乾、便秘、尿滯留等 Anti-cholinergic effect，這類不良反應多半屬於耐受性問題，但少數嚴重者亦可能造成安全性問題。這類資訊一般可以從 AE profile 看出來。評估時須和安慰劑組及有效藥對照組作比較，所以一般可引用樞紐試驗之數據。

評估安全性時，應特別注意 Class effect。最好能和同類藥略作比較，才能了解風險的大小。

退出試驗的案例必須詳細評估其重要性，評估時應特別注意：因不良反應而退出者、及因療效不佳而退出者。

試驗中死亡的案例必須逐案評估，了解其與藥品之關聯性。

評估不良反應時應思考下列幾點：

1. 不良反應之態樣（AE profile）為何？有哪些常見的不良反應？

2. 有哪些重大的安全性問題？

3. 最常導致退出試驗的不良反應有哪些？

4. 不良反應何時開始出現？

5. 最高之發生率出現在何時？

6. 是否有耐受現象，是否隨使用時間而減少？

7. 是否有劑量關係？

8. 不良反應之種類及發生率和安慰劑及有效藥比較，是否可以接受？

　　一般而言，抗憂鬱劑至少必須評估下列重要不良反應的發生情形（可稱為 AE of special interest）：

1. 自殺

2. 癲癇

3. 躁症（Mania、Agitation）

4. 持續性高血壓（Sustained hypertension）

5. 肝功能異常（須區分嚴重度）

6. 性功能障礙

7. 對體重之影響

8. 停藥後之反應（Discontinuation-emergent adverse event）

　　下表為現行常用之抗憂鬱劑，仿單所記載之重要不良反應發生率：

	TCA	SSRI		Serotonin antagonist	SNRI	
	Imipramine (Tofanil)	Fluoxetine (Prozac)	Paroxetine (Paxil)	Mirtazapine	Venlafaxine	Duloxetine
Sedation (Anti-H1)	++++	+	++	+++	++	++
Anticholinergic	++++	+	+	++	++	++
Postural hypotension (Anti-alfa1)	++++	0	0	+	0	0

Agitation (serotogenic ?)	0	++	0	0	+	+
GI upset (serotogenic)	+	++	++	0	+++	+++
Seizure, convulsion		0.1-0.2%	0.1%	NA	0.26%	0.58%
Sexual dysfunction (serotogenic)	+	++	++	0	++	++
Sustained hypertension					+ 3-13%	+ 0.9-2.6%
Weight gain	+	+	+	++	0	0
Weight loss	0	+	+	0	+	+
Discontinue due to AE	33% 12%	20%	16%	11-19%	13.9%	

++++：>40%；+++：21-40%；++：5-20%；+：<5%；0：none；NA：not available

七、結語

　　進行審查工作時，首先要依重要性列出審查重點，然後針對每項審查重點建立審查標準，接著從申請者所提供之資料中過濾出可信的部份（此部份需統計專家協助），再拿這些資料比對預設之審查標準，看看是否能滿足該項標準。當每項審查重點都經過檢驗後，看看哪些已獲得滿足，哪些沒有達到標準，若關鍵性的審查重點都能滿足，申請案應該可以獲得核准。反之，若有部份審查重點未能通過驗證，則需看其重要性是否關鍵，依照其重要性之程度，可能做成不核准或附條件核准之決定。在進行上述思考驗證流程時，研究審查重點及各重點之核可標準是審查員的基礎課業，當各種重點及標準在審查者內部已逐漸形成共識，接下來必須對外揭露，尋求外部溝通，一方面也是防止閉門造俥的重要步驟。

　　本文內容是作者審查經驗之匯整，參考資料來源包括歐美等其他先進國家審查單位之審查指引、醫學文獻、已上市抗憂鬱藥品之仿單，以及查驗中心審查案件之書面報告。由於是個人經驗紀錄，難免存在知識不足所導致之偏差，而且醫學領域浩瀚、進步快速，閱讀本文時，請務必注意醫學知識之發展程度，作必要之調整修正。

　　（本文曾刊載於醫界聯盟臨床試驗中英文季刊 2007）

降血壓藥物之臨床審查注意事項

徐麗娟

一、前言

　　近年來，高血壓治療之目標與原則不斷在演進，例如早期之 JNC（The Fifth Report of the Joint National Committee on Prevention, Detection, Evaluation, and Treatment of High Blood Pressure, JNC 5）曾提及利尿劑雖有降血壓效果，然未能於長期臨床試驗中降低心血管疾病之罹病率或死亡率，JNC 6 report 則提及已有大型長期臨床試驗證實利尿劑或乙型交感神經阻斷劑（β-blockers）能降低心血管疾病之罹病率或死亡率，JNC 7 report 更建議雖然已有大型臨床試驗證實不同機轉之降血壓藥物如 Thiazide-type diuretics, Angiotension-converting enzyme inhibitors, Angiotension-receptor blockers, β-blockers 及長效型 Calcium channel blockers 皆能降低心血管疾病之罹病率或死亡率，然而因大型臨床試驗 ALLHAT（Anti-hypertensive and Lipid-Lowering Treatment to Prevent Heart Attack Trial）及將數十個大型臨床試驗 Meta-analysis 之結果（Health Outcomes Associated with Various Antihypertensive Therapies Used as First-Line Agents, JAMA May 21.2003-Vol 289, No.19 page 2534-2544）皆顯示 Thiazide-type diuretics 降低心血管疾病之效果不亞於其他機轉之降血壓藥物且似乎略勝一籌，因此 JNC 7 report 建議 Thiazide-type diuretics 單獨使用或合併其他機轉之降血壓藥物應為多數高血壓病人之第一線用藥，Thiazide-type diuretics 之重要性，不可同日而語，也印證醫學之進展日新月異。

二、高血壓嚴重程度之分類與治療準則

JNC 7（2003）之分類與治療準則如下：

BP classification	Systolic BP / diastolic BP mmHg	Lifestyle modification	Initial drug therapy
normal	SBP<120 and DBP <80	encourage	
prehypertension	SBP 120-139 or DBP 80-89	yes	Only for DM or chronic kidney disease to BP goal of less than 130/80mmHg
Stage 1 hypertension	SBP 140-159 or DBP 90-99	yes	Yes（BP goal of less than 140/90mmHg）
Stage 2 hypertension	SBP≧160 or DBP≧100	yes	Yes（most need 2-drug combination）

JNC 6（1997）之分類與治療準則如下：

BP classification	Systolic BP / diastolic BP mmHg	Follow-up recommended
optimal	SBP<120 and DBP <80	
normal	SBP<130 and DBP <85	Recheck in 2 years
High-normal	SBP 130-139 or DBP 85-89	Recheck in 1 year
Stage 1 hypertension	SBP 140-159 or DBP 90-99	Confirm in 2 months（advice lifestyle modification）
Stage 2 hypertension	SBP 160-179 or DBP 100-109	Evaluate or refer to source of care within 1 month
Stage 3 hypertension	SBP≧180 or DBP ≧110	Evaluate or refer to source of care immediately or within 1 week depending on clinical situation
Isolated systolic hypertension（European guidelines）	≧140 and<90	

2003 European Society of Hypertension-European Society of Cardiology guidelines for the management of arterial hypertension 之分類與 JNC 6 雷同，唯特別定義 isolated systolic hypertension 為 SBP≧140mmHg and DBP<90mmHg；將 Stage 1 hypertension 稱為 grade 1 or mild hypertension，將 Stage 2 hypertension 稱為 grade 2 or moderate hypertension，將 Stage 3 hypertension 稱為 grade 3 or severe hypertension。

三、藥理分類

已上市之降血壓藥物有 Diuretics、Anti-adrenergic agent（site of action：central, autonomic ganglia, nerve endings, α-receptors, β-receptors, α/β receptors）、Vasodilator、Angiotensin-converting enzyme inhibitor（ACEI）、Angiotensin receptors antagonist（ARB）、Calcium channel antagonist（CCB）等。不同機轉之降壓藥物有不同之禁忌及副作用（參見 Harrison's Principle of Internal Medicine 16th Edition, Table 230-8），審查藥物時可與同機轉之藥物作一比較。

四、試驗設計之要求

1. 主要受試族群

　　高血壓為一常見之慢性病，患者常合併冠狀動脈心臟病、高血脂病、糖尿病等慢性病，受試族群主要應為輕至中度本態性高血壓患者，最好能納入合併其他慢性病之患者，亦應有試驗探討對重度高血壓患者之療效及安全性。目前已知多種降血壓藥物之療效或安全性具有族群差異性（如 ACEI 之療效：Caucasian 較 Black 為佳），且老年人與年輕人對降壓藥物之反應亦不盡相同（如老年人對利尿劑之反應較年輕人為佳），因此同一試驗應同時納入男性及女性，老年人與年輕人，最好有

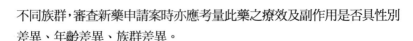

不同族群，審查新藥申請案時亦應考量此藥之療效及副作用是否具性別差異、年齡差異、族群差異。

2. 試驗設計

降血壓藥物為慢性病用藥，試驗設計應包含短期試驗（4-12 週）與長期試驗（6 個月以上）。短期試驗應為隨機、雙盲、安慰劑對照之設計，最好能排除已有 Target organ damage（heart, brain, eyes, vessels, kidney）或重度高血壓之病人；長期試驗因倫理因素，應採用活性對照組。短期試驗之設計可有下列幾種型式：

(1) Single fixed-dose vs. placebo

(2) Optional titration (based on response) vs. placebo

(3) Forced titration vs. placebo

(4) Fixed-dose, dose-response vs. placebo (can use forced titration to reach the randomly assigned fixed maintenance dose)

(5) Any of the above designs with an active control drug

長期試驗之主要目的在了解長期之療效及安全性，因此試驗之設計除了探討療效是否有遞減之情形，安全性方面更應評估低血壓、姿態性低血壓、心跳、首劑現象（First-dose phenomenon）、pro-ischemic effects、對其它器官之影響等（如 Hematology, blood chemistry, glucose, lipid, urine analysis, EKG, ophthalmological examination if needed），以及停藥後是否有 Withdrawal effects 及 Rebound phenomena 之現象。

此外，根據 ICH E1，降血壓藥物之臨床試驗至少應包括 1,500 人之使用經驗，其中 300 人-600 人至少服用 6 個月以上，100 人至少服用 1 年以上。

為了達到有效之血壓控制，降血壓藥物常需與不同機轉之降壓藥物併用，臨床試驗最好有與其他機轉藥物併用之療效及安全性資訊。

3. 療效評估指標

常用之療效評估指標為 Trough BP change from baseline，次要療效指標為 Response rate，臨床試驗中常用之 Response criteria 為收縮壓／

舒張壓小於 140/90 毫米汞柱，或收縮壓降低 20 毫米汞柱以上，或舒張壓降低 10 毫米汞柱以上。

五、其它注意要點

1. 應注意血壓之量測時間點、病人姿勢、量測方法、量測工具（Calibrated mercury sphygmomanometer is the standard）是否正確且嚴謹。
2. 通常於藥物研發階段，應於某些試驗探討 Ambulatory BP monitoring 量測之血壓值，可為輔助性之資訊。
3. 應特別注意 Dose-response study（Randomized, placebo-controlled, double-blinded, at least 3 dosages），以期找出最低有效劑量與最高建議劑量。
4. 為了避免藥效最高點及最低點之血壓值差異過大，造成病人不舒服，建議 Placebo subtracted trough/ peak 之值至少大於或等於 0.5。
5. 應注意何時開始有療效，何時達到 Peak effect。
6. 血壓降低已被視為降血壓藥物之有效療效指標，一般而言，降血壓藥上市前不須提出証明可降低心血管罹病率或整體死亡率之資料，但是核准新降血壓藥物前仍應注意有無跡象顯示對心血管罹病率或整體死亡率有不良影響。不過歐盟（EU）要求，如果沒有足以証明可降低心血管罹病率或整體死亡率之試驗資料，仿單應註明「Beneficial effects on mortality and cardiovascular morbidity are unknown」。

六、複方之審查原則

　　大型流行病學資訊顯示，超過一半以上之高血壓病人需要兩種以上之降血壓藥物才能控制血壓，因此目前已有多種不同機轉組合之複方降血壓藥物上市，如 ACE inhibitors and CCBs, ACE inhibitors and diuretics, ARBs and diuretics, β-blockers and diuretics, centrally acting drug and diuretic, diuretic and diuretic。不同機轉之組合應考量藥理機轉有無互補作用,是否為臨床上自由搭配（Free combination）時常用之兩種藥物?是否為臨床上禁忌搭配之藥物?是否有相同機轉之搭配已上市?

不同機轉組合之目的在增加療效或減少副作用,因此單方之療效及安全性應先得到證實,且複方之劑量應為臨床上自由搭配時常用之劑量。審查複方製劑時,應注意療效是否比單方好或副作用是否比單方少;只增加病人之順從性,目前不被認可為核准複方降血壓製劑之充分條件。

此外,依據所宣稱適應症為第一線或第二線之不同,試驗設計也不一樣。一般而言,聲稱第一線之複方降血壓藥物,其組成成分之起始劑量應較單方建議之最低有效劑量為低,目前台灣已上市之複方製劑多聲稱第二線。

七、各種藥物之降壓效果

以下參考 PDR（Physician Desk Reference）之資料,列出常用降血壓藥品之降壓效果:

Class	Drug	Trough SBP/DBP change （placebo corrected）mmHg
ACEI	Ramipril（2.5mg-10mg QD）	supine or standing 6/4
	Benazepril（20-80mg QD）	seated 6-12/4-7
	Quinapril（10-80mg daily）	5-11/3-7
	Perindopril（8-16 daily） Recommended dosage：2-16mg daily	Supine 9-15/5-6
ARB	Valsartan（80mg-320mg/day）	6-9/3-6
	Telmisartan（20-80mg/day）	6-13/6-8
	Teveten（600mg-1200mg/day）	Seated 5-10/3-6
	Irbesartan（150-300daily）	Seated 8-12/5-8

	Losartan（50-100mg once daily）	5.5-10.5/3.5-7.5
	Candesartan（8-32mg daily once daily）	8-12/4-8
CCB	Felodipine（2.5mg-10mg）	2.7-10.9/2.5-6
	Isradipine CR（5-20mg）	5.2-15.6/2.8-11.8
	Amlodipine（5-10mg once daily）	12-13/6-7
Combined α and β-blockers	Carvedilol（25-50mg/day）	seated 7.5-9/3.5-5.5
β-blockers	Metoprolol extended release（25mg-400mg）	6-8/4-7

八、結語

關於降血壓藥物之審查原則與臨床使用指引，先進國家已有許多文獻資料可供參考。此注意事項乃作者研讀先進國家降血壓藥物之原則與指導，加上審查降血壓藥物之臨床試驗與新藥查驗登記之心得，建議讀者閱讀之同時，最好也能參考以下之資訊，以期事半功倍：

1. Harrison's Principle of Internal Medicine 16th Edition, Chapter 230 Hypertensive Vascular Disease
2. The Seventh Report of the Joint National Committee on Prevention, Detection, Evaluation, and Treatment of High Blood Pressure, JAMA May 21.2003-Vol 289, No.19 page 2560-2572
3. 2003 European Society of Hypertension-European Society of Cardiology guidelines for the management of arterial hypertension, Journal of hypertension 2003; 21(6): 1011-53
4. Principles For Clinical Evaluation of New Antihypertensive Drugs Draft ICH Consensus Principle

5. Note For Guidance on Clinical Investigation of Medical Products in The Treatment of Hypertension CPMP/EWP/238/95 Rev.2 2004

6. Note For Guidance on Fixed Combination Medicinal Products CPMP/EWP/ 240/95

（本文曾刊載於醫界聯盟臨床試驗中英文季刊 2006）

降血壓複方藥物

徐麗娟

一、前言

　　高血壓為國人常見之慢性病，亦為心血管疾病之危險因子，控制血壓以降低心血管疾病為目前國內之重要健康議題，如採用美國 JNC 7 中關於高血壓之定義，即以收縮壓≧140 mmHg 或 舒張壓≧90 mmHg 或正在服用降血壓藥物為準，國人 15 歲以上人口的高血壓盛行率為 21.38%，男性為 24.9%，而女性則為 18.2%，且盛行率隨著年齡之增加而增加，以≧65 歲為例，盛行率高達 56.6%，然而高血壓自知率女性較男性為高，女性為 78.50%，男性為 58.54%，服藥率亦為女性較男性為高，分別為 64.33%及 47.15%；控制率不管男性女性皆不及三成，顯示高血壓控制的狀況並不好。美國在1999-2000 間之調查亦顯示美國人高血壓自知率為 70%，服藥率為 59%，控制率為 34%，與國人相近，因此高血壓之控制不理想，可能為先進國家共通之問題。

　　健康的生活型態及藥物治療為控制血壓之不二法門，生活型態之改變，包括維持正常體重，每減輕 10 公斤體重，收縮壓約可降低 5-20 mmHg；多吃水果蔬菜，少攝取飽和脂肪酸，收縮壓約可降低 8-14 mmHg；減少飲食中的鈉含量，即每日食鹽攝取量不超過 6 克，收縮壓約可降低 2-8 mmHg；保持規律運動，每日至少運動 30 分鐘，收縮壓約可降低 4-9 mmHg；不過度飲酒，收縮壓約可降低 2-4 mmHg；即便如此，多數之高血壓患者仍無法藉由改變生活型態將血壓控制在正常範圍，而需要藥物控制，且收縮壓≧160 mmHg 或舒張壓≧100 mmHg 常需要兩種以上之降壓藥物以控制血壓，本文將以法規單位之觀點說明理想複方降血壓藥物之條件及未來可能之進展。

二、複方降血壓藥物之臨床角色

複方藥物之定義為由兩種或兩種以上活性成份組成，以增加藥物之療效及安全性或病人服藥之順從性。二次大戰後因法規管理較寬鬆，有許多隨意合併兩種已上市藥物之複方製劑未經檢驗其臨床療效及安全性而上市，因此主流醫學界甚至知名之醫學期刊包括 New England Journal Medicine 及 JAMA 皆曾刊登反對複方製劑之文章，主要理由為剝奪醫師選擇不同藥物及不同劑量組合之權利，且因其療效未經證實，許多教授認為複方藥物為非常不好之藥物。後來美國藥物食品管理局對藥物之管理趨嚴，除了要求藥物之安全性，也要求藥物之有效性，因此對複方製劑明文規定應顯示任一單方對此複方之療效或安全性有貢獻且有相當之病人族群需併用這兩種藥物。

隨著時代進步，多種不同機轉之降血壓藥物陸續上市，醫師之臨床經驗顯示多數高血壓病人需併用兩種以上之降壓藥物以控制血壓於正常範圍。大型臨床試驗 ALLHAT（Antihypertensive and Lipid-Lowering Treatment to Prevent Heart Attack Trial）亦指出在輕中度高血壓患者，只有 60%服用單方藥物，血壓可得到控制，換言之，即使是輕中度高血壓患者，也有 40%需併用兩種以上之降壓藥物，遑論重度高血壓患者。歐洲心臟科學會於 2003 發表之高血壓治療準則曾提及起始治療用單方治療或複方藥物之優缺點，在這準則中建議考量病患之血壓值及有無併發症，起始治療用單方或低劑量之複方藥物皆是合理的選擇。

併用不同機轉之降壓藥物不僅在療效方面有加乘效果，其安全性亦較調高單方之副作用為低，因法規單位之嚴格把關，目前已上市之複方降血壓藥物不僅在藥動學反藥效學上有併用之合理性，最重要是有臨床試驗驗證複方之療效優於單方及安慰劑，且副作用不高於單方。目前已上市之組合包括 ACE inhibitors and CCBs, ACE inhibitors and diuretics, ARBs and diuretics, β-blockers and diuretics, centrally acting drug and diuretic, diuretic and diuretic。

三、複方降血壓藥物之臨床試驗

　　新複方製劑因有專利，其藥價不見得比處方兩種單方之藥價便宜，製藥公司在開發新複方時，除了有技術性之問題需解決以外，亦需提供臨床試驗驗證其療效和安全性。主張兩種藥物為臨床醫師常用之併用藥物目前無法為核准複方降血壓藥物之惟一依據。

　　目前國內上市之複方降血壓藥物之適應症多為第二線治療，即單方無法獲得有效控制時使用，不適用於起始治療，其所提供之臨床試驗有兩種，一種為單方使用控制不佳後，探討併用藥物之療效及安全性，通常為期八週，主要療效指標為舒張壓改善程度，次要療效指標為收縮壓改善程度、反應率、控制率等等。此試驗要能顯示併用藥物組比併用安慰劑組有更佳之療效且安全性可接受。另一種試驗設計為 factorial design，試驗之時間與療效指標之選擇與第一種試驗相同，唯納入之病人族群不同，factorial design 並不須要納入已經單方治療且控制不佳之病人，試驗之精神較符合第一線療法，此種試驗之優點在於同時可探討多種劑量之組合，其結果應顯示複方之療效優於單方及安慰劑，單方之療效亦優於安慰劑。

　　廠商執行臨床試驗時，常因種種原因，以 Free combination 來驗證複方藥物之療效，果為如此，廠商應執行 Free combination 和 Fixed combination 兩者間之生體相等性試驗，除非已有試驗顯示 Fixed combination 之療效，或考量藥動藥效之特性，顯示兩者未達生體相等性之標準，並不影響臨床療效及安全性，則符合目前既定之生體相等性之標準，為必備之條件。

　　併用兩種藥物時，探討藥物交互作用為必要之試驗，然在複方降血壓藥物中，如交互作用之程度不嚴重折損併用之療效及安全性，則可接受。

四、結語

　　雖然歐洲共同體藥物評審委員會（簡稱 EMEA）於 1996 年公佈之降血壓藥物臨床試驗準則（Guidance on clinical investigation of medical products in the treatment of hypertension, CPMP/EWP/238/95 Rev. 1)中曾建議複方降血壓藥物之適應症為第二線治療，若聲稱第一線治療，兩者之劑量應較單方建議之起始劑量為低（sub-therapeutic doses）。然而如上所述，考量許多中重度高血壓患者使用單方藥物可能緩不濟急，歐洲心臟科學會於 2003 發表之高血壓治療準則亦建議考量病患之血壓值及有無併發症，起始治療可用低劑量之複方藥物。為因應臨床需求，EMEA 已於去年公告第一線複方降血壓藥物臨床試驗草案，有鑑於國內高血壓治療之原則與歐美相同，國內之法規單位將追隨國際之腳步，並考量國內醫療現況，適度調整審核標準。

（本文曾刊載於醫界聯盟臨床試驗中英文季刊 2007）

藥品研發中生物標記之發展趨勢

林婉婷

一、前言

　　醫療產品研發的最終目的是希望能恢復病患健康、延長人類平均壽命及降低因疾病所導致之社會成本。儘管今日醫學已有許多突破性的療法出現，許多嚴重或危及生命的疾病仍然缺乏有效的治療；許多研發中的產品，更因為無法證實其安全性及有效性，或無法維持其量產後之優良品質而提早於上市前消失。從法規單位的角度觀察，美國食品藥物管理局（以下簡稱 FDA）認為現代化的產品研發過程（Critical path），必須將基因學、蛋白質學、組織工程學、造影學以及生物資訊學等創新科學領域，加入醫藥研發的過程，以幫助我們更準確的預測這些研發中產品的安全性與有效性，提高產品問世的機會。

二、生物標記之發展趨勢

　　生物標記（Biomarker）為疾病偵測及追蹤之重要工具，可應用於觀察臨床前或臨床試驗階段的產品安全性、診斷或評估疾病分期以及預測或觀察臨床反應。美國 FDA 依據公衛部門、諮議委員、審查員以及公共審議委員最受關切的議題，於 2006 年 3 月公佈「Critical Path Opportunity List」，彙整藥品研發過程的特定契機，包括 1.良好之評估工具、2.更有效率的臨床試驗、3.生物資訊之應用、4.二十一世紀之藥物製造、5.重大公衛需求產品以及 6.高風險之特定族群等六大主題。其中，「良好之評估工具」主題即著重於生物標記對於未來醫療研究的影響，依重點整理如下：

1. 生物標記之考量

確認一項生物標記時，美國FDA建議應有下列幾點條件需要考量：
(1) 此生物標記是否能支持研發中產品用於人類之安全性？
(2) 如何利用此生物標記選擇早期臨床試驗之劑量範圍？
(3) 如何有效利用此生物標記評估後續試驗之療效-劑量關聯性？
(4) 是否有足夠證據支持此生物標記可作為篩選患者進行臨床試驗之工具？
(5) 此生物標記應具有何種證據支持，才能作為一替代性療效評估指標？

2. 疾病與生物標記之發展

為促進疾病治療藥物之研發及上市，美國FDA提供具有生物標記需求之特定疾病，並分析其發展效益供研發單位參考（見表一）。

表一　疾病之生物標記發展與預期效益

疾病	鼓勵發展之生物標記	預期效益
氣喘	與患者治療長期預後相關之特定型態β adrenergic receptor	研究標的治療藥物，降低嚴重不良反應
妊娠	生育療法之生物標記	藥物研究階段或治療期間可提早評估療效
	早產治療之生物標記	降低試驗受試者不必要之風險，協助醫師評估最佳療程。
心血管疾病	藥物塗層心臟支架之替代療效指標（例如：以適當統計方法評估「減緩管徑狹窄」之療效）	促進長期療效之評估
	與動脈粥樣硬化發炎過程相關之生物標記	減少侵入性療效評估、加速藥物發展、區分高危險群患者

感染性疾病	預防性疫苗之替代療效指標、C 型肝炎進行性指標	加速疫苗發展，減少研究經費
	愛滋病治療之評估指標	預測免疫療法之臨床成效
癌症	前列腺癌進行性指標、癌症標的分子療法	預測臨床療效
神經精神疾病	疾病診斷指標	進行單－神經精神疾病治療
老花眼	臨床療效相關，可客觀評估眼內晶體調節力之測量方式	容易評估儀器療效，縮短受試者測試時間。
自體免疫與發炎性疾病	發展疾病活性評估指標（包括：紅斑性狼瘡、腸道發炎性疾病等相關疾病）	加速新療法之發展

3. 風險性生物標記

　　隨著生物製劑及基因治療的發展，美國 FDA 也建議研究風險性生物標記，以提高這些治療未來長期使用之安全性。包括：

(1) 疫苗治療：建議發展預測接種後不良反應發生之生物標記（例如：預測接種癌症疫苗後可能導致之自體免疫性疾病）

(2) 細胞或組織治療：建議發展早期偵測免疫反應之生物標記

(3) 基因治療：建議發展預測致癌族群之生物標記

(4) 提早於動物試驗階段，找出與人類發生肝／腎毒性相關之生物標記，將可加速其他創新療法的發展。

(5) 發展預測心臟毒性的評估工具，將有助於治療之多樣性發展；由臨床試驗收集資料，建立心電圖資料庫以早期發現心臟毒性，即是一項短期內可獲得實質效益的例子。

(6) 發展中的之基因類生物指標，除了解釋毒理發生機制，也可作為未來評估其他安全性指標品質的資料庫。

4. 影像生物標記之應用

隨著科技技術的發展，創新性影像學儀器具有高度的複雜性，若能建立一套評估影像呈現之標準，將有助於影像資料成為生物指標。此目標之最大瓶頸在於，造影技術目前仍缺少一致性之計畫書（例如規定受試者應以何種姿勢才能取得特定部位之影像），導致不同試驗甚或同一試驗中之影像學結果難以互相比較，不易收集資料證明特定造影技術與臨床療效間之關聯性。因此，擬訂造影技術使用之共同規則，將有助於更多類型生物指標的建立。影像技術於各疾病之使用與未來發展分述如下（見表二）：

表二　疾病之影像生物標記發展與預期效益

疾病	鼓勵發展之影像生物標記	未來需求或發展效益
心血管疾病	以 intravascular ultrasound（IVUS），MRI, or multi-slice CT 等工具，評估動脈粥狀硬化程度與及心容積量。	對現行使用之影像學方法進行全面分析，定位其個別測量價值，並執行臨床試驗評估影像學資料與臨床反應之關連性。
關節炎	確立 MRI 為再現性佳之療效評估指標（例如：觀察軟組織發炎或軟骨消蝕程度）。	協助確立新療法及使用劑量、並區分不同風險度之病患。
神經認知疾病	建立功能性造影技術與早期臨床症狀發展之關連性（例如：以 FDG-PET 測量糖代謝功能）。	提供新診斷標準與新療效指標，有助於預防性臨床試驗之發展。
癌症	以 FDG-PET 評估 non-Hodgkin's lymphoma 臨床反應之附加工具。	提供產品研發及治療選擇之評估工具。
慢性阻塞性肺炎	以高解析度胸腔電腦斷層評估肺氣腫程度。	提供產品新適應症。

造影技術可能發展為一種非侵入性之治療評估工具，利用小分子標記追蹤藥品於特定器官之分布與可能發生之毒性，將會取代傳統測量藥物血中濃

度的方式，加速新療法之研發過程。對於追蹤某種研發中療法之療效及安全性所使用之植入性造影儀器，需制定操作準則來規範其類別與使用頻率，以保障病患權益，並提供資訊，促進新一代植入性造影儀器之發展。

5. 以臨床前生物標記預測臨床反應

　　生物標記另一個發展重點，在於可由臨床前試驗結果，預測臨床治療之療效與安全性。某些因倫理考量而無法執行臨床試驗的療法（例如：生化恐怖攻擊之拮抗劑），尤其需要使用臨床前生物標記來預測臨床效果。這些生物標記將可使研發者盡可能選擇對人體有效之產品進入臨床試驗階段，降低安全性風險。其它需要藉助臨床前生物標記的療法尚包括：創新性傳輸方式療法、合併性療法、傷口再生性療法以及生物製劑療法。

三、結語

　　新一代的生物標記將為藥物研發帶來突破性的發展，可協助研究者提早於產品上市前（甚至於臨床試驗階段）發現其安全性問題，甚至加速創新的試驗設計出現，使研究者能更快獲得資訊。

　　（本文曾刊載於醫界聯盟臨床試驗中英文季刊 2006）

國家圖書館出版品預行編目

新藥開發與臨床試驗 / 葉嘉新, 林志六編. --
一版. -- 臺北市：林志六, 葉嘉新等出版：
秀威資訊科技發行, 2008.03
面；　公分

ISBN 978-957-41-5207-0(平裝)

1. 臨床藥理學　2. 藥品開發

418.14　　　　　　　　　　97002343

新藥開發與臨床試驗

編　　者 / 葉嘉新、林志六
出 版 者 / 林志六、葉嘉新等
發 行 人 / 宋政坤
執行編輯 / 詹靚秋
圖文排版 / 張慧雯
封面設計 / 李孟瑾
數位轉譯 / 徐真玉　沈裕閔
圖書銷售 / 林怡君
法律顧問 / 毛國樑　律師
編印發行 / 秀威資訊科技股份有限公司
　　　　　台北市內湖區瑞光路 583 巷 25 號 1 樓
　　　　　電話：02-2657-9211　　　傳真：02-2657-9106
　　　　　E-mail：service@showwe.com.tw
經 銷 商 / 紅螞蟻圖書有限公司
　　　　　台北市內湖區舊宗路二段 121 巷 28、32 號 4 樓
　　　　　電話：02-2795-3656　　　傳真：02-2795-4100
　　　　　http://www.e-redant.com

2008 年 3 月 BOD 一版
定價：370 元